根拠がわかる
母性看護過程

事例で学ぶ ウェルネス志向型ケア計画

編集 中村 幸代

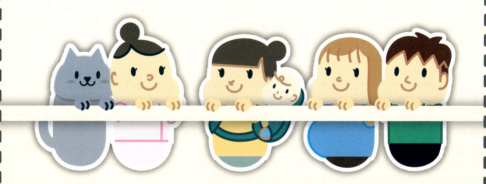

南江堂

執筆者一覧

編　集

中村　幸代　　なかむら　さちよ　　横浜市立大学医学部看護学科　教授

執筆（執筆順）

中村　幸代　　なかむら　さちよ　　横浜市立大学医学部看護学科　教授

中田かおり　　なかだ　かおり　　天使大学大学院助産研究科　教授

篠﨑　克子　　しのざき　かつこ　　国際医療福祉大学大学院医療福祉学研究科
保健医療学専攻助産学分野　教授

菱沼　由梨　　ひしぬま　ゆり　　東京都立大学人間健康科学研究科　助産学専攻科　准教授

佐藤いずみ　　さとう　いずみ　　日本赤十字看護大学さいたま看護学部　講師

宮内　清子　　みやうち　きよこ　　和洋女子大学看護学部　教授

長田知恵子　　おさだ　ちえこ　　日本赤十字豊田看護大学看護学部看護学科　准教授

竹内　翔子　　たけうち　しょうこ　　横浜市立大学医学部看護学科　講師

推薦のことば

　看護学生にとって，在学中の忘れられない出来事の上位は実習である．

　朝早く起きて，実習服を着て病院に行き，はじめて出会う患者さんの病気・治療に寄り添う．実習が終わり帰宅して1日の実習記録に向かうと，患者の問題は何が一番重要なのか，今後どうなっていくのか予測できずに時間が過ぎていく．学生は，臨床現場は楽しいけれど，看護過程に悩まされるという感想をもつ．

　看護学生が一人前の看護師になるには，段階を追って成長していくプロセスがある．ラサターによる臨床判断ルーブリック日本語版によれば，4段階が提示されている[1]．＜初歩的＞段階では，「臨床判断とデータの量，タイプに困惑する．観察が系統立てられておらず，重要なデータを見逃し，アセスメントの間違いを起こすこともある．」ここが看護学生のスタートとなる．次の＜発展途上＞段階になると，「多様な主観的および客観的データのモニターを試みるが，データの多さに圧倒される．顕著なデータには着目するが，いくつかの重要な情報を見逃す．」レベルに成長する．就職後，日々の臨床経験を通じて＜達成＞，＜模範的＞な段階へと成長していく．

　本書は，看護学生が病棟で実際にみてきた現象やケアの意味づけがわからない，そんなときに開いてほしい本である．現象の解説とそれに続く看護過程の展開例が記されており，関連図の例示があるので心強い．関連図では，母親，父親，新生児など，家族としての課題が網羅され，動的な関連性が記されている．ともすると忘れがちな二者・三者関係の視点を重要視している．また，対象者の身体面・心理面・社会面などの多方面にわたる情報が複雑に関連している様子を，俯瞰して一度に把握することを容易にしている．優先順位が高いのはどの課題なのか，関連情報を掲げ整理するプロセスを通じて考えられるように工夫されている．このような本書の特長は，＜初歩的＞の段階である看護学生の学びを大いに助けると考える．

　母性看護とは，人の強みから考える看護である．その人の強みを見出すには，観察力と判断力が必要である．バラバラにみえる情報もセルフケア理論を柱にすると考えやすい．対象者にどのくらい支援すればよいのか．全面的な支援から部分的な支援，そして見守り．母性看護は，女性とその家族が周囲の支援を求めながら，子育て期に健康生活を送ること，その家族がエンパワメントされることを願う．

　そんな看護の力をつけるための好機が実習である．実習を苦しいものから，辛いけれど達成感のある瞬間にすることができれば，さらに充実した看護の学びになるだろう．その意味から，本書を推薦する．

2018年3月

聖路加国際大学大学院

堀内　成子

文　献
1) 細田泰子ほか：臨床判断を拓く評価に向けて―ラサター臨床判断ルーブリック日本語版の作成．看護教育 **59**：40-47，2018

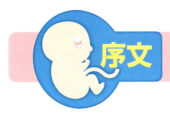

序文

　母性看護学領域の対象である女性とその家族を取り巻く環境は大きく変化しています．とくに少子化の影響で，学生が母性看護学実習で受け持てる対象者は減少しており，それにともない学習の機会も減少してきています．そのため，実習ではよりいっそう効果的な学びが求められます．しかし，筆者は学生の実習をサポートしながらの日々さまざまな課題を感じています．

　1つ目の課題として，母性看護学実習では，通常母児を1ユニットとして受け持ちますが，受け持ち開始から終了までの対象者の変化が大きく，学生はその変化に対し逐一情報収集，適切なアセスメント，看護過程の展開をしなければいけません．

　2つ目の課題として，受け持ち実習でも，直接，ケアや指導する場面は減少してきており，情報収集，アセスメント，ケア計画の立案という，看護記録上での展開が多くなったことです．母性看護学では，主に健康な妊産婦と新生児とその家族が対象となるため，対象者の強みを活かすウェルネス志向型での支援を必要とされることが多いです．しかし，多くの学生は他領域の看護学などで先に問題焦点型の支援を学習しているため，問題焦点型のプロセスからウェルネス志向型への変換が困難な場合が多く，学生はとまどい，看護過程の展開に多くの時間を費やしているのが現状ではないでしょうか．

　3つ目の課題として，受け持ちの対象は，正常分娩後の母児に限らず，ハイリスクの妊産婦や新生児，帝王切開分娩後の母児，母児分離の母児など多岐に渡っていることです．そのため，短い受け持ち期間のなかで看護過程を実施することは非常にむずかしい状況です．

　筆者はこのような課題に対応し，実習をサポートできるサブテキストのようなものがないかつねづね考えていました．

　本書は，母性看護学実習や演習で実際に看護過程を展開するうえで，基本となるウェルネス志向型を中心に，事例の看護過程の展開を通して母性看護学の看護過程を学生が理解し，情報収集やアセスメントの実際に役立つこと，そして，受け持ちの対象者の看護過程の立案に活かすことを目的としています．図書館へ行き，多くの書籍から情報を得ることも大切ですが，限られた時間のなかでは，1冊で効率よく学習できるような書籍が必要です．本書には必要な内容が凝縮されており，自信をもってお勧めできるものです．女性1人ひとりにとって妊娠・出産は貴重なライフイベントです．本書を活用し，受け入れてくれた対象者に対し，期待に応えることや学生自身が母性看護学に魅力を感じることができる実習にしてもらいたいと願っております．本書を，学生はもちろん，大学や専門学校の教員や実習指導者にも幅広く活用していただければ幸甚です．

2018年3月

中村　幸代

本書の使い方

1 ○○期にある対象者の理解

この時期の対象者の特徴

対象者を統合的に理解できるように身体的・心理的・社会的の3つの側面から解説を加えました. 多角的にみることで対象者の人間像を広く, そして深くとらえることができることでしょう.

抱えやすい問題

ここに挙げたような問題を理解しておくことにより, アセスメントの焦点化をはかることができます. 看護者として「気づく」ことに役立ててください.

かかわりのポイント

看護者として対象者とどのようにかかわるとよいのか, 具体的なアドバイスがここにあります.

◆1 妊娠期にある対象者の理解

1 この時期の対象者の特徴

妊娠期の看護は主に, 妊娠の成立から分娩開始前までの時期を対象としています.

a. 身体的側面

妊娠期の女性の身体は, 解剖学的・生理学的に大きく変化します. この変化は主に, 妊娠の維持, 受精卵から胎児・胎児付属物 (胎盤, 臍帯, 卵膜) への成長, 母乳育児に向けた乳房の発達などにかかわる, 内分泌的・物理的変化によって起こります. しかしこのような生理学的変化は, 妊娠期特有の合併症を引き起こすリスクもともないます. 医学的な異常が認められなくても, マイナートラブルとよばれる不快症状をともなうこともあります.

b. 心理的側面

妊娠期は, 母親としての役割を獲得していく準備期といえます. 妊婦の妊娠に対する受け止め方は, 妊娠経過だけではなく出産後の育児にも影響します. たとえば, 「望まない妊娠」による出産と, 出生後の児の死亡, 虐待, 母の不安や抑うつ, との高い関連性が指摘されています. 妊娠を受容していても, 多くの女性は妊娠によって, 不安や情緒的に不安定な状態を経験するといわれています. 妊娠にともなうホルモンバランスの変化, 身体の変化にともなう不快症状や腹部の増大によるボディイメージの変化などは, 妊婦の心理にも影響を及ぼします. 妊娠したことによって, これまでのライフスタイルや基本的な生

2 抱えやすい問題

妊娠期には, 正常な経過であってもさまざまな不快症状や健康問題が起こりやすくなります. たとえば, つわりとよばれる悪心・嘔吐などの症状が強すぎると, 脱水, 体重減少, 栄養障害をきたすことがあります. 妊娠中のホルモンバランスや増大する子宮の影響によって, 便秘・胸やけなどの症状や腰背部痛, 末梢の静脈還流が阻害されることによって, 下肢のけいれん, 静脈瘤, 痔, 浮腫なども生じやすくなります. また, 妊娠期後半の冷え症は, 早産, 前期破水, 微弱陣痛, 遷延分娩などの出産異常と関連しています[1].

3 かかわりのポイント

a. 妊婦のセルフケア能力を尊重し, 出産後の生活も見すえた健康支援を行う

妊婦は基本的に健康であり, セルフケアができます. 看護職は妊婦とその家族が, 安全に, 主体的に家庭や社会で過ごすことができるよう支援します. しかし, 妊娠経過そのものが妊婦にとっては大きな負荷でもあるので, 妊娠による身体的変化や精神的影響が生理的範囲内であるか, 異常徴候はないか, 異常

2 ○○期の基本的なアセスメント項目

単にチェック項目の羅列ではなく, その項目のアセスメント方法と, アセスメントによって対象者の何がわかるかといった具体的な視点が示されています. 図表を活用しながら, 対象者の確かな情報を得ていきましょう.

◆2 妊娠期の基本的なアセスメント項目

1 妊婦の妊娠経過をアセスメントする

☑ 妊娠週数

妊娠経過の評価は妊娠週数を基準にして行います. 妊娠期間は妊娠○週○日と表現し, 最終月経初日を妊娠0週0日, 妊娠40週0日を分娩予定日とします. しかし, 月経周期が不規則な場合や, 最終月経の日にちが確かな場合もあります. 現在では, 妊娠検査薬で尿中のヒト絨毛性ゴナドトロピン (human chorionic gonadotropin:hCG) の陽性反応が得られた後, 超音波検査で子宮内に胎嚢, 胎芽, 心拍動を認めたら妊娠の成立とみなします. その後, 妊娠9～11週の頭殿長 (crown-rump length:CRL) を測定して, 妊娠週数を確定することが多いです (図1).

☑ 血液型, 不規則抗体

妊娠初期の血液型 (ABO式, Rh式) と不規則抗体の検査 (間接クームス試験) 結果の把握は, 同種免疫性溶血性疾患あるいは新生児溶血性疾患

3 事 例

事例 1 妊娠 36 週 3 日に妊婦健診のため来院予定の A さん

プロフィール（妊娠 36 週 2 日）

　A さんは 30 歳, 初産婦, 公務員. 夫 (会社員, 血液型 Rh (+), O 型) と 2 人暮らし. 身長 164.0 cm, 非妊時体重 56.0 kg (BMI 20.8), 血液型 Rh (+), A 型, 不規則抗体 (−), アレルギーなし, 喫煙歴なし, 飲酒歴あり, 常用薬なし. 既往歴・医学的合併症なし, 不妊治療歴なし. 初経 13 歳, 月経周期 28 日型順調. 最終月経 X 年 2 月 22 日, 持続 7 日間. 分娩予定日 X 年 11 月 28 日. 地域の母親学級, 施設の両親学級に参加. 夫は分娩の立ち会いを希望, 自然に

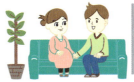

アセスメント項目の整理

アセスメントの視点と対象者情報	アセスメントでの考え方
1) 母体の健康状態 (〜妊娠 34 週) ・妊娠 36 週 3 日 (妊婦健診当日) ・年齢 30 歳 ・母体身長 164.0 cm ・非妊時体重 56.0 kg (BMI 20.8) ・既往歴・医学的合併症・アレルギーなし ・初産婦, 不妊治療歴なし ・血圧：113〜128/70〜80 mmHg ・尿蛋白：± × 1 回 (妊娠 32 週) ・浮腫：+ × 1 回 (妊娠 30 週), ± × 2 回 (妊娠 26 週, 32 週) ・尿糖：± × 1 回 (妊娠 30 週) ・糖負荷試験 (50 g GCT)：125 mg/dL (妊娠 28 週) ・体重：65.5 kg (+ 9.5 kg), 週体重増加量 0.25〜0.75 kg/週 ・子宮底長：30 cm (妊娠 34 週) ・Hb 値 12.8 g/dL, Ht 値 39.0% (妊娠 10 週), Hb 値 11.3 g/dL, Ht 値 36.4% (妊娠 28 週)	・妊婦健診当日は早産期で, 4 日後に正期産期に入る時期である (正期産期は妊娠 37 週 0 日〜妊娠 41 週 6 日). ・年齢 30 歳, 身長 164.0 cm, 非妊時体重 56.0 kg (BMI 20.8), 既往歴や医学的合併症もなく, 不妊治療歴もない. 年齢, 体格ともに妊娠・出産に関するリスクの低い, 成熟した健康な初産婦である. ・血圧は, 収縮期血圧が 113〜128 mmHg で 140 mmHg 未満, 拡張期血圧が 70〜80 mmHg で 90 mmHg 未満と正常範囲内である. 尿蛋白は試験紙で ± が 1 回のみ, 浮腫も + は 1 回 (妊娠 30 週) であり, 現在のところ, 妊娠高血圧症候群, 妊娠高血圧腎症を発症するリスクは低いと考えられる. ・妊娠 28 週の糖負荷試験 (50 g GCT) の結果, 1 時間後の血糖値が 140 mg/dL 未満で正常. 妊娠糖尿病の可能性は否定されており, 尿糖はテステープで ± が 1 回のみ (妊娠 30 週) の検出であり, 現在のところ妊娠糖尿病発症のリスクは低いと考える. ・今回の妊娠経過中の体重増加量は, 妊娠 34 週の時点で 9.5 kg である. 週ごとの体重増加量は, 妊娠 20〜26 週まで 0.75 kg/週と, 推奨 0.3〜0.5 kg/週よりも多く推移

3-1. アセスメント項目の整理

「2. ○○期の基本的なアセスメント項目」を含め, 集めた対象者の情報をここで整理しています. 関連する複数の情報を抽出し, 統合することでより深いアセスメントができます. 「アセスメントでの考え方」の色字はアセスメントされた箇所です. これが関連図のパーツになります. アセスメントの視点ごとに総合アセスメントとして, 結論 (看護課題) を示しました.

3-2. 関連図

「3-1. アセスメント項目の整理」を図に表したものになります. 母, 児, 家族の情報をそれぞれ色分けし, 誰の情報かを明確にしています. 対象者の全体像を追ってみてください. 取り組むべき看護課題の優先順位がみえてきませんか？

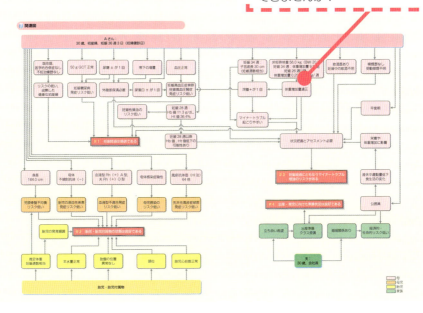

3-3. 看護課題（看護診断）

3 看護課題（看護診断）
#1 妊娠経過は順調である
#2 胎児・胎児付属物の状態は良好である
#3 妊娠経過にともなうマイナートラブル増強のリスクがある
#4 出産・育児に向けた準備状況は良好である

3-4. 目標

優先度の高い看護課題ごとに長期目標と短期目標を示しました．ゴール設定を決めることでそこまでの道すじがみえてきます．

4 目標
長期目標
◆母児ともに妊娠経過が順調で正期産となる．

短期目標 次回妊婦健診（妊娠37週）までに
◆母児ともに妊娠週数に応じた順調な経過である（早産にならない）．
◆早産，感染，貧血の予防，マイナートラブルに応じた対処を行う．
◆入院時・退院後すぐに必要な物品，入院時の施設・家族への連絡方法，来院方法が具体的に整う．

5 具体的ケア

#1 妊娠経過は順調である

OP 観察計画
◆血圧
◆尿蛋白/尿糖
◆浮腫
◆体重（体重計測値，前回からの増減量）
◆子宮底長・腹囲
◆血液検査の結果（妊娠36週前後）
根拠 妊娠経過が順調であるか確認するため．
◆切迫早産の有無（腹壁の緊張，腹部のはり感・痛み，出血，破水）
◆高血圧にともなう症状の有無（頭痛，眼華閃発，悪心）
◆貧血症状の有無（四肢末梢の冷感，顔色不良，倦怠感，動悸）

TP 実施計画
◆妊婦健診時の安全，快適性，プライバシーの確保につとめる．
◆夫あるいはほかの家族が同伴している場合には，家族の安全にも配慮し，妊婦健診時の誘導や案内を行う．
根拠 夫，家族もケアの対象であるため．
◆妊婦健診の待ち時間が長くなった場合には，トイレを我慢したり同一姿勢が長くならないよう，診察時間の目途を伝えるなどして，必要なときには妊婦が安心してその場を離れることができるよう配慮する．
根拠 長時間同じ姿勢で過ごすことは，尿路感染症や腰背部痛，下肢の血流障害

3-5. 具体的ケア

目標を実現させるために観察計画（OP）・実施計画（TP）・サポートプラン（支援計画）に分けて計画をしています．そのケアが必要な理由を「根拠」に示しました．なぜそうするのかがわかることで，あなたのなかでケアの意味づけができるようになります．

支援計画 サポートプラン
◆妊婦健診の結果を伝え，現在の妊娠経過に対する理解と認識を共有する．
◆冷えの自覚がある場合には，身体を冷やさないための工夫を検討する．
◆分娩開始の徴候と，医療者（施設）への連絡方法を確認する．
◆分娩が開始していなくても，医療者（施設）に連絡すべき状況（異常徴候）と連絡方法を確認する．
◆健康な食生活は，今回の妊娠・出産のためのみではなく，今後の自身と家族の健康を考えるうえで重要であることを伝え，理解を得る．

6 結果（妊娠36週3日）

1人で来院．妊婦健診の結果，血圧122/82 mmHg，尿糖・尿蛋白（−），下肢，顔面，手指の浮腫なし，体重66.5 kg（+1.0 kg），子宮底長32.5 cm，腹囲97.0 cm．本日，血液検査のため採血あり．腹部触診時腹壁の緊張なし，血性分泌物，帯下の増量なし．外陰部の搔痒感，頭痛，気分不快，悪心の訴えなし．冷えの自覚はなく，四肢末梢の冷感・神経症状なし．胎児心拍数は148 bpm，胎動の自覚あり．第1頭位．
腰背部痛，頭痛，静脈瘤なし．夜間1回トイレに起きるが，よく眠れている．便秘，痔なし．ウォーキングシューズを履き，清潔な天然素材の締めつけのな

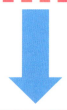

3-6. 結果

3-7. 評価

対象者の評価ではなく，ケアの評価を示しています．ケアの効果の良し悪しを評価することで，ケアを継続するか，あるいは計画の見直しをはかります．

7 評価

妊婦健診の結果はいずれも正常で，異常徴候はない．母児ともに順調な妊娠経過であると判断する．マイナートラブルなどもなく，妊娠経過に応じた日常生活動作，姿勢，衣類，清潔，休息はとれており，セルフケアも適切に行えている．この日の体重増加量は0.5 kg/週で，推奨量の上限ではあるが，食事の内容は自分なりに気を配っている様子である．現在のところ妊娠経過，健康上の問題はないため，今後，妊娠経過，健康状態，検査データ，本人

viii

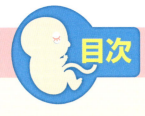

第Ⅰ章 母性看護学の特徴　　　中村 幸代　1

1 母性看護学の考え方 ……………………………… 2
2 母性看護学におけるセルフケアに関する理論 ……………………………… 5

第Ⅱ章 看護過程の考え方　　　中村 幸代　9

1 看護過程とは何か，そしてその展開とは ……………………………… 10
2 母性看護学における看護過程 ……………………………… 15
3 「対象者の基本情報」が必要な理由と看護過程への活かし方 ……………………………… 20

第Ⅲ章 看護過程の展開　23

A 妊娠期の看護過程　24

1 正常な妊婦の看護過程　　　中田かおり　24
- ❶ 妊娠期にある対象者の理解 ……………………………… 24
- ❷ 妊娠期の基本的なアセスメント項目 ……………………………… 26

事例1　妊娠36週3日に妊婦健診のため来院予定のAさん　35

1　アセスメント項目の整理 ── 37　　5　具体的ケア ── 44
2　関連図 ── 42　　6　結果（妊娠36週3日） ── 47
3　看護課題（看護診断） ── 44　　7　評　価 ── 47
4　目　標 ── 44

2 切迫早産の看護過程（ハイリスク）　　　篠﨑 克子　49
- ❶ 切迫早産の対象者の理解 ……………………………… 49
- ❷ 切迫早産の基本的なアセスメント項目 ……………………………… 51

事例2　妊娠33週で切迫早産と診断されたBさん　54

1　アセスメント項目の整理 ── 56　　5　具体的ケア ── 62
2　関連図 ── 60　　6　結　果 ── 64
3　看護課題（看護診断） ── 62　　7　評　価 ── 65
4　目　標 ── 62

ix

3 **妊娠高血圧症候群の看護過程（ハイリスク）** —————— 篠﨑　克子　67

❶ 妊娠高血圧症候群の対象者の理解 ————————————————— 67

❷ 妊娠高血圧症候群の基本的なアセスメント項目 ———————————— 69

　事例3　**妊娠 31 週で妊娠高血圧症候群と診断された C さん**　72

　1　アセスメント項目の整理 ————— 75　　5　具体的ケア ——————— 82

　2　関連図 ————————————— 80　　6　結　果 ———————————— 85

　3　看護課題（看護診断）————— 82　　7　評　価 ———————————— 86

　4　目　標 ——————————————— 82

Ⓑ **分娩期の看護過程** 　　　　　　　　　　　　　　　　菱沼　由梨　89

❶ 分娩期にある対象者の理解 ————————————————————— 89

❷ 分娩期の基本的なアセスメント項目 ———————————————— 91

　事例4　**分娩第 1 期の正常経過の D さん**　99

　1　アセスメント項目の整理 ———— 101　　5　具体的ケア ——————— 106

　2　関連図 ———————————— 104　　6　結　果 ——————————— 110

　3　看護課題（看護診断）———— 106　　7　評　価 ——————————— 110

　4　目　標 ————————————— 106

Ⓒ **産褥期の看護過程** 　　　　　　　　　　　　　　　　　　　　　113

1 **正常分娩の看護過程** —————————————— 佐藤いずみ　113

❶ 産褥期にある対象者の理解 ———————————————————— 113

❷ 産褥期の基本的なアセスメント項目 ———————————————— 114

　事例5　**正常分娩で産褥 1 日目の E さん**　126

　1　アセスメント項目の整理 —— 129　　5　具体的ケア ——————— 138

　2　関連図 ———————————— 136　　6　結　果 ——————————— 141

　3　看護課題（看護診断）———— 138　　7　評　価 ——————————— 141

　4　目　標 ————————————— 138

　事例6　**正常分娩で産褥 4 日目の E さん**　143

　1　アセスメント項目の整理 —— 145　　5　具体的ケア ——————— 150

　2　関連図 ———————————— 148　　6　結　果 ——————————— 152

　3　看護課題（看護診断）———— 150　　7　評　価 ——————————— 153

　4　目　標 ————————————— 150

2 **帝王切開の看護過程（ハイリスク）** ————— 宮内　清子，中村　幸代　154

❶ 帝王切開を受ける対象者の理解 —————————————————— 154

❷ 帝王切開後の基本的なアセスメント項目 ————————————— 159

事例7	帝王切開を受けた産褥3日目のFさん		162

1	アセスメント項目の整理 —— 164	5	具体的ケア —— 172
2	関連図 —— 170	6	結 果 —— 176
3	看護課題（看護診断）—— 172	7	評 価 —— 176
4	目 標 —— 172		

3 母児分離状況の看護過程（ハイリスク）———— 長田知恵子 178

❶ 母児分離状況にある対象者の理解 —— 178

❷ 母児分離状況の基本的なアセスメント項目 —— 183

事例8	妊娠36週で分娩，低出生体重にて母児分離状況にあるGさん		185

1	アセスメント項目の整理 —— 187	5	具体的ケア —— 192
2	関連図 —— 190	6	結 果（産褥2日目）—— 193
3	看護課題（看護診断）—— 192	7	評 価 —— 193
4	目 標 —— 192		

Ⓓ 新生児期の看護過程　　　　　　　　　　　竹内　翔子 195

❶ 新生児期にある対象者の理解 —— 195

❷ 新生児期の基本的なアセスメント項目 —— 196

事例9	正常分娩で生まれた日齢1日目のHくん		213

1	アセスメント項目の整理 —— 214	5	具体的ケア —— 220
2	関連図 —— 218	6	結 果（日齢2日目）—— 224
3	看護課題（看護診断）—— 220	7	評 価 —— 224
4	目 標 —— 220		

事例10	正常分娩で生まれた日齢4日目のHくん		226

1	アセスメント項目の整理 —— 227	5	具体的ケア —— 232
2	関連図 —— 230	6	結 果（日齢5日目）—— 235
3	看護課題（看護診断）—— 232	7	評 価 —— 236
4	目 標 —— 232		

付録　　　　　　　　　　竹内　翔子，宮内　清子，佐藤いずみ　239

1	新生児の基準値 —— 240
2	新生児のフィジカルアセスメント項目 —— 242
3	産褥期のアセスメント項目 —— 243

索 引 —— 248

第 I 章
母性看護学の特徴

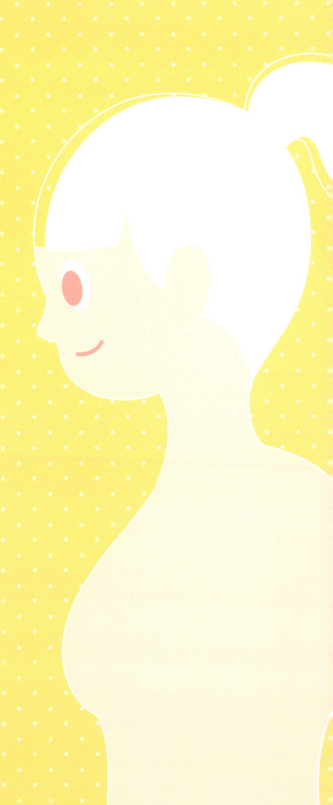

1 母性看護学の考え方

母性看護学を学ぶにあたり，まず母性とは何かを考えます．そして，母性看護学を学習するうえで重要な概念（リプロダクティブ・ヘルス/ライツ，ウェルネスの視点，ファミリーセンタード・ケア，エンパワメントアプローチなど）について理解しましょう．

1 母性とは何か

母性とは何でしょうか．母性看護学を考える際にまず基盤となるものです．しかし，母性の定義は，さまざまな切り口から論じられています．

- 本質的側面からの言及[1]
  母性とは，女性が生まれながら有している母親としての天分の総称である．女性は，自己の体内で胎児を育て，分娩し，その生命を健全な人間として発達させるという使命を有し，そのために解剖学的・生理的・機能的特徴と精神的特性をもっている．
- 社会的側面からの言及[2]
  母性はすべての児童が健やかに生まれ，かつ，育てられる基盤である．

そのほか，母性の定義には女性の身体的・心理的・社会的特徴も含まれています．母性の身体的特徴として，女性には子どもを産み育てるための身体的な構造と機能が生まれながら備わっています．成熟した女性には，自己の体内で胎児を育て，分娩するという役割を果たすために女性生殖器や，男性と異なる女性としての体型，性周期などの身体的特徴（構造・機能）があります．

一方で，母性の心理的・社会的特徴として，1人の女性が成熟する過程で，次世代を育成するために精神的・行動的に発達・形成される特性があります．これを「母性性」といいます．従来，母性性は女性であれば本能として持ち合わせているものと考えられていました．しかし，昨今では，妊娠・出産・哺育という時期や生物学的な意味のみならず，ほかのライフステージにおいても，周りの環境や状況，経験などの影響を受け，後天的に発達するものと考えられています．

別の側面から母性を考えてみましょう．母性とは，女性だけに発達するものでしょうか．現在は，さまざまな親子の形があります．女性のみが従来の母親の役割を担うとは限りません．男性であっても，母親の役割を担うこともあれば，1人で両方の役割を担うこともあります．加えて，1人ひとりのセクシュアリティは多様であり，女性と男性の2種類に分類できるものではありません．したがって，母性や父性を分けて理解していくことは今後ますますむずかしくなるかもしれません．最近では，「母性・父性」から「親性・養護性・育児性」

という用語を使用することも多くなっています．

以上から，母性の定義はあいまいなうえに，時代の変容とともに変化していきます．したがって，「母性とは何か」についてなかなか言及することがむずかしく，今後も変化するかもしれないということを念頭に置きましょう．

2 リプロダクティブ・ヘルス/ライツの考えが基盤

リプロダクティブ・ヘルス/ライツとは「性と生殖に関する健康/権利」と訳されます．これは，1990年世界保健機関（World Health Organization：WHO）によって提唱され，その後1994年にエジプトのカイロで開かれた国際人口開発会議（International Conference on Population and Development：ICPD）で採択された概念です．

リプロダクティブ・ヘルスは，WHOが世界保健憲章で掲げた「健康」の定義に基づいています．その概念は『人間の生殖システムおよびその機能と活動過程のすべての側面において，単に疾病，障害がないというばかりでなく，身体的，精神的，社会的に完全に良好な状態にあること』とあります．つまり，リプロダクティブ・ヘルスは，「人々が安全で満ち足りた性生活を営むことができ，生殖能力をもち，子どもをもつかもたないか，いつ産むか，何人産むかを決める自由をもつこと」を意味します．

リプロダクティブ・ヘルス/ライツは，リプロダクティブ・ヘルスを享受する人権の1つであり，すべてのカップルと個人が，自分たちの子どもの数，出産間隔，出産する時期を自由にかつ責任をもって決定でき，そのための情報と手段を得ることができるという基本的権利，ならびに最高水準の性に関する健康およびリプロダクティブ・ヘルスを享受する権利です．また，人権に関する文書で述べられているように，差別，強制，暴力を受けることなく，生殖に関する決定を行える権利も含まれます．さらに，女性が安全に妊娠・出産を享受でき，またカップルが健康な子どもをもてる最善の機会を得られるよう適切なヘルスケア・サービスを利用できる権利も含まれます．

このリプロダクティブ・ヘルス/ライツの対象は，女性の妊娠・出産・育児期にかかわる一時的なものではなく，胎児期から老年期までのあらゆるライフステージの女性が対象となります．母性看護学では，このリプロダクティブ・ヘルス/ライツの概念が基盤となっています．

3 ウェルネスの視点

ウェルネスとは，より高いレベルの生活機能に向けた絶えまない変革の過程を意味します．母性看護学の主な対象は，女性の妊娠・分娩・産褥期を主とした，女性のライフサイクルすべてです．妊娠・分娩・産褥期は正常な経過であり，病気ではありません．しかし，これらの時期は身体的にも心理的，社会的にも大きな変化があり，もともとあった役割も変化するため適応が必要とされる時期です．つまり，正常な経過ながらその変化は大きいため，正常を逸脱し異

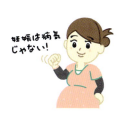

表1　FCCの基本概念

尊厳と尊重	・患者や家族の考え方をよく聴き，尊重する ・患者や家族がもつ知識や信念，文化的背景を看護計画の立案や実行に反映させる
情報の共有	わかりやすい方法で，偏りなくすべての情報を患者と家族に伝え，共有する
参　加	可能な範囲で，ケアの実施や意思決定に参加するよう勧め，支える
協　働	ケア提供，方針やプログラムの開発・実行・評価，施設のデザイン，専門家の教育を患者や家族と協力して行う

［Institute for Patient- and Family-Centered Care：Advancing the practice of patient- and family-centered care in hospitals.（http://www.ipfcc.org/resources/getting_started.pdf）（2018-2-22参照）］

常に移行しやすい不安定な時期であるともいえます．そのなかで女性が本来もっている力を引き出し，女性自ら健康状態をより高いレベルに維持・向上できるよう支援する，ウェルネスの視点で看護を考えることが母性看護学では重要となります．ウェルネスの視点での看護過程の展開についてはこの後説明します．

4 女性だけでなくその家族も対象

これまで，母性看護学の主な対象は女性であると述べてきましたが，その女性に影響を与える胎児や新生児とその家族を抜きにしては考えられません．母性看護学の特徴として，家族中心のケア（ファミリーセンタード・ケア，family-centered care：FCC）を基本概念の1つとしていることがあげられます．

FCCという概念は，1900年代半ばから欧米で発展したケアの理念です．それは，患者・家族の尊厳の保障と意思の尊重，患者・家族との情報の共有，患者・家族のケアへの参加，患者・家族との協働を基本概念としています（表1）．FCCでは，患者や家族が，自らの力で課題を解決したり，解決できない課題に対しては，適応できる能力をもっているということに信頼を置き，ケアの安全と質の向上には患者・家族の体験がきわめて重要とされています．

母性看護学では，ファミリーセンタード・マタニティ・ケア（family-centered maternity care）という言葉が用いられます．FCCを重視した母性看護学では，出産を「身体的・情緒的・社会的変化やストレスを含む正常な生理的なできごと」としてとらえます．とくに，妊娠・分娩は新しい家族形成の出発点であることから，女性や児だけでなく家族という視点が重要となります．人の誕生を中心に，妊娠・分娩・産褥期において，家族を含めた安全で快適なケアを提供するための支援を考える必要があります．

5 エンパワメントアプローチ

エンパワメント（empowerment）とは，人が本来もっている生きる力や1人ひとりに潜んでいる活力・可能性を引き出し，個人や集団がより力をもち，自分たちに影響を及ぼす事柄を自分自身でコントロールできるようになることを意味します．看護者は，女性や胎児・新生児とその家族が，本来もっている力を発揮し，自己決定力を維持・強化できるように支援する「エンパワメントアプローチ」が重要です（図1）．

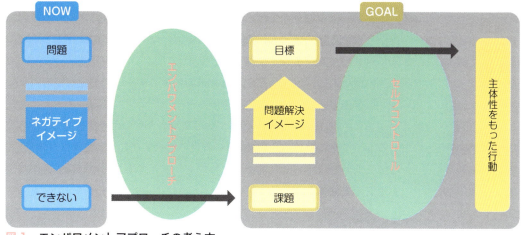

図1　エンパワメントアプローチの考え方
ある事柄を問題であるととらえ，そのネガティブなイメージにより事柄をコントロールできないと認識してしまうが，エンパワメントアプローチでは，できないは課題として考え方を変えて，問題解決のイメージができると課題は目標へと変化する．そしてその結果，本来もっている力を発揮し自分自身でコントロールできることにつながる．

2　母性看護学におけるセルフケアに関する理論

　　妊娠・分娩・産褥期は正常な経過であるため，母性看護学の主な対象は健康な方ととらえます．つまり，対象者自らが健康問題を解決し，より健康に過ごすことを目指して行う「セルフケア」が必要になります．セルフケアは自己決定に基づいた行動であり，看護者は，より適切なケアを対象者自身が自己決定し，実施できるように支援することが求められます．
　　そこで，基礎理論の1つであるオレム看護論を説明します．

1　オレム看護論の概要

　　オレムの理論は「セルフケア」という視点から「看護とは何か」を説いています．そして，オレムは「人間はセルフケアができる存在である」と位置づけ，自分自身でセルフケアができなくなったとき，あるいはそうなることがわかったとき，ケアをするのが「看護」であると説いています．看護師は，患者と医師がいまの健康状態をどのようにみているかを十分に把握し，「セルフケアをしていく力」に焦点をあてながら「看護」をしていくことが重要だと説いています．そして，オレムの理論では，患者主体のセルフケアを行い，看護がいつ必要なのかを明確にした点が特徴です．

2　オレム看護論の前提

　　オレムの理論を理解するには，まずオレム自身が人間をどのようにとらえているかを把握する必要があります．オレムの理論は，その基礎となるいくつかの前提をオレム独自の言葉で展開しており，以下のように要約できます．

- 人は社会集団のなかで生活し成長します．成長した人は，いろいろな理由から自分自身のケアを行えず，社会集団のほかの人々に依存している人に対して，支援を行う役割を有します．
- 一生の間に人は，自分自身や他者を適切にケアするのに必要な能力（セルフケア能力）の不足を経験します．
- セルフケア能力は，その人が生きている環境のなかでの経験を通じて得られるものであるため，個人の成熟の程度や社会集団によって異なります．
- 人は人間としてそれぞれ別々の人格をもつ個人であり，それは看護師でも患者でも共通している．

3 セルフケア不足看護理論

　オレム自身が一般理論と呼ぶ「セルフケア不足看護理論（self-care deficit nursing theory：SCDNT）」は，世界的に広く受け入れられている理論です．この理論は「セルフケアに関する理論」，「セルフケア不足に関する理論」，「看護システムに関する理論」の3本柱から成り立っています．

a. セルフケアに関する理論

　セルフケアとは何か，その目的，成果を説明しており，一般理論の基礎となるものです．セルフケアとは「個人が，生命，健康，および安寧を維持するために自分自身で行動に移すこと，また実践すること」と定義されています．また，セルフケアは「自分自身のために行うケア」と「自分に依存している人へのケア」という二重の意味をもちます．そして，人は自らのセルフケアについて責任と権利があると考えられます．人がセルフケアをし続けるためには，動機づけや意欲などを必要とします．「なぜセルフケアを行うか」を考えたとき，人間がもつ基本的なニーズを満たすために起こるといえます．セルフケアの要件には「普遍的セルフケア要件」，「発達的セルフケア要件」，「健康逸脱に関するセルフケア要件」の3つをあげています．これらの要件は相互に関連し，それぞれの要件がほかの要件に影響し合っていると考えられます．

1) 普遍的セルフケア要件

　人間が生きていくために必要なニーズです（表2）．人生のあらゆる段階すべての人間に共通するもので，年齢，発達段階，環境，およびその他の要因によって変化します．

2) 発達的セルフケア要件

　オレムは，どの発達段階の人にも不可欠な「普遍的ヘルスケア要件」に加え，年齢，つまり人間の発達していく過程で生じるできごと（たとえば妊娠，閉経），および発達を阻害するよう状況（たとえば不健康，末期患者および差し迫った死）でみられるニーズとして，2つの要件があると説いています．

表2 普遍的セルフケア要件

1. 十分な空気摂取の維持
2. 十分な水分摂取の維持
3. 十分な食物摂取の維持
4. 排泄過程と排泄物に関するケアの提供
5. 活動と休息のバランスの維持
6. 孤独と社会的相互作用のバランスの維持
7. 人間の生命，機能，安寧に対する危険の予防
8. 人間の潜在能力，既知の能力制限，および正常でありたいという欲求に応じた社会集団のなかでの人間の機能と発達の促進

［ドロセア E オレム：オレム看護論—看護実践における基本概念，第4版，p209-210，医学書院，東京，2005 を参考に著者作成］

表3 健康逸脱に関するセルフケア要件

病気になったり，けがをしたり，障害をもったり，あるいは医学的ケアを要したりする場合に存在するもので，次のような疾病状態から生じるものと，その診断または治療から生じるものとが存在する

1. 病的状態の要因となりうるような特定の物質や環境条件に曝露した場合，また病的状態を生じたり，その要因となることがわかっている遺伝的・生理的あるいは心理的な条件が明らかに認められる場合に，適切な医学援助を求め，入手すること
2. 発達に及ぼす影響を含め，病的条件や病的状態が及ぼす影響とその結果を知って，注意すること
3. 特定の病的状態の予防や，病的状態そのもののケア，人間として完全に機能するよう調整すること，欠損や異常の矯正，あるいは障害の代償を目指した診断・治療およびリハビリテーションのための医学的指示を効果的に実行すること
4. 発達に及ぼす影響を含め，医師が処方あるいは行った医学的処置による不快や悪影響を知って，注意したり調整したりすること
5. 自己概念を修正して，自分が特別の健康状態にあって特定のセルフケアを必要としていることを受け入れること
6. 自分の発達を継続させる生活様式を保って，病的条件と病的状態が及ぼす影響，そして医学的な診断・治療的処置の影響を抱えて生きることを学習すること

［ドロセア E オレム：オレム看護論—看護実践における基本概念，第4版，p219，医学書院，東京，2005 を参考に著者作成］

- 生命過程を支え，発達を促進，維持していく状況で，人がより高いレベルで成熟していくための要件．
- 人間発達を損なう可能性のある状態［たとえば，教育の機会が与えられないこと（生活・環境面の危機）］に対して，有害な影響が起こらないよう予防したり，軽減したり，ケアしていくための要件．

3）健康逸脱に関するセルフケア要件

病気やケガ，遺伝的・体質的な障害，医学的診断によりケアを要する場合に存在する要件です（表3）．それらは，疾病状態から生じる要件と，その診断または治療から生じる要件があります．

b. セルフケア不足に関する理論

オレムのセルフケア不足看護理論は，SCDNT の中核の理論であり，いつ看護が必要になるかを説いています．人はセルフケアを要する事柄を，自分がもつ能力や他者（親など）の能力を使って，能動的に満たさなければなりません．この必要な事柄と能力が均等を保っている場合には看護は必要ではありませ

表 4　セルフケア不足に対する支援方法

1. 他者のために，あるいは他者に代わって行為を行う
2. 他者を指導し方向づける
3. 身体的支援の提供
4. 心理的支援の提供
5. 発達を支持する環境の提供
6. 教育

［ドロセア E オレム：オレム看護論―看護実践における基本概念，第 4 版，p320，医学書院，東京，2005 を参考に著者作成］

ん．しかし，治療上のセルフケアを要する事柄が患者のセルフケア行為力を上回る場合，セルフケア不足が生じ「看護」が必要となり，その人は「患者」となるとオレムは説いています．さらに，看護師が活用できる 6 つの支援方法を特定しています（表 4）．

c. 看護システムに関する理論

看護師と患者がどのような形態で，どのような背景で相互にかかわりあうかを説明しており，セルフケアに関する理論とセルフケア不足に関する理論を包摂した理論です．

看護システムとは，看護の目的を遂行するために，看護師が熟考し実施する一連の意図的行為を体系化したものです．患者のセルフケア行為力などによって，提供される看護行為は変わります．オレムは，そのまとまりを基本的看護システムとよび，患者のセルフケア行為力と提供される看護行為によって，以下の 3 つに分類しています．

1) 全代償的システム

患者は，自らセルフケア行為を行うことができず，代わりに看護師が全面的にセルフケアを遂行します．

2) 部分代償的システム

患者のセルフケア行為に限界がある場合，代わりに看護師が部分的にセルフケアを遂行します．

3) 支持的/教育的システム

患者は必要な治療的ケアの方法を遂行する能力がある，あるいは遂行することができるが，患者のセルフケア能力をより高めるために，看護師はコンサルタントとしての役割を果たします．

文　献

1) 小倉啓宏：看護学大辞典，第 6 版，メジカルフレンド社，東京，2013
2) 森恵美ほか：系統看護学講学概論，第 13 版，p323，医学書院，東京，2016

第Ⅱ章
看護過程の考え方

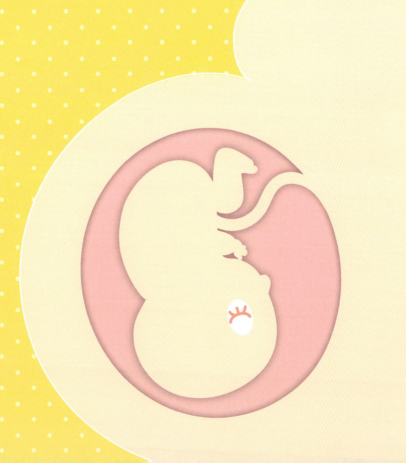

1 看護過程とは何か，そしてその展開とは

1 看護過程とは

　看護過程とは，看護を実践する者が，看護学独自の知識体系に基づき対象者のニーズに的確に応えるため，看護により解決できる課題や問題を効果的にとりあげ，科学的根拠（エビデンス）に基づいた思考とケアを展開する過程であり，主体はあくまで対象者です．

2 看護過程の特徴

1）目的的・系統的・計画的である

　一貫性があり，また実施する看護者によって変化するものではありません．

2）人間的である

　個人の固有の関心・価値観・ニーズ・文化を考慮するという考え方のもと，対象者の身体・心理・社会・スピリチュアリティに対して焦点をあてます．

3）段階的・循環的であり，一連の過程である

　それぞれが個別の段階から成り立っているとはいえ，看護過程は循環的です．つまり，対象者の情報収集・アセスメントからはじめて，ケア実施の後の「評価」の段階が終わると，その評価を活かして再度情報を収集・アセスメントし，ケアするという一連の過程です．また，評価は各段階で実施し，前の段階に戻ることもその特徴といえるでしょう．たとえば看護計画を立案する過程でアセスメントが不足しているようなら，アセスメントの段階に戻って再アセスメントを行います．

4）成果中心で高い費用対効果を目指す

　看護過程は，看護により解決できる課題や問題を効果的にとりあげ，一貫性のあるケアを提供することであるため，もっとも効率的で高い費用対効果を得る方法を模索しやすくなります．

5）先を見越す

　専門性を活かした的確なアセスメントや看護診断により，現状だけではなく，先を見越した予防を含みます．

6）科学的根拠に基づく

　看護学は学問です．経験や対象者の個別性を考慮しつつも科学的根拠に基づいた包括的なケアの提供が重要です．

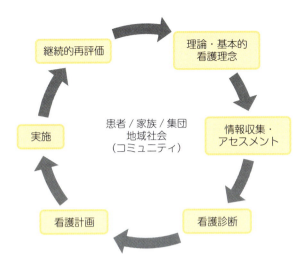

図1 看護過程の展開

3 看護過程の展開（図1）

　　看護過程は，まず対象者を看護の視点から認識，理解することがもっとも重要です．次に，ケアの必要性の有無を判断し，ケアが必要な場合は科学的根拠に基づいた看護診断をします．それから，看護診断に基づき，期待される成果を得るための具体的な計画を立案し，実施します．また，これらのすべての段階で評価を行います．

a. 理論・基本的看護理念

　　アセスメントをはじめる以前に，主要概念あるいは看護診断の焦点の知識が不可欠です．このような概念を理解することで正確に診断することができます．

b. 情報収集・アセスメント

　　対象者の健康に関する情報を収集，整理，査定する段階です．対象者の状態や置かれている状況を明らかにします．

1) 情報収集

　　情報収集とは看護計画の立案において必要な情報を集めることです．

❶ 漠然と情報収集するのではなく，個人や家族，集団（地域）について系統的に情報収集することが重要

❷ 情報の分類は2種類

　　◆ 主観的データ（subjective data）：自覚や訴え．
　　◆ 客観的データ（objective data）：観察したデータ，検査データ，表情など．

2) アセスメント

　　アセスメントとは，集めた情報を整理，分析，解釈，統合することです．

❶ 情報の整理：アセスメントツールを用いる

　　アセスメントツールとはおのおのの看護理論家が看護の視点をベースに人

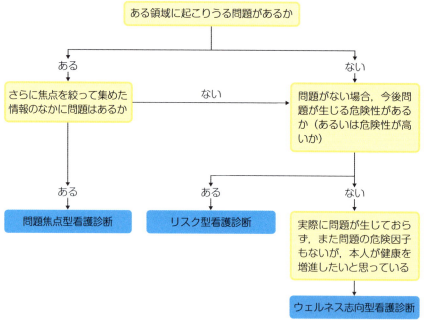

図2 看護診断の分類フローチャート
[新道幸恵（監訳）：看護診断ハンドブック第7版, p30, 医学書院, 東京, 2006を参考に著者作成]

間をとらえたものであり，人間をみるときの切り口に違いがあり，それぞれ特徴があります．どの枠組みを利用しても人間の全体像は把握できますが，複合的に使用することは，人間の全体像の把握にならないので注意が必要です．

❷整理した情報の分析・解釈

理論的根拠が必要であり，科学的根拠を基盤とした客観的な分析と解釈を実施することが重要です．

❸全体を統合

c. 看護診断

収集した情報を分析し，解釈から導き出されたそれぞれの結論を統合し看護診断名をつけます．

1）看護診断とは

◆看護者が責任をもってケアする対象者の健康状態や問題，その反応に関する判断であり，看護介入の指標となるものです[1]．

◆個人・家族・集団・地域社会（コミュニティ）の健康状態/生命過程に対する反応およびそのような反応への脆弱性についての臨床判断です[2]．

2）看護診断の分類[2]

看護診断には，問題に焦点をあてたものや，ヘルスプロモーション状態，あるいは潜在的リスク状態に着目したものがあります（図2）．

❶問題焦点型看護診断（problem-focused nursing diagnosis）

個人・家族・集団・地域社会（コミュニティ）の健康状態/生命過程に対する現在存在している考慮または解決した方がよい人間の反応についての臨床判断のことです．
（例）子宮復古不全，新生児黄疸．

❷リスク型看護診断（risk nursing diagnosis）

個人・家族・集団・地域社会（コミュニティ）の健康状態/生命過程に対する考慮または解決した方がよい人間の反応の発症につながる，いまは存在していないが，今後存在する可能性が高い脆弱性についての臨床判断です．
（例）新生児生理的黄疸の生理的範囲逸脱のリスク状態．

❸ウェルネス志向型看護診断

安寧の増大や健康に対する意欲と願望についての臨床判断です．つまり，現在の健康な状態からさらに健康な状態へと促進（ヘルスプロモーション）するための看護診断です．そのヘルスプロモーションは特定の健康行動強化へのレディネスとなって現れ，どのような健康状態でも使うことができます．ヘルスプロモーション反応は，個人・家族・集団・地域社会（コミュニティ）に存在します．

＊NANDA-Ⅰの分類での「ウェルネス志向型看護診断」がここに含まれます．
（例）母乳栄養促進準備状態（ドメイン2 栄養）．
　　　出産育児行動準備状態（ドメイン8 セクシャリティ）．

d. 看護計画

看護診断が確定したら看護計画を立案します．看護計画では，確定した看護診断のそれぞれに目標と看護介入を立案します．

1）目　標

目標とは，看護診断に対して期待される結果あるいは成果を指します．期限の設定をどうするかを考える基準は，問題の性質によって異なります．たとえば，変化が激しい，症状が安定しないなど頻繁に確認する必要がある場合，目標は1日ごとなど短期間に設定します．一方で，目標を達成するのに一定の時間がかかる場合は長めに設定します．いずれにせよ，目標の成果がいつごろまでにみられるのが望ましいか，いつごろなら成果がみられる可能性があるのか，などを総合的に判断して決定します．一般的な目安は以下です．

❶長期目標

長期間で達成される目標です．退院まで，あるいは数週間から数ヵ月までに達成される目標であることが一般的です．

＊母性看護過程では，退院後1週間や1ヵ月検診までに達成される目標．

❷短期目標

短期間で達成できる目標です．1週間以内に達成される目標であることが

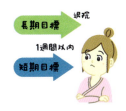

一般的です．

＊母性看護過程では，1日，3〜4日，退院時までに達成される目標．

2）看護介入

看護診断をして，目標を設定したら，それに基づいて具体的な看護介入を立案します．

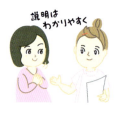

❶記述の仕方

誰もが理解でき，同じケアを実施できるように箇条書きの羅列ではなく，「いつ」，「誰が」，「何を」，「どのように」を具体的に記載します．また，注意するポイントとして，看護計画には専門用語が使われ，対象者や家族にはわかりにくいことが多いです．対象者や家族に説明する際には，わかりやすい言葉を使い，承諾を得ることが大切です．

◆看護介入は以下の3つに分けて記載します．
- OP（observation plan）：観察計画
- TP（treatment plan）・CP（care plan）：直接的ケアや処置の実施計画
- EP（education plan）：教育的あるいは指導的かかわりの計画

＊EPは，ウェルネスの視点での介入の場合，SP（support plan：サポートプラン）の方が適切かもしれません．本書ではサポートプランという表現を採用しました．

❷ケア選択のポイント

◆科学的根拠に基づいたケア．
◆個別性の尊重．
◆対象者が主体となり取り組める内容．
◆倫理的配慮がなされていること．

e．実　施

◆対象者の現在の状態をアセスメントしながら，看護介入を実施します．
◆看護介入は計画に沿って正しく，安全な方法で実施しなければいけません．
◆その日の対象者の状態をアセスメントし，実施の有無や何を実施すべきか，どのように実施すべきかを総合的に判断します．
◆看護介入は，対象者の状態や反応をみながら，同時進行でその都度評価し，ときには看護計画を修正しながら行います．

f．継続的再評価

評価は，すべての段階で継続的に実施します（図3）．各過程で，正しく段階を踏んでいたかどうかが重要であり，そのことが次のステップにも影響してきます．

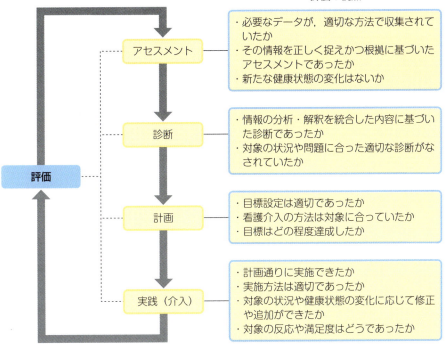

図3　各段階における評価の視点
［太田操：ウェルネス看護診断にもとづく母性看護過程，第3版，p10, 医歯薬出版，東京，2017より引用］

1）主な評価のポイント
◆実施したケアが対象者にどのような成果をもたらしたのか，対象者の満足度はどうか．
◆実施したケアによって，目標を達成したかどうか，もしくは達成に近づいたかどうか．

2　母性看護学における看護過程

　前述したように，母性看護学では，対象者自らが健康状態をより高いレベルに維持・向上できるよう支援する，ウェルネスの視点で看護を考えることが特徴です．

1　母性看護学における看護過程の特徴（図4）
◆ライフサイクルにおける大きな変化であり，多くの発達課題があり，役割取得過程の時期にあたります．
◆看護の視点として，対象者は妊婦・褥婦，胎児，新生児，その家族であり，お互いに関連し合っています．とくに胎児と妊婦，新生児と褥婦は密につながっています．

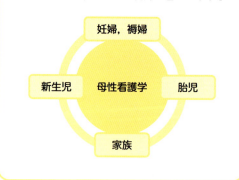

図4 マタニティサイクルにおける母性看護学の視点

◆妊娠・分娩・産褥は生理的な変化であり,病気ではありません.対象者に本来備わっている力を引き出し,生理的な現象が順調に経過するためのケア,すなわち,セルフケアが主軸です.
◆妊娠・分娩・産褥期は身体的変化が大きい時期です.
◆妊娠・分娩・産褥期は,ホルモン動態の変化,身体や生活の変化による心理的変化が大きい時期です.
◆胎内から胎外生活への変化など,新生児にとっての環境の変化が著しく,胎外生活への適応状態について早期の判断が必要です.
＊異常への逸脱を予防するためのよりよい健康状態への促進が重要となります.

2 ウェルネス志向型看護診断のプロセス

a. 健康行動の段階的な達成を目指すプロセス

対象者の健康目標の達成のために,看護者は対象者が健康的なプロセスを進む状況やよい健康状態のレベルの維持,よい健康状態からより高いレベルというように,段階的なウェルネスの維持・向上を支援することが求められます.

b. 役割の変化や発達課題の解決を目指すプロセス

発達心理学的には,母親になるということは,女性がアイデンティティの獲

得をしつつ，児を自分と同じように愛し，保護し，世話をするという養育の責任を負い，その役割を担うということです．この時期は役割の変化と成人期の発達課題などが重なるため，よりウェルネスの維持・向上を支援することが求められます．

c. 対象者の強みに特化し，さらに強化するプロセス

対象者の強みとなっているところ（よいところ，力になるところ）を診断します．人間には必ず強みがあります．それは，周産期のような正常なプロセスのみではなく，急性期や慢性期の患者でも同様です．対象者の強みに目を向けることにより，問題をよりよく対処できる，また適応できる力を育むことや意欲的に取り組むことができます．とくに，病気ではない対象を支援する母性看護学では，対象者が主体的に，本来もっている力を引き出すことに効果的です．

1）母性看護学におけるウェルネス志向型看護診断の意義

母児と家族が，本来もっている力を引き出し，セルフケア能力を維持，向上させるケアであり，これにより，ヘルスプロモーションの促進が可能になります．

3 問題焦点型看護診断とリスク型看護診断とウェルネス志向型看護診断

a. 問題焦点型看護診断とリスク型看護診断の考え方

問題点に焦点をあて，目標を設定し，問題を解決していく考え方です．また，リスク型看護診断（潜在的問題）では，おちいりやすい健康上の問題に焦点をあて，健康上の問題を生じさせる可能性が高い因子（脆弱性）を明らかにして介入していく考え方です．

b. ウェルネス志向型看護診断の考え方

現状や今後の方向性に焦点をあて，より高い健康状態に向かって，対象者の強みを引き出し，支援していく考え方です．

看護者は目にみえず表面化していない潜在的問題やリスクに目を向け先駆的に解決しようとする傾向があります．しかし，潜在的な問題やリスクを主体にアセスメントすると志向はネガティブになりマイナスのスパイラルにおちいりやすいです．それでは，対象者の不安も増強し，潜在能力も低下しやる気も減退してしまいます．潜在的な問題やリスクは本当にあるのか，仮定のさらなる仮定でアセスメントしていないか，いま一度考えてみる必要があります．

また，対象者の強みに目を向け認識できるようになるのは意外とむずかしく，考え方や志向の転換が必要です．

c. 事例でみえる問題焦点型看護診断とウェルネス志向型看護診断の違い

では，看護学生がよく立案する産後の便秘を事例で違いをみてみましょう．

1）問題焦点型看護診断の場合

◆便秘は子宮復古を妨げる因子であるため，便秘を問題として看護診断する．もしくは子宮復古不全のリスク状態と診断する．

◆短期目標は，明日までに排便があるとし，看護介入は排便がみられるような看護計画を立案し実施する．褥婦は排便がないことを異常であると認識し不安が増強してしまう．

2）ウェルネス志向型看護診断の場合

◆分娩時に食事が十分に摂取できておらず，分娩時には，児頭が直腸を圧迫することにより排便がみられた．また，分娩後は腸管の緊張の低下，腹壁の弛緩，プロゲステロン分泌の低下により産褥期は便秘になる．そのため現時点で排便がみられないのは正常な経過である．また，現在子宮復古は順調に進んでいるため問題はない．

◆便秘は現時点で問題ではない．しかし，今後排便がみられることはさらなるよい方向へ向かうことであるため，今後は排便がみられるように，水分摂取を意識してもらったり，排便時に児を預かるようにし，リラックスした時間を過ごせるように支援する．褥婦には正常な経過であることを伝える．褥婦の不安の増強はない．

3）ウェルネス志向型看護診断の問題点

　重要な問題でも，ポジティブにとらえ，実際に存在する問題点や異常を見落とす恐れがあります．そのようなことがないよう，専門職として客観的で科学的根拠に基づいた思考をもつことが重要です．そのためには，正常が何か，異常が何かの知識が不可欠です．

4　母性看護学でのウェルネス志向型看護診断の実際

a. 情報収集

◆観察，収集した情報を整理して記載します．

◆その情報を得た日付（および産褥日数・妊娠週数）を明記します．母性看護学では妊娠期（胎児期），分娩期，産褥期（新生児期）などそれぞれ大きく影響し合っています．何の情報が必要なのかをよく考えて情報収集を行いましょう．

b. アセスメント

◆情報の整理・分析・解釈・統合します．

◆現在の経過が正常かをアセスメントします．アセスメントは総合的に行うことが重要です．たとえば，母児の状況は双方に影響し合っています．産褥期の母乳育児状態をアセスメントする場合，母親の母乳分泌状態だけではなく，新生児の吸啜力のアセスメントをすることは欠かせません．このように母児の各側面から，総合的にアセスメントを行います．

c．看護診断

1）対象者がプロセスのどこにいるか，対象者の現在の状態（反応）をありのままを示します

◆「○○である」，「○○が順調である」，「○○がはじまっている」，「○○が進んでいる」などと表記します．

（例）
- 母乳育児に関する知識と技術の習得がはじまっている．
- 母親役割の形成がはじまっている．
- 順調に子宮復古が進んでいる．
- 産褥日数に応じた母乳分泌状態である．
- 胎外生活への適応は順調である．

2）条件が明確である場合，条件と反応の両方を示します

◆「○○に関連して△△である」などと表記します．

（例）
- 母乳育児の開始にともない，母親の児への愛着が強まっている．
- 頻回授乳に関連して，母乳育児の確立がはじまっている．

d．看護計画

1）目標を立案

　実施・評価が客観的にできるように，長期目標，短期目標いずれも「誰が」，「何を」，「どこで」，「どのように」，「どの程度」，「いつまでに」など，回数，数値，求める対象の言動などを具体的に記載します．

（例）
- ○さんが，退院までに産褥日数に応じた母乳分泌がある．
- ○さんの新生児が，順調に胎外生活に適応し，生理的変化が日数に応じた範囲で経過する．
- 体重減少が生理的範囲内である．
- 新生児黄疸が生理的範囲内である．
- ○さんが，退院後への不安について表出できる．

2）看護介入の立案

◆目標（期待される結果）を達成するための看護介入を立案します.

◆ほかの看護師も実施可能なように「いつ」,「誰が」,「何を」,「どのように」を具体的に記載します.

◆OP（観察計画）,TP（ケア計画実施）,EP（教育・指導計画)/SP（サポートプラン）の3つに分けて記載します.

◆対象者が自らの意思で実施内容を決定できるように, ともに目標の設定や看護介入を立案することが理想的です.

e. 実施結果

◆看護計画で立案した具体策の実践と並行して, 対象者の反応や状態を観察します.

f. 評　価

◆目標（期待される結果）がどの程度達成されたかを評価します.

◆対象者の反応や状態など, 事実情報に基づいて評価します.

◆なぜ目標が達成されたのか, または達成されなかったのかについて, 看護過程の各段階を振り返ります.

◆ケア計画の継続・修正・終了の判断を行います.

3 「対象者の基本情報」が必要な理由と看護過程への活かし方

1 「対象者の基本情報」が必要な理由

　看護を行ううえで対象者の基本情報は重要です. まず, 受け持ちが決まったら基本情報を収集します. しかし, 記録の項目を埋めるためにやみくもに収集していないでしょうか. 基本情報は, それぞれ意味があり収集する必要があるものです. 次の章の事例のように総合的なアセスメントを実施し, 看護過程を展開するうえで, 非常に重要です. たとえば, 妊娠前, 妊娠・分娩・産褥期は一連の過程であり影響し合っています. そのため, 妊娠後期の血液データは, 分娩時の出血量の予測や産後の貧血状態に影響します. ほかにも, 子宮復古や母乳の分泌, 身体面と精神面, さらに, 女性と胎児, 新生児, 家族は影響し合っています. これらを総合的にアセスメントし, 正確な看護診断を実施します. また, 対象者の基本情報は, 個別的なケアを実施するうえでも役立ちます.

　対象者から得る情報は重要な個人情報です. すべて今後の看護に活かすためであることをいつも念頭に置きましょう.

❷「対象者の基本情報」の看護過程への活かし方

　　　　　対象者の基本情報は看護過程すべてに活かされます．別のいい方をすれば，
看護過程を活かすことができない情報は得る必要がありません．

a. アセスメントに活かす

　　　　　アセスメントし診断名を導きます．ウェルネス志向型看護診断か，問題焦点
型看護診断かの判断にも対象者の基本情報は不可欠です．

b. 看護計画立案に活かす

　　　　　個別性を活かした看護計画を立案し，実施します．

c. 評価に活かす

　　　　　正確に評価し，修正点を的確に具体的に修正します．

d. 情報収集に活かす

　　　　　必要なことや足りない情報を再度情報収集するために活かします．

文　献

1) 太田操：ウェルネス看護診断にもとづく母性看護過程，第3版，p6，p10，医歯薬出版，東京，2017
2) 日本看護診断学会（監訳）：NANDA-Ⅰ看護診断定義と分類2015-2017，原著第10版，p20-27，医学書院，東京，2015

第III章
看護過程の展開

- A 妊娠期の看護過程
- B 分娩期の看護過程
- C 産褥期の看護過程
- D 新生児期の看護過程

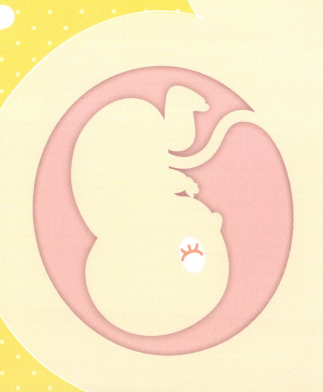

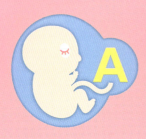

A 妊娠期の看護過程

1 正常な妊婦の看護過程

1 妊娠期にある対象者の理解

1 この時期の対象者の特徴

　　　　妊娠期の看護は主に，妊娠の成立から分娩開始前までの時期を対象としています．

a. 身体的側面

　　　　妊娠期の女性の身体は，解剖学的・生理学的に大きく変化します．この変化は主に，妊娠の維持，受精卵から胎児・胎児付属物（胎盤，臍帯，卵膜）への成長，母乳育児に向けた乳房の発達などにかかわる，内分泌的・物理的変化によって起こります．しかしこのような生理学的変化は，妊娠期特有の合併症を引き起こすリスクもともないます．医学的な異常は認められなくても，マイナートラブルとよばれる不快症状をともなうこともあります．

b. 心理的側面

　　　　妊娠期は，母親としての役割を獲得していく準備期といえます．妊婦の妊娠に対する受け止め方は，妊娠経過だけではなく出産後の育児にも影響します．たとえば，「望まない妊娠」による出産と，出生後の児の死亡，虐待，母の不安や抑うつ，との高い関連性が指摘されています．妊娠を受容していても，多くの女性は妊娠によって，不安や情緒的に不安定な状態を経験するといわれています．妊娠にともなうホルモンバランスの変化，身体的な変化にともなう不快症状や腹部の増大によるボディイメージの変化などは，妊婦の心理にも影響を及ぼします．妊娠したことによって，これまでのライフスタイルや基本的な生活行動を見直す必要が生じたり，妊娠中に起こるかもしれない異常を心配したり，検査や治療，出産方法や出産後の生活などでさまざまな意思決定が必要となります．

c. 社会的側面

　妊娠期には，出産・育児の環境やサポート体制を整えはじめ，新しい家族を迎えるための準備をします．その過程では，妊婦本人だけではなく，夫（あるいはパートナー），夫以外の家族にも大きな役割変化やライフスタイルの調整が求められます．妊娠は，妊婦と夫（あるいはパートナー），家族，地域，職場などとの人間関係にも変化をもたらします．とくに夫（あるいはパートナー）は，妊娠による身体的変化を経験しないため出産・育児のイメージが乏しく，父親になるという自覚や役割意識を育むことや，妊娠・出産・育児に向けたライフスタイルの調整が，妊婦よりもむずかしくなります．また，生まれてくる児のきょうだいへの心理的影響，祖父母との関係，妊娠をきっかけにかかわるようになったほかの妊婦や育児中の母親との交流など，非妊時にはなかった人間関係の課題が生じます．職業に就いている妊婦では，妊娠中の働き方の調整はもちろん，出産後に仕事を継続する場合には，保育所など，育児の準備をはじめなくてはなりません．妊娠期には，妊婦とその家族が経験する，さまざまな社会的変化や調整にともなうストレスへの配慮が必要です．

2 抱えやすい問題

　妊娠期には，正常な経過であってもさまざまな不快症状や健康問題が起こりやすくなります．たとえば，つわりとよばれる悪心・嘔吐などの症状が強すぎると，脱水，体重減少，栄養障害をきたすことがあります．妊娠中のホルモンバランスや増大する子宮の影響によって，便秘・胸やけなどの症状や腰背部痛，末梢の静脈還流が阻害されることによって，下肢のけいれん，静脈瘤，痔，浮腫なども生じやすくなります．また，妊娠期後半の冷え症は，早産，前期破水，微弱陣痛，遷延分娩などの出産異常と関連しています[1]．

3 かかわりのポイント

a. 妊婦のセルフケア能力を尊重し，出産後の生活も見すえた健康支援を行う

　妊婦は基本的に健康であり，セルフケアができます．看護者は妊婦とその家族が，安全に，主体的に家庭や社会で過ごすことができるよう支援します．しかし，妊娠経過そのものが妊婦にとっては大きな負荷でもあるので，妊娠による身体的変化や精神的影響が生理的範囲内であるか，異常徴候はないか，異常を誘発するようなリスクはないか，健康を維持していくうえで今後必要なことはないか，より快適で安全な状態に向けてできる工夫はないか，などを妊婦健康診査（以下，妊婦健診）のときにアセスメントします．健康な妊娠経過の維持・促進のためには，食事や嗜好品の摂取をはじめ，衣類や清潔など，日常生活においてさまざまな注意や調整をしなくてはなりません．妊娠は，生まれてくる児のために，という動機から，これまでの生活全体を見直すよい機会となります．妊娠中・出産だけではなく，出産後，長い将来にわたる児と家族の健康も視野に入れた健康支援が重要です．

1. 正常な妊婦の看護過程　**25**

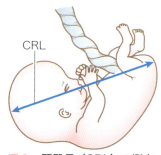

図1 頭殿長（CRL）の測定

b. さまざまな意思決定や，出産・育児の準備を支援する

　妊娠中には限られた期間のなかで，検査や治療，出産・育児方法，家庭・社会生活の調整など，さまざまな意思決定をし，出産・育児に向けた準備を進めていきます．看護者は，妊婦の心理的・社会的背景をアセスメントしながら情緒的サポートを行い，妊婦の主体的な意思決定を支持し，出産・育児に向けた準備が適切に行われるよう支援します．

2 妊娠期の基本的なアセスメント項目

1 妊婦の妊娠経過をアセスメントする

☑妊娠週数

　妊娠経過の評価は妊娠週数を基準にして行います．妊娠期間は妊娠○週○日と表現し，最終月経初日を妊娠0週0日，妊娠40週0日を分娩予定日とします．しかし，月経周期が不規則な場合や，最終月経の日にちが不確かな場合もあります．現在では，妊娠検査薬で尿中のヒト絨毛性ゴナドトロピン（human chorionic gonadotropin：hCG）の陽性反応が得られた後，超音波検査で子宮内に胎嚢，胎芽，心拍動を認めたら妊娠の成立とみなします．その後，妊娠9～11週の頭殿長（crown-rump length：CRL）を測定して，妊娠週数を確定することが多いです（図1）．

☑血液型，不規則抗体

　妊娠初期の血液型（ABO式，Rh式）と不規則抗体の検査（間接クームス試験）結果の把握は，同種免疫性溶血性疾患あるいは新生児溶血性疾患の予防と対応，そして分娩時の予期せぬ大量出血時の安全な対応のために重要です[2]．

☑全血球計算（血算）

　全血球計算（血算）は一般に，妊娠期間中に3回，①妊娠8～16週，②妊娠24～28週，③妊娠35～36週に実施されます．血液検査の1つで，白血球数，赤血球数，ヘモグロビン（Hb）値，ヘマトクリット（Ht）値，血

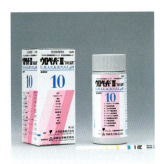

図2 尿検査の試験紙と比色表（例）
潜血，蛋白質，ブドウ糖の1＋の判定段階濃度は，JCCLS尿検査標準化委員会の表示の統一化に準拠している．
[写真提供：大塚製薬株式会社]

小板，などの項目があります[2]．

妊娠期には，循環血液量は30〜40%増加します．血液量の増加は，妊娠初期からはじまり，妊娠28〜34週にピークを迎えます．Hbの量の増加よりも，血漿量の増加の方が著しく大きいため，Hb値，Ht値は非妊時よりも低下します．そのため妊娠中期・後期の検査では，Hb値，Ht値による妊娠性貧血の評価をします．

☑ **感染症の検査**

母児感染による胎児の深刻な健康被害の予防と対応につとめるため，妊娠期には，さまざまな感染症の検査を行います．妊娠初期の血液検査では，B型肝炎ウイルスHBs抗原，C型肝炎ウイルス（hepatitis C virus：HCV）抗体，風疹抗体（hemagglutination inhibition test：HI法），梅毒血清反応，ヒトT細胞白血病ウイルス（human T-cell leukemia virus type-1：HTLV-1）抗体，ヒト免疫不全ウイルス（human immunodeficiency virus：HIV）抗体などを検査します．子宮頸管分泌物・擦過物の培養検査では，クラミジアとB群溶連菌（group B *Streptococcus*：GBS）の検査を行います．GBS検査では，分娩時の産道内の存在を予測するため，妊娠33〜37週に検体を採取します[2]．

☑ **尿蛋白・尿糖**

妊婦健診では，毎回来院時の一時尿を採取して，尿検査（糖，蛋白）を行います（図2）．妊娠中，糸球体濾過値（glomerular filtration rate：GFR）は40〜60%上昇します．妊娠中は，GFR上昇に再吸収が追いつかず，グルコースや蛋白が尿中に排出されやすくなるため，尿糖や尿蛋白が陽性になることがあります．尿検査で蛋白（＋）が2回続いた場合，蛋白（2＋）以上だった場合，蛋白（＋）かつ高血圧が認められる場合には，尿中蛋白／クレアチニン比の測定あるいは24時間蓄尿などの蛋白尿確認検査を行います．

表1 非妊時体格別の推奨体重増加量

体格区分（非妊時）		全期間を通しての推奨体重増加量	妊娠中期から後期における1週間あたりの推奨体重増加量
低体重（やせ）	BMI 18.5 未満	9〜12 kg	0.3〜0.5 kg/週
ふつう	BMI 18.5〜25.0 未満	7〜12 kg	0.3〜0.5 kg/週
肥満	BMI 25.0 以上	個別対応	個別対応

[厚生労働省：妊産婦のための食生活指針「健やか親子 21」推進検討会報告書（http://www.mhlw.go.jp/houdou/2006/02/dl/h0201-3a4.pdf）（2018-2-26 参照）より引用]

尿糖については，妊娠初期に糖尿病と診断されていない妊婦に対して，妊娠 26 週ごろに糖負荷試験が行われます[2]．

☑ 血　圧

　妊娠期には母体の循環血液量や心拍出量が増加しますが，全身の血管抵抗（とくに末梢血管抵抗）は低下するため，血圧は非妊時とほとんど変わりません．

☑ 体　重

　妊婦の体重は，妊娠・出産・育児に必要な母親自身の貯蔵脂肪，血液・組織液，子宮・乳房などの増大分と成長する胎児，胎盤，羊水量によって増加します．妊娠中の推奨体重増加量は非妊時の body mass index（BMI）によって異なります（表 1）．非妊時の体格は，分娩異常と関連があります．やせ（BMI＜18.5）の女性は，切迫早産，早産，低出生体重児などのリスクが高く，肥満（BMI≧25）の女性は，妊娠高血圧症候群，妊娠糖尿病，帝王切開分娩，死産，巨大児，胎児の神経管閉鎖障害などのリスクが高い傾向にあります．妊娠中の体重増加量は，妊娠期の栄養状態の評価項目の 1 つではありますが，個別性を考えたゆるやかな管理が推奨されています[2]．

☑ 子宮底長・腹囲

　妊婦健診では，子宮と胎児の成長を評価するために，子宮底長と腹囲を測定します．ただし腹囲の測定は，有用性が不明なので省略できます．腹部を触診して腹壁の緊張を確認し，問診で自覚の有無，頻度，程度を確認しながら切迫流・早産徴候の有無，正期産期では分娩開始徴候をアセスメントします．

☑ 浮　腫

　妊娠期は，母体の体水分の増加と増大する子宮による下大静脈の圧迫，血漿内のアルブミン濃度が減少することによって血管内への水分の取り込みが阻害されることにより，浮腫が起こりやすくなります．とくに下肢にみられることが多いのですが，妊娠末期には，顔，手，足などに非陥凹性の浮腫がみられることがあります．浮腫自体は異常ではありませんが，下

表2　浮腫の判定基準

浮腫の程度	圧　痕
－	まったくない
±	不鮮明だが，触診にて凹みを触知できる
＋	鮮明で，指頭の 1/2 程度の凹み
＋＋	鮮明で，指頭の全部が埋まる程度の凹み
＋＋＋	鮮明で，指頭部がみえなくなるくらいの凹み 下肢だけではなく全身性に浮腫を観察できる

[櫛引美代子：カラー写真で学ぶ妊産褥婦のケア第2版，医歯薬出版，東京，2014 より引用]

肢の浮腫は，静脈瘤や血栓などのリスクにもなるので，積極的な予防や改善が必要です．しかし浮腫の発症は，妊娠高血圧症候群などの異常徴候の1つでもあるため，高血圧，尿蛋白，全身の浮腫の有無などをあわせて観察します[4]．妊婦健診では，下肢脛骨稜を指圧して，圧痕の有無と圧痕部の深さを観察します（表2）[5]．

☑ 子宮頸管の熟化

妊娠期間，とくに妊娠末期には，子宮の変化，子宮頸管の熟化の程度，軟産道の状態や胎児の下降度から分娩の準備状況を評価するために内診が行われることがあります．子宮頸管の熟化と開大は，頸管内で起こる生化学的変化によって，分娩の数週間前からはじまります．この生化学的変化は，エストロゲンやプロゲステロンによる内分泌因子と児頭の下降による頸管への圧迫や伸展による機械的要因によって生じます．

❷ 胎児・胎児付属物の状態をアセスメントする

☑ 超音波検査（胎児の成育，奇形，胎盤の位置，羊水量）

通常超音波検査として，妊娠の初期には，妊娠の確定（正しい部位に妊娠しているか，胎児の心拍を認めるか），胎児の数，妊娠週数決定の補助診断，子宮および付属器の状態，妊娠中期・後期には，胎児発育，胎位・胎向，胎盤の位置，臍帯，羊水量，子宮頸管長の評価などが行われます．

☑ 胎位・胎向（図3）

妊婦の腹部を触診して，胎児の大きさ，胎位・胎向を観察します．胎位は，胎児の縦軸（脊柱）と子宮の縦軸との関係です．これらの軸が平行で，かつ児頭が子宮の下部にある場合を頭位，児頭が子宮底の位置にある場合を骨盤位といいます．胎児と子宮の縦軸が交差している（児頭が母体腹壁の側部にある）場合を横位または斜位といいます．胎向は，児背と児頭と母体との関係をいいます．児背，あるいは横位や斜位では児頭が母体の左側に向かうものを第1胎向，右側に向かうものを第2胎向といいます．

☑ 胎児心音

胎児心音は，超音波ドップラー法で，早ければ妊娠9週から，妊娠12週

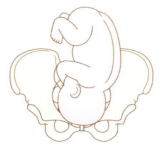 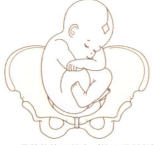 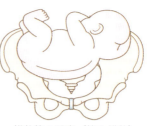

a. 頭位第1胎向（第1頭位）　　b. 骨盤位第2胎向（第2骨盤位）　　c. 横位第1胎向（第1横位）

図3　胎位［頭位，骨盤位，横位（斜位）］・胎向

ではほぼ全例で聴取できるようになります．トラウベ桿状聴診器では妊娠17〜20週以降で聴取可能です．触診で胎位・胎向を確認した後，胎児心音の最良聴取部位にドップラーあるいはトラウベ桿状聴診器をあてて聴診します．トラウベ桿状聴診器は，通常の妊婦健診ではほとんど使用されませんが，災害時など，電源がとれないような状況下で，胎児心音を確認するときに役立ちます．

☑ ノンストレステスト（non-stress test：NST）

　妊娠末期になると，胎児心拍数モニタリングによって胎児のwell-beingを評価します．胎児心拍数モニタリングでは，胎児心拍数と子宮収縮，胎動を記録しますが，妊娠期に実施されるモニタリングは，基本的に陣痛開始前であり，胎児への人為的な低酸素ストレス（子宮収縮）がないことから，ノンストレステスト（NST）と呼ばれます．胎児が良好な状態であることを示すサインは，胎児心拍数図で，正常基線，正常基線細変動，一過性頻脈があることです．胎児の健康状態は，胎児心拍数そのものの波形だけではなく，胎児心拍数が胎動や子宮収縮に対してどのように変化したかを含め，総合的に評価します．具体的な評価方法については次項「Ⅲ-A-2．切迫早産の看護過程（ハイリスク）」（p52）参照．

☑ 乳　房

　妊娠すると乳房は増大し，乳頭と乳輪の着色は強くなります．乳房の発達は，受胎から間もなくはじまり，産褥期まで続きます．乳房への血流は非妊時の2倍に増加します．乳房の発達は黄体や胎盤から分泌されるエストロゲン，プロゲステロン，hCG，ヒト胎盤性ラクトーゲン（human placental lactogen：hPL），などによって促されます．乳輪のモントゴメリー腺も肥大し隆起して，着色が強くなります．モントゴメリー腺は皮脂や乳汁の分泌腺で，モントゴメリー腺からの分泌物には，乳輪をなめらかにすることと細菌から守る作用があります[3]．

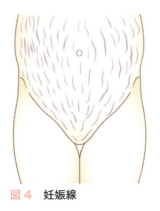

図4 妊娠線

3 妊婦のセルフケアの状態をアセスメントする

☑ 妊婦のマイナートラブル

　妊娠経過にともなうホルモンの変化や子宮の増大，体重の増加などは，全身のさまざまな不快症状（マイナートラブル）の原因にもなります．つわり，頻尿，便秘，下肢のけいれん・こむら返り，胸やけ，腰背部痛，痔，静脈瘤，皮膚の搔痒感，妊娠線（図4），頭痛，倦怠感，不眠など，症状の種類や程度，とらえ方は人によってさまざまです．マイナートラブルの経験は，妊婦の妊娠経過そのものに対するとらえ方にも影響します．妊娠期を，健康，安全，快適に過ごすための注意や工夫を確認し，よりよい方法を提案しながら，マイナートラブルの予防や軽減につとめます．しかし，症状があるときには必ず，医師の診察や治療が必要な病態との関連はないか，丁寧にアセスメントします．

☑ 姿勢・日常生活動作

　妊娠経過にともなって子宮が増大すると，子宮の重さで重心が前方に傾き，それを支えるための骨盤周辺の筋肉・靱帯結合組織がホルモンの影響によって弛緩するため，身体のバランスをとることがむずかしくなります．身体のバランスをとるために，脊柱の腰仙骨部の前彎が大きくなるため，脊柱や周辺の筋肉に負荷がかかります[3]（図5）．また増大する子宮は，大きな血管を圧迫し，血流を阻害します．脊柱や筋肉への負担と血流の阻害を軽減するために，正しい姿勢，身体に無理のない日常生活動作，長時間の同一姿勢を避けること，体型の変化に応じた動きや循環を妨げない衣類の着用を心がけます．また，姿勢のアンバランスによる転倒のリスクを避けるため，靴は，基底面の広い，靴底が滑りにくい素材で，ヒールが低めの安定した，歩きやすいものを選ぶようにします．

☑ 睡眠・休息

　妊娠中には，ホルモンの変化，増大する子宮による圧迫，子宮の収縮，夜間排尿，腰背部痛，胸やけ，心理的ストレスなど，妊婦の良好な睡眠を

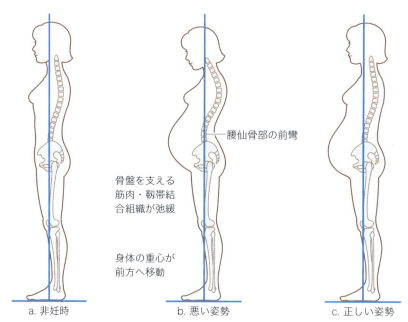

図5 妊娠中の姿勢の変化

a. 非妊時　　b. 悪い姿勢　　c. 正しい姿勢

腰仙骨部の前彎
骨盤を支える筋肉・靱帯結合組織が弛緩
身体の重心が前方へ移動

妨げる要因がさまざまあります．不眠や睡眠障害の訴えがあった場合には，睡眠パターンに影響する病態との関連がないかを，アルコールや薬物の使用，夫（あるいはパートナー）からの暴力や虐待の可能性も含めてアセスメントします．よく眠れないことは妊婦にとって大きなストレスになるので，以上のことを考慮した心理的なサポートが大切です．

☑ 清　潔

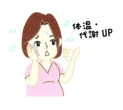

妊娠中は，体温や代謝，基礎代謝率が上昇するため，発汗が増え，皮膚の搔痒感やトラブルが起こりやすくなります．帯下も増加します．さらに妊娠中は痔を発症しやすくなります．毎日入浴やシャワー浴を行って全身を清潔に保つこと，皮膚の乾燥や刺激を避けること，身に付ける衣類も清潔を保ち，皮膚への刺激や締めつけが少ない素材や形のものを選ぶこと，下着は通気性や吸水性のよい木綿などの天然素材のものを着用すること，などが勧められます．

☑ 冷え症

妊婦の体温は，深部温，皮膚温ともに上昇します．末梢血管拡張によって皮膚への血流が4～7倍に増えるため，とくに手足の皮膚温が上昇します．しかし，深部温と末梢温の温度較差がみられる「冷え症」の妊婦では，分娩時に早産，前期破水，微弱陣痛，遷延分娩，弛緩出血などのリスクが高くなります[1]．妊婦の冷えの自覚の有無，身体を冷やすことにつながる日常生活行動，冷え症改善のためのセルフケアについてアセスメントします．

表3　妊娠中の食事摂取基準

	エネルギー (kcal/日)		蛋白質 (g/日)	脂肪エネルギー比率 (%)	カルシウム (mg)	鉄 (mg)	葉酸 (μg)	ビタミンA (μgRE)
	身体活動レベル							
	I	II						
18～29歳	1,650	1,950	50	20～30	650	6.0	240 (900)*	650 (2,700)*
30～49歳	1,750	2,000	50	20～30	650	6.5	240 (1,000)*	700 (2,700)*
妊婦　初期	+50		+0	—	—	+2.5	+240	+0
中期	+250		+10			+15.0	+240	+0
後期	+450		+25			+15.0	+240	+80

エネルギーは推定必要量，蛋白質，カルシウム，鉄，葉酸，ビタミンAは推奨量，脂質は目標量．
*葉酸，ビタミンAの括弧内数値は耐容上限量．
[厚生労働省：日本人の食事摂取基準（2015年版）(http://www.mhlw.go.jp/file/05-Shingikai-10901000-Kenkoukyoku-Soumuka/0000114399.pdf)（2018-2-26参照）を参考に著者作成]

☑ **食　事**

　　妊娠期は非妊時よりも多くの栄養を必要とします．妊娠中に必要な栄養摂取については，「日本人の食事摂取基準（2015年版）」(表3)[7]を参考に，年齢，身体活動レベル，妊娠週数に応じた栄養摂取ができているかを評価します．食生活の見直しや確認には「妊産婦のための食事バランスガイド」(図6)[8]が参考になります．

☑ **服薬，嗜好品，喫煙，飲酒**

　　母児の健康に影響を及ぼすような行動や物質への曝露がないか，アセスメントします．胎児は成長・発育の過程にあり，さまざまな外的刺激の影響を受けやすい状態です．とくに，胎齢8週未満（妊娠10週未満）の胎芽期は「器官形成期」とよばれ，胎児へと発育する重要な時期であり，薬物やウイルス，放射線，化学物質などの影響を受けやすく，先天性形態異常を生じる危険性が高いので注意が必要です（図7）．

④　出産・育児の準備状況をアセスメントする

☑ **妊娠の受容・役割変化への適応**

　　妊娠に対する妊婦の受け止めは，妊娠経過，出産，育児に影響します．妊娠した女性が，いま，この妊娠をどのように受け止めているのか，どうしようと思っているのか，妊娠経過にあわせてアセスメントを見直します．そして，新しいライフスタイルの設計や，母親としての役割，妊婦の家族と児との関係構築など，妊婦と夫（あるいはパートナー），その家族の役割変化の過程を，アセスメントします．

☑ **出産・育児に向けての準備**

　　妊娠の継続を決定したら，出産と出産後の生活に向けた準備を徐々に進

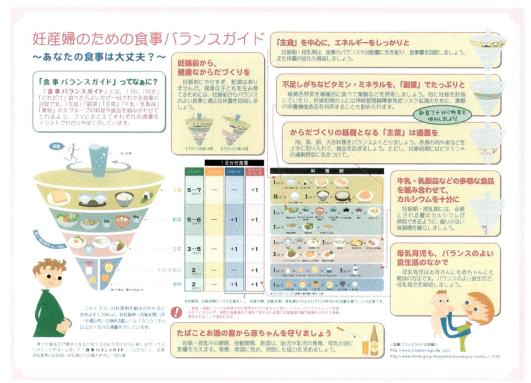

図6 妊産婦の食事バランスガイド
[厚生労働省：妊産婦のための食事バランスガイド（http://www.mhlw.go.jp/houdou/2006/02/dl/h0201-3b02.pdf）（2018-2-26参照）より引用]

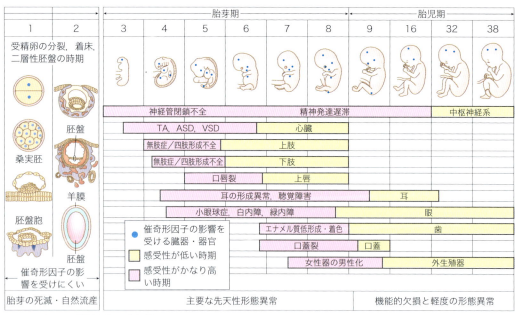

図7 胎児の形態発育と臨界期
TA：truncus arteriosus，総動脈幹症．ASD：atrial septal defect，心房中隔欠損（症）．VSD：ventricular septal defect，心室中隔欠損（症）．
[Moore KL et al：Before We are Born 9th ed, Elsevier/Saunder, Philadelphia, 2016 より引用]

めていきます．妊娠中の準備には，妊娠・分娩・産褥期の妊婦のサポート体制，就労・経済状況の調整，生活・住環境の調整，出産に向けての物品の準備，出産後の育児環境の準備，出産施設の選択，バースプラン，施設分娩の場合は入院方法の確認などがあります．

　バースプランとは，妊婦とその家族が出産前後をどのように過ごしたいか，希望や要望を記入するものです．バースプランの記入は，出産・育児に対する妊婦とその家族のニーズに応えようとする取り組みで，医療者は，可能な範囲で妊婦とその家族の希望に沿ったケアを行い，妊婦の出産体験がより満足したものになるよう，支援します．バースプランには，どのようなお産をしたいか，陣痛の間はどのように過ごしたいか，出産時の付き添い・立ち会い，希望する出産方法，分娩時の処置に対する要望，出産直後の新生児との接触・家族との過ごし方などを記入します．しかし，バースプランに書かれた内容がすべて実現できるとは限りません．施設の設備や環境などの物理的な限界や，分娩経過によっては母児の安全を第一としてバースプランを実行できない状況になる場合もあります．バースプランを確認して妊婦とその家族の希望を把握すると同時に，バースプランが実行できない場合があることに対して説明と理解が得られているかも確認します．

事例 1　妊娠 36 週 3 日に妊婦健診のため来院予定の A さん

プロフィール（妊娠 36 週 2 日）

　A さんは 30 歳，初産婦，公務員．夫［会社員，血液型 Rh（＋），O 型］と 2 人暮らし．身長 164.0 cm，非妊時体重 56.0 kg（BMI 20.8）．血液型 Rh（＋），A 型，不規則抗体（－），アレルギーなし，喫煙歴なし，飲酒歴あり，常用薬なし．既往歴・医学的合併症なし，不妊治療なし．初経 13 歳，月経周期 28 日型順調．最終月経 X 年 2 月 22 日，持続 7 日間．分娩予定日 X 年 11 月 28 日．地域の母親学級，施設の両親学級に参加．夫は分娩の立ち会いを希望．自然に産みたく，無痛分娩の希望なし．母乳育児を希望．入院の準備・方法に関する保健指導は済んでいる．明日，妊婦健診のため来院予定．

1．正常な妊婦の看護過程　**35**

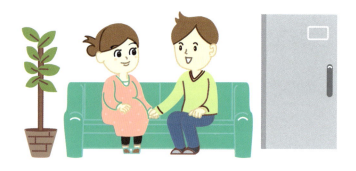

● 妊娠の経過

感染症：梅毒・HBs・HCV・HIV・HTLV-1 すべて陰性，風疹抗体価（HI法 64倍），クラミジア（－），GBS（－）．妊娠 10 週 Hb 値 12.8 g/dL，Ht 値 39.0%．

● 妊娠 16 週 3 日〜34 週 3 日の A さんの情報

健診日	6/16	7/14	8/10	8/25	9/8	9/21	10/6	10/20
妊娠週数	16週3日	20週3日	24週2日	26週3日	28週3日	30週2日	32週3日	34週3日
血圧 (mmHg)	128/78	117/73	127/80	128/76	113/70	126/77	121/75	118/73
体重 (kg)	57.0	58.0	61.0	62.5	63.0	64.0	64.5	65.5
体重増加量 (kg)	1.0	1.0	3.0	1.5	0.5	1.0	0.5	1.0
尿蛋白/尿糖	(－)/(－)	(－)/(－)	(－)/(－)	(－)/(－)	(－)/(－)	(－)/(±)	(±)/(－)	(－)/(－)
浮腫 (部位)	(－)	(－)	(－)	(±)	(－)	(＋)	(±)	(－)
子宮底長 (cm)	12	16	20	22	24	26	28	30
腹囲 (cm)	82	83	86	89	90	91	93	95
検査					Hb値11.3 g/dL，Ht値36.4%，50 g GCT 125 mg/dL			GBS（－）

GCT：glucose challenge test，糖負荷試験．

● 在胎週数 16 週 3 日〜34 週 3 日の胎児・胎児付属物の情報

健診日	6/16	7/14	8/10	8/25	9/8	9/21	10/6	10/20
在胎週数	16週3日	20週3日	24週2日	26週3日	28週3日	30週2日	32週3日	34週3日
胎児心拍数 (bpm)	150	148	142	148	157	152	148	148
胎位・胎向					頭位	頭位	頭位	頭位
超音波所見	BPD 34 mm，胎盤の位置：子宮後壁	BPD 43 mm，EFW 380 g	MVP 38 mm，			BPD 75 mm，EFW 1,512 g，MVP 40 mm，胎盤の位置：子宮後壁		EFW 2,200 g

BPD：biparietal diameter，児頭大横径．EFW：estimated fetal weight，推定児体重．MVP：maximum vertical pocket，最大垂直羊水ポケット（最大羊水深度）．

🐥 アセスメント項目の整理

アセスメントの視点と対象者情報	アセスメントでの考え方
1）母体の健康状態（～妊娠34週） ・妊娠36週3日（妊婦健診当日） ・年齢30歳 ・母体身長：164.0 cm ・非妊時体重：56.0 kg（BMI 20.8） ・既往歴・医学的合併症・アレルギーなし ・初産婦，不妊治療歴なし ・血圧：113～128/70～80 mmHg ・尿蛋白：（±）×1回（妊娠32週） ・浮腫：（＋）×1回（妊娠30週），（±）×2回（妊娠26週，32週） ・尿糖：（±）×1回（妊娠30週） ・糖負荷試験（50 g GCT）：125 mg/dL（妊娠28週） ・体重：65.5 kg（＋9.5 kg，週体重増加量0.25～0.75 kg） ・子宮底長：30 cm（妊娠34週） ・Hb値12.8 g/dL, Ht値39.0％（妊娠10週），Hb値11.3 g/dL, Ht値36.4％（妊娠28週）	・妊婦健診日当日は早産期で，4日後に正期産期に入る時期である（正期産期は妊娠37週0日～妊娠41週6日）. ・年齢30歳，身長164.0 cm，非妊時体重56.0 kg（BMI 20.8），既往歴や医学的合併症もなく，不妊治療歴もない，年齢，体格ともに妊娠・出産に関するリスクの低い，成熟した健康な初産婦である. ・血圧は，収縮期血圧が113～128 mmHgで140 mmHg未満，拡張期血圧が70～80 mmHgで90 mmHg未満と正常範囲内である．尿蛋白は妊娠32週に試験紙で（±）が1回のみ，浮腫も（＋）は1回（妊娠30週）であり，現在のところ，妊娠高血圧症候群，妊娠高血圧腎症を発症するリスクは低いと考えられる. ・妊娠28週の糖負荷試験（50 g GCT）の結果，1時間後の血糖値が140 mg/dL未満で正常．妊娠糖尿病の可能性は否定されており，尿糖はテステープで（±）が1回のみ（妊娠30週）の検出であり，現在のところ妊娠糖尿病発症のリスクは低いと考える. ・今回の妊娠経過中の体重増加量は，妊娠34週の時点で9.5 kgである．週ごとの体重増加量は，妊娠20～26週まで0.75 kg/週と，推奨0.3～0.5 kg/週よりも多く推移していたが，妊娠26週以降は0.25～0.5 kg/週である．BMI 18.5以上25.0未満の妊婦に推奨される妊娠全期間の推奨体重増加量は7～12 kgであり，今後出産までの増加量を考慮すると上限に近くなると予測されるが，現在のところ，体重増加量は適正であり，妊娠・分娩合併症の原因となるリスクも低いと考える.

1．正常な妊婦の看護過程　**37**

アセスメントの視点と対象者情報	アセスメントでの考え方
	・子宮底長は 30 cm（妊娠 34 週）で，妊娠週数相当である. ・妊娠 28 週の血液検査の結果は，Hb 値 11.3 g/dL，Ht 値 36.4%ともに妊娠 10 週の値（Hb 値 12.8 g/dL，Ht 値 39.0%）よりも低下しているが，妊娠性貧血の基準値 Hb 値 11.0 g/dL，Ht 値 33%以上であり，妊娠性貧血の可能性は否定されたが，妊婦の血漿量増加のピークは，妊娠 28〜34 週であるため，採血以降，さらに血液の希釈が進み，Hb 値，Ht 値ともに低下している可能性も考えられる. ・以上より，母体の健康状態は良好であり，妊娠経過も順調であるとアセスメントできる. ただし，切迫早産や妊娠性貧血の徴候の観察と，予防的ケアは引き続き必要である.
総合アセスメント	以上のことから，妊娠経過は順調である.
2）胎児・胎児付属物の状態（〜妊娠 34 週） ・母体血液型 Rh（＋）A 型，不規則抗体（−），夫の血液型 Rh（＋）O 型 ・母体感染症：梅毒・HBs・HCV・HIV・HTLV-1 すべて陰性，風疹抗体価（HI 法で 64 倍），クラミジア（−），GBS（−）. ・胎児心拍数：142〜157 bpm ・子宮底長：30 cm ・超音波所見：推定体重 2,200 g（妊娠 34 週） ・最大羊水深度（羊水ポケット）：40 mm（妊娠 30 週） ・胎盤の位置：子宮後壁 ・頭位（妊娠 28 週〜） ・母体身長：164.0 cm	・母体血液型は Rh（＋）A 型，夫の血液型は Rh（＋）O 型であり，血液型不適合を発症する可能性は低い. また，母体不規則抗体も陰性であるため，胎児の溶血性疾患発症の可能性は低いと考える. ・母体感染症の検査はすべて陰性であるため，妊娠中・出産時の深刻な母児感染のリスクは低いと考える. 風疹抗体価は HI 法で 64 倍である. 32 倍以上で十分な抗体を保有していると判定されるため，母体の風疹罹患による先天性風疹症候群発症のリスクは低いと考える. ・子宮底長は妊娠週数相当，超音波検査で計測された推定体重も 2,200 g と週数相当であり，胎児の発育は順調と考える. ・胎児心拍数は 110〜160 bpm の正常範囲内，羊水ポケットは 40 mm で，20 mm 以上 80 mm 未満の正常範囲内であり，胎児の健康状態に問題はないと考える.

アセスメントの視点と対象者情報	アセスメントでの考え方
	・胎盤は子宮後壁に付着しており，前置・低置胎盤などの位置異常はない． ・現在のところ胎児は頭位であり，胎位による異常分娩の可能性は低い．また，母体の身長は 150 cm 以上であり，胎児の発育も標準であることから，児頭骨盤不均衡のリスクは低いと考える．
総合アセスメント	以上のことから，胎児・胎児付属物の状態は良好である．
3）妊婦のセルフケアの状態（〜妊娠 34 週） ・妊娠 36 週 3 日（妊婦健診日当日） ・職業：公務員 ・体重：65.5 kg（＋9.5 kg，週体重増加量 0.25〜0.75 kg） ・非妊時体重：56.0 kg（BMI 20.8） ・子宮底長：30 cm ・腹囲：95 cm ・浮腫：（＋）×1 回（妊娠 30 週），（±）×2 回（妊娠 26 週，32 週） ・尿蛋白：（±）×1 回（妊娠 32 週） ・尿糖：（±）×1 回（妊娠 30 週） ・喫煙歴なし ・飲酒歴あり ・常用薬なし	・今回の妊娠経過中の体重増加は，妊娠 34 週の時点で 9.5 kg，週ごとの体重増加量は，妊娠 26 週以降 0.25〜0.5 kg/週で，推奨 0.3〜0.5 kg/週の範囲であり，適正と考えられる．しかし，適切な栄養摂取かどうかは診療録上不明である．また，妊娠 34 週以降，産前休暇に入ったことで食生活や日々の活動量が変化し，栄養や体重増加に影響している可能性が考えられる．妊娠 28 週の血液検査の結果は，Hb 値 11.3 g/dL，Ht 値 36.4％であったが，妊婦の血漿量増加のピークは妊娠 28〜34 週であるため，さらに血液の希釈が進み，鉄の摂取必要量が増加するため，妊娠 28 週以降の Hb 値，Ht 値の低下の可能性が考えられる． ・妊娠にともなうマイナートラブルとしては，プロゲステロンの影響で，便秘や胸やけ，エストロゲンの影響で，腰背部痛や浮腫などが考えられる．体重は非妊時よりも 9.5 kg 以上増加し，子宮底長は 30 cm，腹囲も妊娠 16 週の 82 cm から 13 cm も増加している．妊娠週数が進むと増大した子宮とその圧迫による腰背部痛，緊張性頭痛，仰臥位低血圧症候群，下肢浮腫，静脈瘤，睡眠障害，頻尿，便秘，痔などのマイナートラブルが起こり，増強する可能性が考えられる．現在のところ，

1．正常な妊婦の看護過程

アセスメントの視点と対象者情報	アセスメントでの考え方
	浮腫は妊娠30週に（＋）が1回，妊娠26週と32週に（±）が2回のみと軽度であるが，今後の子宮の増大とともに浮腫の発症リスクは高くなると考える. ・増大する子宮による姿勢やバランスの変化により，転倒のリスクは高い.腹部は前にせり出して目立つようになっているため，腹部への衝撃を受けやすい状態である. ・尿蛋白，尿糖が試験紙で（±）が1回ずつ検出されている.また，妊娠中は帯下が増量することから，外陰部の清潔が保たれにくい. ・本人の喫煙歴はないが，受動喫煙のリスクは診療録上不明である.また「飲酒歴あり」との記載はあるが，今回妊娠経過中の飲酒については不明である. ・以上のことから，予定日が近づくことで，マイナートラブルの増強が考えられるため，妊婦健診当日にはとくに，マイナートラブルの有無とその管理，栄養摂取，外陰部の清潔，受動喫煙，妊娠経過中の飲酒の機会，セルフケアなどの状況を確認しアセスメントする必要がある.
総合アセスメント	以上のことから，妊娠経過にともなうマイナートラブル増強のリスクがある.
4）出産・育児に向けた準備状況 ・初産婦，不妊治療歴なし ・職業：公務員 ・夫は会社員，婚姻関係あり ・夫と2人暮らし ・地域の母親学級，施設の両親学級に参加.夫は分娩の立ち会いを希望.自然に産みたく，無痛分娩の希望なし.母乳育児を希望	・初産婦であり，はじめての妊娠・出産に対する期待や不安を抱いていることが考えられる.パートナーとは婚姻関係にあり，自然妊娠であるが，望んだ妊娠かどうかは診療録上不明である. ・本人の職業は公務員であり，妊娠・出産に関する経済的・職務上の待遇で問題が生じる可能性は低い.夫は会社員で，婚姻関係にあることから経済的・心理的支援に関する問題が生じる可能性は低いと考える.

アセスメントの視点と対象者情報	アセスメントでの考え方
	・現在夫と2人暮らしであるが，出産・育児中の夫以外の支援の有無は診療録上不明である． ・地域や施設の母親学級に参加し，バースプランも記載されている．夫は分娩の立ち会いを希望しており，夫婦ともに出産・育児に向けた準備を進めている様子がうかがえる．入院・退院後すぐに必要な物品の準備状況は診療録上不明である． ・以上のことから，出産・育児に向けた準備状況は良好である．しかし，必要な情報がいくつか不足しているため，明日の妊婦健診で，必要情報を確認する必要がある．
総合アセスメント	以上のことから，出産・育児に向けた準備状況は良好である．

1．正常な妊婦の看護過程　**41**

2 関連図

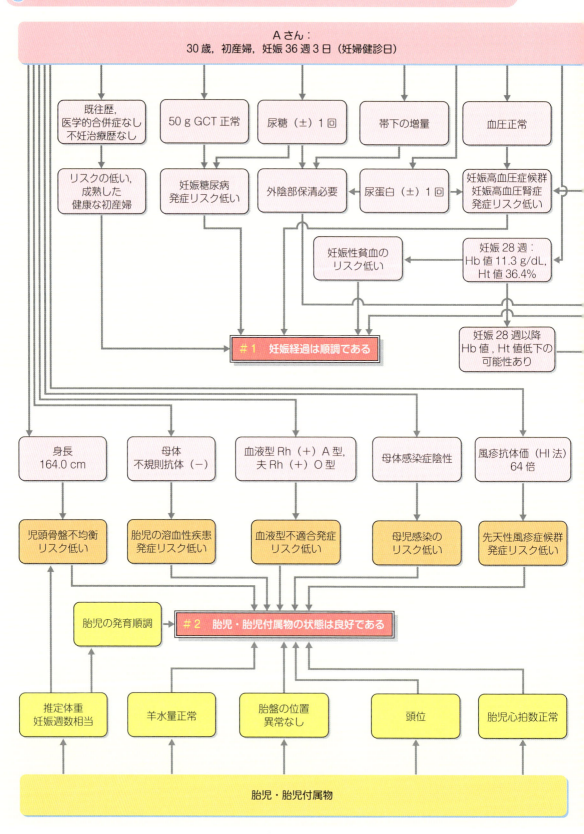

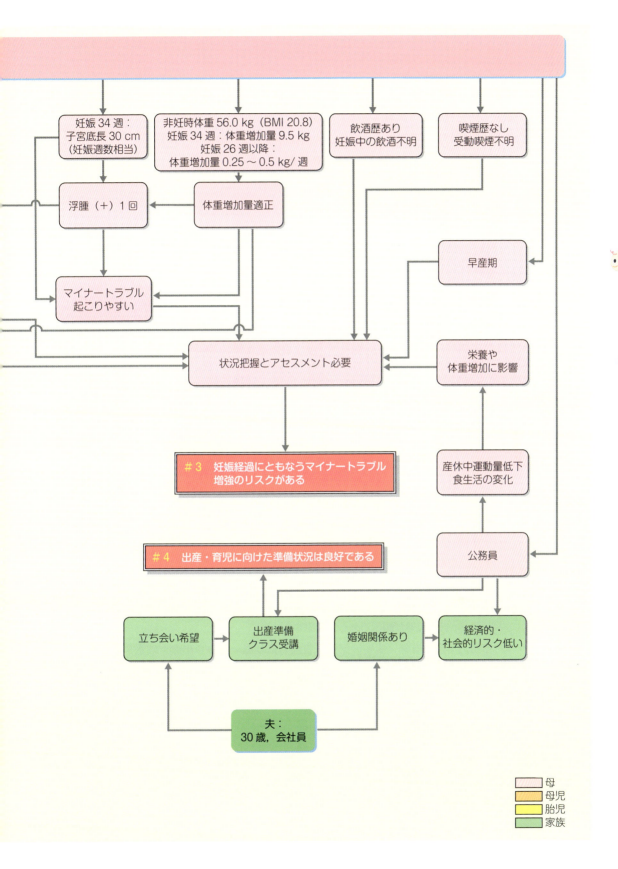

1. 正常な妊婦の看護過程

③ 看護課題（看護診断）

- # 1. 妊娠経過は順調である
- # 2. 胎児・胎児付属物の状態は良好である
- # 3. 妊娠経過にともなうマイナートラブル増強のリスクがある
- # 4. 出産・育児に向けた準備状況は良好である

④ 目 標

長期目標
- ◆母児ともに妊娠経過が順調で正期産となる.

短期目標 次回妊婦健診（妊娠37週）までに
- ◆母児ともに妊娠週数に応じた順調な経過である（早産にならない）.
- ◆早産，感染，貧血の予防，マイナートラブルに応じた対処を行う.
- ◆入院時・退院後すぐに必要な物品，入院時の施設・家族への連絡方法，来院方法が具体的に整う.

⑤ 具体的ケア

1. 妊娠経過は順調である

OP 観察計画
- ◆血圧
- ◆尿蛋白/尿糖
- ◆浮腫
- ◆体重（体重計測値，前回からの増減量）
- ◆子宮底長・腹囲
- ◆血液検査の結果（妊娠36週前後）
  - **根拠** 妊娠経過が順調であるか確認するため.
- ◆切迫早産の有無（腹壁の緊張，腹部のはり感・痛み，出血，破水）
- ◆高血圧にともなう症状の有無（頭痛，眼華閃発，悪心）
- ◆貧血症状の有無（四肢末梢の冷感，顔色不良，倦怠感，動悸）
- ◆四肢末梢の冷感・神経症状の有無
- ◆冷えの自覚の有無
  - **根拠** 冷えの自覚は，分娩異常との関連があるため.
- ◆胎児心拍数
- ◆子宮底長
- ◆胎位・胎向

◆胎動の有無，頻度

◆超音波所見（羊水量，推定体重，胎盤，胎位・胎向）

◆ノンストレステスト（NST）所見（医師の指示があった場合）

> 根拠 上記6つの項目は，胎児の状態を総合的に評価するため．

◆活動（家事，運動，ほかの仕事・作業，外出）

◆休息（睡眠時間，熟眠感，日中の休息，疲労感・倦怠感）

> 根拠 適切な活動と必要な休息がとれているか，活動や運動は妊婦にとって適切な範囲か，外出時の安全に留意されているかを評価するため．

◆食事・栄養（回数，内容，量，嗜好，食事摂取時刻，誰がつくるか，誰と食べるか，間食の有無・内容・量）

◆妊娠中の栄養に関する知識・理解度・実践していること

> 根拠 妊婦の栄養状態を評価するため．

◆マイナートラブルの有無と対応（腰背部痛，緊張性頭痛，下肢浮腫，静脈瘤，睡眠障害，頻尿，便秘，痔など）

> 根拠 正常経過にともなうマイナートラブルであるのか，マイナートラブルであった場合の対応が適切であるか，対応の効果はどうかを評価するため．

◆履物（靴底が滑りにくい，基底面の広い，安定した，歩きやすいものであるか）

◆姿勢・動作（腰背部・首に負担がかかる姿勢・動作をしていないか）

> 根拠 転倒・転落の防止，腰背部痛の防止のため．

◆衣類（身体を締めつけない，吸水性のよい清潔なもの）

> 根拠 皮膚や外陰部のトラブル予防のため．

◆受動喫煙環境の有無（夫，よく会う人や場所の喫煙環境）

◆妊娠中の飲酒の有無，程度

> 根拠 胎児の健康に悪影響を及ぼす可能性があるため．

◆妊娠・出産・育児に対する思い，期待，心配，気がかり

◆不安，緊張表情・態度

◆相談相手の有無，相談相手との関係

◆夫の支援

◆夫以外の支援

> 根拠 妊娠・出産・育児に対する思いは，出産後の育児にも影響するため．

◆出産のときに必要な物品の準備

◆出産時の夫や家族との連絡調整方法の準備

◆出産後の育児用品，新生児の寝床環境の準備

◆出産・入院中の家族のサポート体制

◆バースプラン変更・追加の有無

> 根拠 正期産間近であり，いつ出産になってもよいように，具体的な準備を整

えておく必要があるため.

TP 実施計画

◆妊婦健診時の安全, 快適性, プライバシーの確保につとめる.

◆夫あるいはほかの家族が同伴している場合には, 家族の安全にも配慮し, 妊婦健診時の誘導や案内を行う.

> 根拠 夫, 家族もケアの対象であるため.

◆妊婦健診の待ち時間が長くなった場合には, トイレを我慢したり同一姿勢が長くならないよう, 診察時間の目途を伝えるなどして, 必要なときには妊婦が安心してその場を離れることができるよう配慮する.

> 根拠 長時間同じ姿勢で過ごすことは, 尿路感染症や腰背部痛, 下肢の血流障害によるマイナートラブルなどの原因になるため.

◆腹部触診は, 温かい手で, アセスメントに必要な最低限の手技と圧で行う.

> 根拠 医療者の冷たい手や腹部への触れ方が刺激になり, 腹壁の緊張を誘発することがあるため. 子宮筋の収縮を誘発し, 不用意な刺激を与えて早産を誘発しないため.

◆NST を実施する際には, 仰臥位低血圧症候群や腰背部痛などに注意して検査時の体位を整える.

◆異常徴候が疑われる場合には, 必要な情報収集と対象の安全を確保し, 医師に報告する.

支援計画 サポートプラン

◆妊婦健診の結果を伝え, 現在の妊娠経過に対する理解と認識を共有する.

◆冷えの自覚がある場合には, 身体を冷やさないための工夫を検討する.

◆分娩開始の徴候と, 医療者（施設）への連絡方法を確認する.

◆分娩が開始していなくても, 医療者（施設）に連絡すべき状況（異常徴候）と連絡方法を確認する.

◆健康な食生活は, 今回の妊娠・出産のためのみではなく, 今後の自身と家族の健康を考えるうえで重要であることを伝え, 理解を得る.

◆食生活に関する具体的な情報を得たうえで, 栄養バランス, 適切なカロリー, 減塩に留意した食事の工夫を, 具体的にイメージできるように一緒に検討する.

◆妊娠中はとくに, 普段よりも多めに鉄分を摂取するよう勧める.

> 根拠 妊娠 28 週の時点で Hb 値が 11.3 g/dL であったため, 妊娠期間中, 産後の回復, 母乳育児に備えてなるべく Hb 値を改善できるようにつとめる必要があるため.

◆出産時の必要物品, 育児環境の準備を具体的に確認する.

◆基本的な生活行動, マイナートラブルについて, 対処できている行動は保証し, そのうえで必要な予防対処方法を助言する.

◆心配，気がかり，聞いておきたいことなどがあれば，相談に応じる．また，いつでも相談できることと，具体的な相談方法や窓口を伝える．

◆バースプランの内容を確認し，追加・修正があれば行う．その際，出産の経過によっては母児の安全を第一として，バースプラン通りにお産を進められない場合もあることを確認する．

⑥ 結果（妊娠36週3日）

1人で来院．妊婦健診の結果，血圧122/82 mmHg，尿糖・尿蛋白（－），下肢，顔面，手指の浮腫なし，体重66.5 kg（＋1.0 kg），子宮底長32.5 cm，腹囲97.0 cm．本日，血液検査のため採血あり．腹部触診時腹壁の緊張なし．血性分泌物，帯下の増量なし．外陰部の搔痒感，頭痛，気分不快，悪心の訴えなし．冷えの自覚はなく，四肢末梢の冷感・神経症状なし．胎児心拍数は148 bpm，胎動の自覚あり．第1頭位．

腰背部痛，頭痛，静脈瘤なし．夜間1回トイレに起きるが，よく眠れている．便秘，痔なし．ウォーキングシューズを履き，清潔な天然素材の締めつけのない衣類と，厚手の靴下を着用している．産休に入ってからは，毎日30分から1時間ほど散歩をしている．外出時にはマスクを着用して，診察券と母子手帳を携帯している．家族に喫煙者はいない．妊娠がわかってから飲酒はしていない．

食事は自分で用意している．夕食の時間は夫の帰宅にあわせて21〜22時である．油分，カロリー，塩分の高いものを控え，間食には，あめやチョコレートなどを2〜3粒摂取している．朝はパン食，昼は納豆ごはんなどの簡単なもの，夜は毎日肉か魚を中心に，野菜をたくさんとるよう心がけている．鉄の摂取については，「いままで貧血になったことがないので気をつけていなかったが，今後意識して摂取するようにする．」とのこと．

出産の準備は整っている．施設の連絡先は，電話の横に置いてある．病院までは車で20分ほど．夫が不在のときはタクシーで来院する．夫は分娩に立ち会う予定．夫婦とも実家が遠方．退院後1週間ほど実母が自宅で手伝う予定．実母が帰宅した後は，「たぶん夫と2人で大丈夫．」とのこと．念のため，地域での支援サービス利用の検討を勧めた．バースプラン通りにお産が進まない場合については理解している．「赤ちゃんが無事に生まれてくれることが一番大事．」「来週からはいつ生まれてもよいんですよね．待ち遠しいけど，ちゃんとできるか不安です．」と話された．心配なときはいつでも相談するように伝えると，「分からないときは，とりあえず電話するようにします．」と笑顔で返答された．

⑦ 評 価

妊婦健診の結果はいずれも正常で，異常徴候はない．母児ともに順調な妊娠

1. 正常な妊婦の看護過程 **47**

経過であると判断する．マイナートラブルなどもなく，妊娠経過に応じた日常生活動作，姿勢，衣類，清潔，休息はとれており，セルフケアも適切に行えていると評価する．この日の体重増加量が0.5 kg/週で，推奨量の上限ではあるが，食事の内容は自分なりに気を配っている様子である．現在のところ妊娠経過，健康上の問題はないため，今後，妊娠経過，健康状態，検査データ，本人のニーズと合わせながら，食生活に関する支援の必要性を検討する．出産・出産後の準備は具体的にされている．以上より，妊娠経過は順調であり，母親のセルフケア行動もとれており，出産・出産後すぐに必要な準備，育児環境，サポート体制は整えられていることから，短期目標はおおむね達成できている．次回の妊娠37週の妊婦健診では，切迫早産に関する看護計画を削除し，新たに分娩開始徴候に関する計画を立案する．また，退院後，実母が帰った後のサポート体制についても確認し，産後1ヵ月未満の母児が地域で得られるサポートに関する情報提供を必要に応じて検討する．

文　献

1）中村幸代ほか：妊婦の冷え症と異常分娩との関係性．日助産会誌 **27**：94-99，2013
2）日本産科婦人科学会ほか（編・監）：産婦人科診療ガイドライン産科編2017．日本産科婦人科学会，東京，2017
3）Blackburn ST：Maternal, Fetal, & Neonatal Physiology：A Clinical Perspective, 4th ed, Elsevier/Saunders, Philadelphia, 2013
4）King TL et al：Varney's Midwifery, 5th ed, Jones & Bartlet Learning, Massachusetts, 2013
5）櫛引美代子：カラー写真で学ぶ妊産褥婦のケア，第2版，医歯薬出版，東京，2014
6）梁栄治：助産師と研修医のための産科超音波検査，改訂第2版，診断と治療社，東京，2015
7）厚生労働省：日本人の食事摂取基準（2015年版）策定検討会報告書［http://www.mhlw. go.jp/file/05-Shingikai-10901000-Kenkoukyoku-Soumuka/0000114399.pdf］（2018-2-26 参照）
8）厚生労働省：妊産婦のための食事バランスガイド［http://www.mhlw.go.jp/houdou/2006/02/dl/h0201-3b02.pdf］（2018-2-26 参照）
9）Moore KL et al：Before We are Born, 9th ed, Elsevier/Saunder, Philadelphia, 2016

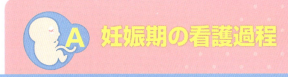

2 切迫早産の看護過程（ハイリスク）

1 切迫早産の対象者の理解

1 この時期の対象者の特徴

a. 身体的側面

　早産とは，妊娠 22 週 0 日以降妊娠 36 週 6 日までの出産をいいます．切迫早産とは，「妊娠 22〜36 週に，規則的子宮収縮，かつ子宮頸管の熟化傾向（子宮頸管の開大や短縮）がある場合には，切迫早産と診断する」と定義されています（日本産科婦人科学会）．つまり，妊娠 22 週 0 日以降妊娠 36 週 6 日までの期間内に分娩が開始する危険性の高い状態のことをいいます．

　切迫早産の症状は，下腹部痛や腹部緊満感，性器出血，血性帯下，水様性帯下，子宮口開大，頸管短縮などです．

　切迫早産の原因は，絨毛膜羊膜炎（chorioamnionitis：CAM）などの感染，多胎妊娠などで，その発生機序は，陣痛の発来と子宮頸管の熟化から頸管無力症の状態を経過し，前期破水を経て早産にいたります．早産の原因のなかで，もっとも多いのは CAM といわれ，卵膜（絨毛膜，羊膜）に細菌が感染する炎症性疾患です．CAM には顕性感染と不顕性感染があります．顕性感染の症状としては，腟分泌物における乳酸菌の低下（腟内 pH＞4.5），顆粒球エラスターゼの上昇，癌胎児性フィブロネクチンの上昇がみられます．これに加え，母体の発熱（38℃以上）があり，①頻脈（100 bpm 以上），②子宮の圧痛，③腟分泌物・羊水の悪臭，④母体白血球（15,000/μL 以上）の増加のうち，1 つあるいは，すべてを認めます．進行すると，子宮頸管の短縮，前期破水も起こってきます．不顕性感染であれば，治療として抗菌薬投与が実施され，妊娠の継続は可能ですが，顕性感染であれば治療を行っても進行し，早産にいたる可能性が高くなります．

b. 心理的・社会的側面

　切迫早産の治療は，安静と子宮収縮抑制薬などの薬物療法です．安静が長期間に及ぶと精神的ストレスが出現しやすいばかりでなく，出産の準備や家庭での役割を果たすことが困難な状況におちいりやすくなります．また，児に対す

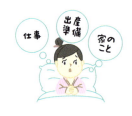

る不安もあり，状況によっては，新生児集中治療室（neonatal intensive care unit：NICU）と連携をとることが必要になってきます．さらに，就労女性であれば，急に仕事を休む必要が生じ，ストレスを生じることもあります．妊婦に対し適切な情報を提供しながら，妊婦本人と話し合い，妊娠継続の目標を決定していくことが大切になります．妊婦の訴えを傾聴するとともに，不安の内容を明確にし，対応できるようにすることが重要になります．

2 抱えやすい問題

安静が長期に及ぶ場合は，生理的ニーズを充足するケアが重要になります．妊娠期は代謝が亢進し，清潔に関するケアを十分に行う必要があります．また，安静は便秘を誘発しやすいため，水分摂取や食後の排泄習慣を検討していく必要があります．さらに，長期的な安静は廃用症候群などの下肢筋力の低下を招く可能性があるため，医師に報告しながら下肢の運動を勧めていくことが必要になります．

3 かかわりのポイント

a. 症状の悪化を予防し，異常の早期発見につとめる

切迫早産の主な症状は，下腹部痛，腰痛，性器出血などです．これらの症状を妊婦が認識し自己観察できるように説明することが，早期発見につながります．また，切迫早産の原因にはCAMが多くみられるので，破水の有無（尿失禁との鑑別），腟分泌物の性状・臭気なども説明に加える必要があります．

子宮収縮抑制薬を使用している場合は，副作用として動悸・頻脈，口唇や手指の振戦，顔面紅潮，倦怠感，口渇などがあります．さらに，肺水腫や呼吸困難，心停止などの重篤な副作用出現の可能性もあるため，密な観察と訴えの傾聴が必要になります．

b. 妊婦の気持ちに寄り添う

切迫早産の妊婦は，安静療法を強いられることが多く，さまざまな制限を受けることになります．妊娠を継続し胎児の生命を守るための治療であるため，自覚症状がないことも少なくありません．胎児の健康状態だけでなく，妊婦の気持ちに寄り添い，訴えを傾聴しながら精神的なケアを行っていくことが大切になります．

c. NICUなど関連機関との連携を行う

切迫早産の原因の多くはCAMといわれています．顕性感染で胎児感染の可能性が高ければ妊娠継続が困難になります．したがって，ターミネーション（妊娠を終了する）となることが多く，週数が浅ければ，出生児はNICUに入院となります．検査や病態を観察し，ターミネーションに移行する可能性が高い場合は，事前にNICUなどと連携することが必要になってきます．

d. サポート体制の構築を行う

妊婦が身体的な充足に不自由を感じないように，また，精神的に孤立しない

表1 tocolysis index（早産指数）

	0	1	2	3	4
子宮収縮	なし	不規則	規則的	—	—
破水	なし	—	高位・疑破水	—	低位
出血	なし	点状	出血	—	—
子宮口開大度	—	1 cm	2 cm	3 cm	≧4 cm

入院を必要とするかどうかの判断の基準として2点までは自宅安静, 3点以上は入院, 5点以上は予後不良で早産にいたるケースが多い. この項目以外にも, 頸管長短縮, CAMの有無も重要であり, これらが認められた場合は入院を要する.
［Baumgarten K et al：Tocolysis index. In Dudenhausen JW, Saling E, Eds. perinatale Medizin Stuttgart, Germany：Georg Thieme Verlag, p197-199, 1974 より引用］

ように家族のサポートが望まれます. 家族それぞれに社会的役割があるので, 個人の負担が重くならないように複数体制でサポートし, 家族間のコミュニケーションがとれるような援助が必要になります.

2 切迫早産の基本的なアセスメント項目

1 妊婦の健康状態をみる

☑ 下腹部痛
☑ 子宮の圧痛
☑ 規則的な子宮収縮（6回以上/時間または10分毎）
- 妊婦の訴え（お腹が張る, お腹が硬くなる等）
- 胎児心拍数図の陣痛曲線：明確に規則的な陣痛曲線
☑ 性器出血
☑ 破　水
- 自覚症状：生ぬるい水が漏れる（尿漏れとの鑑別を行う）
- BTB試験紙・エムニケーター：青変（羊水はアルカリ性のため青に変色）
☑ tocolysis index（早産指数）(表1)[5]
　　自宅安静か入院かを判断するための指標.
☑ 母体の発熱（38℃以上）
☑ 母体の頻脈（≧100回/分）
☑ 腟分泌物・羊水の悪臭
☑ 顆粒球エラスターゼ（陽性）
☑ 癌胎児性フィブロネクチン（陽性）
☑ 白血球増多（15,000/μL以上）
☑ 子宮頸管長
- 妊娠24週未満で25 mm未満：早産のリスクが高く入院管理となります.
- 正常値：妊娠30週未満で35～40 mm, 妊娠32～40週で25～32 mm.

2. 切迫早産の看護過程（ハイリスク）

表2　妊娠週数による胎児の肺の成熟

	妊娠 26 週未満	妊娠 26〜34 週	妊娠 34 週以降
肺の発育	未熟度が非常に高い	肺サーファクタントの量が十分でなく，自力では胎外生活はできない	肺サーファクタントが十分な量に達し，自力で胎外生活が可能になる
合併症のリスク	非常に高い	高い	低い

妊娠 34 週以降は胎外生活が可能，合併症のリスクが低い．

2　胎児の健康状態をみる

- ☑ 胎児の肺の成熟状態（表2）
- ☑ 発育状態：週数に対して−1.5 SD 以下の体重（表3）
- ☑ 超音波検査（1 回/週）

　　児頭大横径（BPD），腹囲，大腿骨長などを測定し推定体重を算出します（計算は超音波診断装置が行います）．

- ☑ ノンストレステスト（NST）

　　①〜④の条件をすべて満たす場合に胎児の健康状態がよい（reassuring fetal status）といえます[1]．
　①胎児心拍数基線（baseline）：110〜160 bpm（正常）
　②胎児心拍数基線細変動（FHR baseline variability）：6〜25 bpm（中等度）
　③一過性頻脈（acceleration）：15 秒以上 2 分未満の 15 bpm 以上の心拍数増加あり
　④一過性徐脈（deceleration）：15 秒以上 2 分未満の心拍数減少なし

- ☑ バイオフィジカル・プロファイル・スコア（BPS）

　　①NST，②羊水量，③呼吸様運動，④胎児筋緊張，⑤胎動の 5 項目を観察し各 0〜2 点で評価し，合計得点（10 点満点）を算出します．8 点以上を正常としますが，状況により管理方針が変わります．
　①20 分間の観察で一過性頻脈が 2 回以上…2 点（正常）
　②羊水ポケット：2 cm 以上…2 点（正常）
　③呼吸様運動：30 分間に 30 秒以上続く運動が 1 回以上…2 点（正常）
　④胎児筋緊張：30 分間に躯幹か四肢の屈曲運動が 1 回以上，あるいは手掌の開閉あり…2 点（正常）
　⑤胎動：30 分間に躯幹か四肢の動きが 3 回以上…2 点（正常）

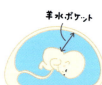
羊水ポケット

- ☑ 羊水量
  - 羊水ポケット：2〜8 cm（正常）
  - 羊水インデックス（amniotic fluid index：AFI）：5〜24 cm（正常）

表3 胎児体重の妊娠週数ごとの基準値

妊娠週数	胎児推定体重				
	−2.0 SD	−1.5 SD	平均	+1.5 SD	+2.0 SD
18w+0	126	141	187	232	247
19w+0	166	186	247	308	328
20w+0	211	236	313	390	416
21w+0	262	293	387	481	512
22w+0	320	357	469	580	617
23w+0	386	430	560	690	733
24w+0	461	511	660	809	859
25w+0	546	602	771	940	996
26w+0	639	702	892	1,081	1,144
27w+0	742	812	1,023	1,233	1,304
28w+0	853	930	1,163	1,396	1,474
29w+0	972	1,057	1,313	1,568	1,653
30w+0	1,098	1,191	1,470	1,749	1,842
31w+0	1,231	1,332	1,635	1,938	2,039
32w+0	1,368	1,477	1,805	2,133	2,243
33w+0	1,508	1,626	1,980	2,333	2,451
34w+0	1,650	1,776	2,156	2,536	2,663
35w+0	1,790	1,926	2,333	2,740	2,875
36w+0	1,927	2,072	2,507	2,942	3,086
37w+0	2,059	2,213	2,676	3,139	3,294
38w+0	2,181	2,345	2,838	3,330	3,494
39w+0	2,292	2,466	2,989	3,511	3,685
40w+0	2,388	2,572	3,125	3,678	3,862
41w+0	2,465	2,660	3,244	3,828	4,023

胎児体重基準（平均）の−1.5 SD 以下：胎児発育不全（fetal growth restriction：FGR）.
・small for dates（SFD）/small for gestational age（SGA）：体重および身長が標準の 10 パーセンタイル未満.
・light for dates（LFD）/light for gestational age（LGA）：体重が標準の 10 パーセンタイル未満.
・appropriate for dates（AFD）/appropriate for gestational age（AGA）：標準的な体型.
・heavy for dates（HFD）/heavy for gestational age（HGA）：体重が標準の 90 パーセンタイル以上.
・large for dates（LFD）/large for gestational age（LGA）：体重および身長：標準の 90 パーセンタイル以上.
［日本産科婦人科学会ほか（編・監）：産婦人科診療ガイドライン産科編 2017，p178，日本産科婦人科学会，東京，2017 より改変し許諾を得て転載］

事例 2　妊娠 33 週で切迫早産と診断された B さん

プロフィール（妊娠 32 週 4 日〜33 週 0 日）

　B さんは 30 歳，初産婦，公務員．29 歳で結婚，夫（34 歳，会社員）と 2 人暮らし．体重 58 kg（非妊時体重 50 kg），身長 160 cm　BMI 19.5，既往歴なし．妊娠初期は異常なく経過していた．妊娠 32 週 4 日，仕事帰りの電車で下腹部痛が出現し帰宅する．簡単な夕食を済ませ，早めに就寝した．夜間は眠れたが，翌朝（妊娠 32 週 5 日）も下腹部痛が持続していたため受診．胎児心拍数図の陣痛曲線にて不規則な子宮収縮が認められた．内診により子宮口開大は認められなかったが，超音波検査により子宮頸管長が短くなっており，切迫早産の危険性があるといわれそのまま入院となった．

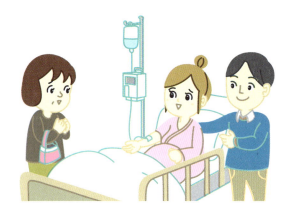

妊娠 32 週 5 日（入院当日）の B さんの状態

　前日から下腹部痛が気になり，妊婦健診で来院した．胎児心拍数図の陣痛曲線で子宮収縮が 6 回/時間認められた．その後，内診した結果，子宮口開大および性器出血は認められなかった．同時に実施された超音波検査（経腟エコー）で子宮頸管長 25 mm に短縮しているといわれ，そのまま入院となった．「出産後は仕事に戻る予定にしていたので，実家の近くに引っ越しました．それがいけなかったのかな….」とつぶやく．入院時，子宮収縮抑制薬（リトドリン 5 mg）を内服したが，子宮収縮が収まらなかったため，夕方から静脈内点滴（リトドリン 50 μg/分）が開始となる．安静度について，室内でのトイレ歩行は可能で，なるべくベッド上で安静にするよう指示された．「来週，両親学級を受けようと思っていたのに．」と話していた．

妊娠 32 週 6 日の B さんの状態

　急に入院になったため，夜間は不眠気味であったが，点滴開始後は子宮収縮が減少したという自覚がみられた．「赤ちゃん，早く生まれたら障害ありますか？　保育

器に入るかもしれませんね.」と話していた．午前中の胎児心拍数図の陣痛曲線で子宮収縮は1回/時間に減少した．胎動あり．胎児心拍数の波形は正常な状態であった．「点滴をしたら，お腹の張りは減りました．薬が効いて少しホッとしています．でも，この点滴少しドキドキしますね.」と動悸の症状が出現した．子宮収縮が減少したことに対しては安堵していた．食事もほぼ全量摂取し，ベッド上での安静は守られていた．夫と実母の面会あり．急に入院になったため，必要物品の補充および職場・家庭の対応を行っていた．

🌀 妊娠33週0日のBさんの状態

胎児心拍数図の陣痛曲線では子宮収縮なし．胎児の状態も良好．「入院になった日は，ショックで眠れませんでしたが，いまは大丈夫です.」と穏やかな表情で語っていた．

🌸 妊娠32週5日〜33週0日のBさんの情報

	妊娠32週5日	妊娠32週6日	妊娠33週0日
子宮底長 腹囲 体重	27 cm（＋2 cm/2 週間） 90 cm（＋1 cm/2 週間） 58 kg（＋0.5 kg/2 週間）		
子宮収縮 ・自覚 ・胎児心拍数図 子宮圧痛 下腹部痛 性器出血 破水 子宮頸管長 子宮口開大 腟分泌物 ・悪臭	5〜6 回あり 6 回/時間あり なし あり なし なし 25 mm なし 白色少量あり なし	なし 1 回/時間あり なし なし なし なし 白色少量あり なし	なし なし なし なし なし なし 白色少量あり なし
バイタルサイン ・体温 ・脈拍 ・血圧	36.3℃ 76 回/分（点滴前） 106/62 mmHg	36.7℃ 94 回/分，動悸あり 108/72 mmHg	36.5℃ 96 回/分，動悸あり 110/72 mmHg
血液検査	白血球 8,890/μL，赤血球 420 万/μL，Hb 値 12.3 g/dL，Ht 値 39%，血小板 22 万/μL		
頸管粘液検査	癌胎児性フィブロネクチン（－），顆粒球エラスターゼ（－）		
尿検査	尿蛋白（－），尿糖（－）		
食事摂取	全量摂取	全量摂取	全量摂取
排泄 ・排尿 ・排便	4 回 0 回	6 回 0 回	5 回 1 回
睡眠	4 時間，熟睡感なし	6 時間，熟睡感あり	7 時間，熟睡感あり

2. 切迫早産の看護過程（ハイリスク）　**55**

在胎週数 32 週 5 日～33 週 0 日の胎児の情報

	在胎週数 32 週 5 日	在胎週数 32 週 6 日	在胎週数 33 週 0 日
胎位・胎向	単胎，第 2 頭位		
BPS ①NST（胎児心拍数図） ・胎児心拍数基線 ・胎児心拍数基線細変動 ・一過性頻脈 ・一過性徐脈 ②羊水量 ③呼吸様運動 ④胎児筋緊張 ⑤胎動 推定体重	150 bpm 10 bpm の変動あり 3 回/時間あり なし 羊水ポケット 3 cm 胸壁上下運動：40 秒 3 回/時間あり 四肢屈曲：2 回/時間あり 5 回/時間あり 2,012 g（＋365 g/2 週間）	145 bpm 5 bpm の変動あり 2 回/時間あり なし 6 回/時間あり	140 bpm 10 bpm の変動あり 3 回/時間あり なし 5 回/時間あり

アセスメント項目の整理

アセスメントの視点と対象者情報	アセスメントでの考え方
1）母体の状態 〈妊娠週数に応じた身体の変化〉 ・妊娠 32 週 5 日 ・子宮底長：27 cm（＋2 cm/2 週間） ・腹囲：90 cm（＋1 cm 増加/2 週間） ・体重：58 kg（＋0.5 kg/2 週間） ・尿：尿蛋白（−），尿糖（−） 〈正常からの逸脱または逸脱〉 ・妊娠 32 週 5 日に切迫早産の疑いより入院 ・下腹部痛あり ・胎児心拍数図の陣痛曲線で不規則な子宮収縮 6 回/時間あり ・子宮圧痛なし ・子宮口開大なし，性器出血なし，破水なし：早産指数 1 点 ・腟分泌物は白色で少量あり，悪臭なし ・子宮収縮抑制薬（リトドリン 5 mg）内服し，子宮収縮は消失せず，点滴（50 μg/分）開始 ・血圧：106/62 mmHg ・体温 36.3℃ ・脈拍 76 回/分	・妊娠 32 週の子宮底長の平均値は 24～28 cm で，B さんの子宮底長は 27 cm，2 週間前より子宮底長は 2 cm，腹囲は 1 cm 増加しており生理的範囲内である． ・尿検査も正常である．また非妊時 BMI は 19.5（普通）で，体重増加量は 7～12 kg であることが望ましく，B さんの現在の体重は 58 kg で非妊時より 8 kg 増加しており，妊娠週数に応じた生理的範囲内の増加と考えられる．したがって，胎児の発育は正常と考えられる（「3）胎児・胎盤の健康状態」参照）． ・切迫早産の状態について，体温は 36.3℃ で発熱はなく，脈拍 76 回/分，腟分泌物は白色で少量，悪臭なし，破水なし，白血球数は 8,890/μL と正常範囲内であり，切迫早産の原因となる絨毛膜羊膜炎（CAM）の症状（38℃ 以上の発熱，100 回/分以上の頻脈，白血球 15,000/μL 以上，腟分泌物・羊水の悪臭）は認められない．さらに，癌胎児性フィブロネクチン・顆粒球エラスターゼはともに陰性のため CAM の可能

アセスメントの視点と対象者情報	アセスメントでの考え方
・子宮頸管：子宮頸管長 25 mm，顆粒球エラスターゼ（−），癌胎児性フィブロネクチン（−） ・血液：白血球 8,890/μL，赤血球 420 万/μL，Hb 値 12.3 g/dL，Ht 値 39%，血小板 22 万/μL ・「点滴をしたら，お腹の張りは減りましたが，少しドキドキしますね.」 〈妊娠経過に影響を及ぼす因子〉 ・年齢 30 歳，初産婦，既往歴なし 〈身体の変化に応じたセルフケア行動〉 ・食事：普通食 2,000 kcal. 入院後，全量摂取. 間食なし. 食欲あり ・排泄：排便 1 回/3 日，排尿 4〜6 回/日 ・清潔：入浴 3 回/週，洗髪 2 回/週 〈活動・睡眠・休息〉 ・安静度：トイレ・洗面歩行可. ほぼベッド上で安静にしている ・夜間睡眠：入院時 4 時間. 入院後 1 日目以降 6〜7 時間 ・「入院になった日は，ショックで眠れませんでしたが，いまは眠れています.」	性はきわめて低いと考える. しかし，子宮頸管長が短縮し，子宮頸管の熟化が進行している場合は，CAM の予防は重要であるため，定期的に感染徴候，検査を行う必要がある. ・B さんに下腹部痛の自覚があること，不規則な子宮収縮がみられること，子宮口開大・性器出血・破水はないことから，早産指数の合計は 1 点である. しかし，子宮頸管長が 25 mm と短縮し，子宮頸管の熟化が進行しており，かつ不規則な子宮収縮も子宮収縮抑制薬（リトドリン）内服では収まらなかったことから，入院時は切迫早産の症状が進行していたため入院治療の対象になったと考えられる. ・入院後は，子宮収縮抑制薬の点滴療法および安静療法により，子宮収縮も減少し切迫早産症状は軽減したと考えられる. 子宮収縮抑制薬を使用している場合は，副作用として動悸・頻脈などがある. B さんは，静脈注射（点滴）に変更した後から動悸が出現したことにより，この動悸はリトドリンの副作用であると考えられる. 現時点では，呼吸困難などの重度の副作用は生じていないが，今後は副作用についても注意してみていく必要がある. ・B さんはトイレ・洗面歩行以外はベッド上で過ごし，安静にしている. 安静が長期に及ぶ場合は，生理的ニーズを充足するケアが重要になる. とくに，妊娠期は代謝が亢進するため，清潔ケアは重要である. B さんは安静による入浴制限はあるものの清潔保持はできている. 清潔に関するマイナートラブルの訴えはなく，安静による清潔の制限も受け入れていると考えられる. ・食事は全量摂取し，食欲もあり問題ない. ・排泄に関しては，食事は全量摂取してい

2. 切迫早産の看護過程（ハイリスク）

アセスメントの視点と対象者情報	アセスメントでの考え方
	るにもかかわらず，排便は3日に1回であり，安静による便秘傾向と考えられる．便秘による努責は，子宮収縮に刺激を与える可能性が高いため定期的な排便コントロールが必要である．
	・急に入院となったため，精神的ショックがあり不眠であったが，点滴治療により症状が軽減した現在では，精神的にも落ち着いていると考えられる．
総合アセスメント	以上のことから，早産のリスク状態である．
2）心理的状態 ・「点滴をしたら，お腹の張りは減りました．薬が効いて少しホッとしています．」 ・「出産後は仕事に戻る予定だったので，実家の近くに引っ越しをしました．それがいけなかったのかな…．」 ・「赤ちゃん，早く生まれたら障害ありますか？　保育器に入るかもしれませんね．」 〈母親役割行動〉 ・「来週，両親学級を受けようと思っていたのに．」	・Bさんの心理的状態として，入院後は子宮収縮および下腹部痛の軽減とともに，薬物療法も受け入れており，精神的に落ち着いていると考えられる．しかし，早産になることにより，胎児の予後に対する不安が出現していることから，今後の胎児の状態に対する不安を抱えていると考えられる． ・その不安は，引っ越しが切迫早産の原因ではないかということや，入院となり，育児準備が行えないことにより母親の役割を果たせないというジレンマを抱えていることなどで自責の念で増強することが考えられるため，多方面からの不安に対するケアが必要である．
総合アセスメント	以上のことから，胎児の状態に対する不安がある．
3）胎児・胎児付属物の状態 ・胎児の数，胎位・胎向：単胎，第2頭位 〈発育状態〉 ・在胎週数32週5日：推定体重2,012 g（+365 g/2週） 〈健康状態〉 ・胎児心拍陣痛図（2回/日）：胎児心拍数基線150 bpm，一過性頻脈5回/時間あり，一過性徐脈なし	・妊娠32週5日の子宮底長は27 cmで平均的な大きさである．超音波検査による胎児の推定体重は2,012 g，妊娠32週の平均値（1,806 g）より重い．週ごとに体重増加もみられ，正常に発育していると考えられる． ・また，胎児心拍陣痛図においても，胎児心拍数基線150 bpmで正常範囲内，一過性頻脈も確認でき，一過性徐脈もなく，

アセスメントの視点と対象者情報	アセスメントでの考え方
・胎児の四肢屈曲運動2回/時間あり．胎動頻回あり．BPS 10点 〈胎児付属物の状態〉 ・胎盤付着部位：異常なし ・羊水ポケット：3 cm ・破水なし	胎動もあることから胎児機能不全はなく，胎児の健康状態は良好（reassuring fetal status）と考えられる．さらにBPSも10点であり胎児の健康状態は良好と判断できる． ・胎児付属物については，胎盤付着部位も異常なく，羊水量も正常である．
総合アセスメント	以上のことより，胎児の状態は順調である．
4）家族/役割関係 〈父親役割〉 ・「両親学級に参加する予定にしていたのですが，入院になってしまって.」 ・「会社は忙しいのですが，自宅と職場が近いので，帰りに病院に寄ることができそうです.」 ・夫の面会：毎日あり 〈家族の受け入れ体制〉 ・「夫の実家も，私の実家も初孫なので，喜んでくれています．入院になったので母が心配して来てくれました.」 〈サポート体制〉 ・「両親は共働きですが，母の職場は近く，休暇はとりやすいので，退院後は母に手伝ってもらいます.」 ・「夫はあまり家事ができませんが，主人の実家も近いので，そっちでお世話してもらうことにしています.」 ・夫の実家は車で5分の距離 ・実母の面会：毎日あり 〈就労状況〉 ・産後は職場復帰予定．事務仕事で育児時間はとれる	・胎教によいことを行い，両親学級に参加する計画していたことから，夫は児を受容していると考えられる．また，妻の入院に関し，協力できるよう上司に相談し，毎日面会に来るなど妻との関係も良好であると考えられる． ・両方の実家の家族は，児の誕生を楽しみにしており，家族の児の受け入れは良好であると考えられる． ・以上から，Bさんの身体的な不自由や精神的な孤立に対し，家族のサポート体制は整っていると考えられる．今後は，個人の負担が重くならないように複数人でサポートし，家族間のコミュニケーションがとれるような援助が必要である．
総合アセスメント	以上のことから夫および家族の協力体制はとれている．

2．切迫早産の看護過程（ハイリスク）

2 関連図

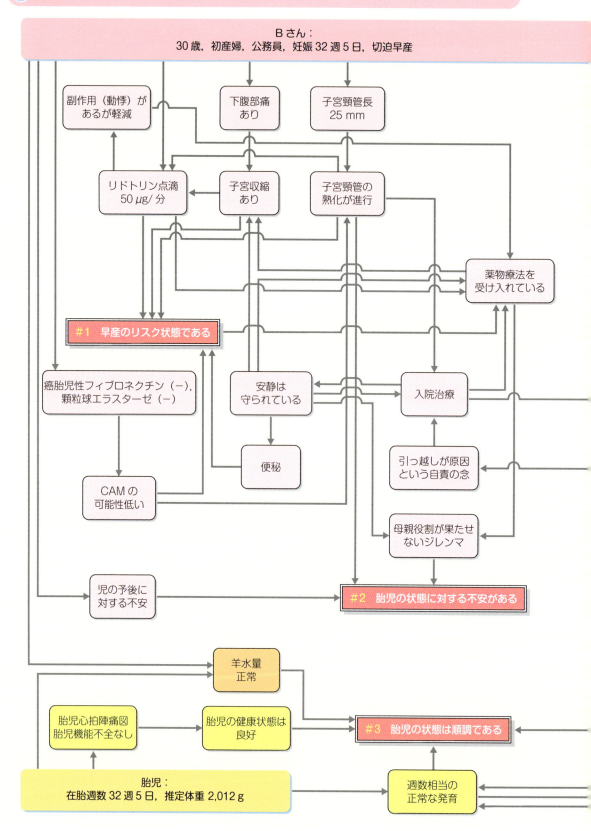

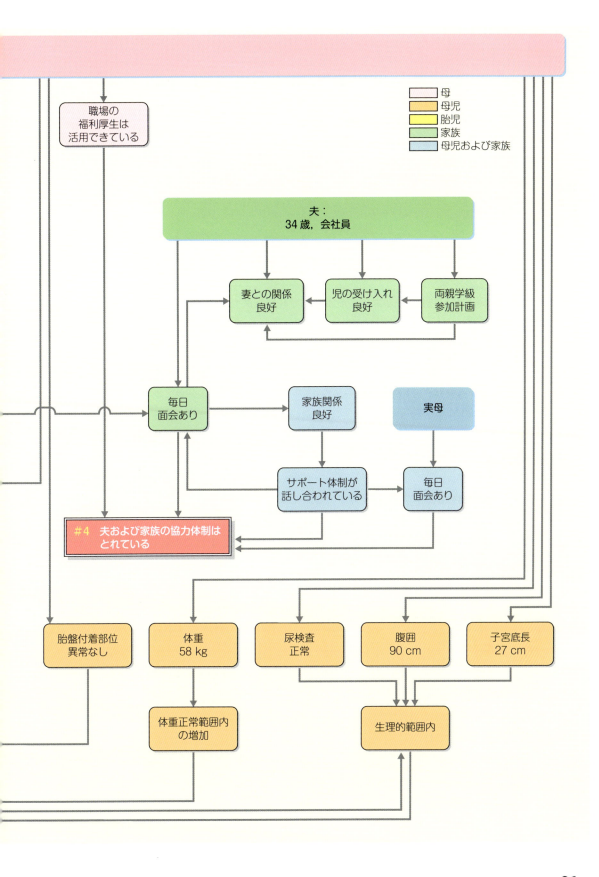

③ 看護課題（看護診断）

#1. 早産のリスク状態である

#2. 胎児の状態に対する不安がある

#3. 胎児の状態は順調である

#4. 夫および家族の協力体制はとれている

④ 目　標

#1. 早産のリスク状態である

長期目標

◆切迫早産徴候が改善し，正期産まで妊娠継続できる．

短期目標

◆妊娠34週まで妊娠継続できる[1]．

＊妊娠週数が浅い場合は，とりあえずの目標を胎児の胎外生活が比較的安定する妊娠34週を目標にする．

◆CAMを予防できる．

#2. 胎児の状態に対する不安がある

長期目標

◆胎児の状態に対する理解ができ，不安が軽減できる．

短期目標

◆（妊娠34週までに）週数に対応した胎児の状態を正しく理解し，胎児への不安が軽減した言動が聞かれる．

◆切迫早産に対する病状を理解し，不安が軽減できた表情がみられる．

⑤ 具体的ケア

#1. 早産のリスク状態である

OP 観察計画

◆体温：38℃以上の発熱の有無，頻脈の有無

　根拠 感染徴候の早期発見のため．

◆悪化症状の有無

　①症状の有無：下腹部痛，子宮の圧痛，腟分泌物の臭気，破水の有無，性器出血など

　②子宮収縮抑制薬（リトドリン）の副作用：動悸，頻脈，不整脈，顔面紅潮など

③検査データの観察

・白血球，C反応性蛋白（CRP）

・癌胎児性フィブロネクチン

・顆粒球エラスターゼ

・超音波検査：子宮頸管長

根拠 CAMなどの感染徴候の確認をするため．子宮収縮抑制薬点滴による治療効果の評価と副作用の有無を確認するため．

◆胎児心拍陣痛図によるモニタリング

◆胎動の観察（本人の自覚，超音波検査での胎児の動き）

◆推定体重の評価，BPSの判定（1回/週）

◆超音波検査：児頭大横径（BPD），大腿骨長，腹囲［躯幹前後径（antero-posterior trunk diameter：APTD），躯幹横径（transverse trunk diameter：TTD）］

◆胎動，胎児の筋緊張の有無

根拠 胎児の発育と健康状態を把握するため．

◆便秘の有無

・食事摂取量，水分摂取状況の把握

・腹部膨満感，便の硬さ

根拠 安静による便秘傾向があるため．

TP 実施計画

◆清潔の援助：清拭，洗髪

根拠 安静・子宮収縮抑制薬点滴により清潔の自己管理ができないため．

支援計画 サポートプラン

◆安静療法についての説明

根拠 安静が子宮収縮を抑制することを理解してもらうため．

◆便秘に有効な食事の説明（野菜などの食物繊維の多いものをよくとる，水分摂取）

根拠 便秘による努責は，子宮収縮に刺激を与える可能性が高く，切迫早産症状の悪化を予防するため．

#2. 胎児の発育状態に対する不安がある

OP 観察計画

◆母親の言動

◆母親の表情

根拠 母親の表情や言動により不安の状態の変化を確認するため．

◆検査や医療処置時における病状の理解度

根拠 病状に対する正しい理解により，不要な不安を防ぐため．

2. 切迫早産の看護過程（ハイリスク）　**63**

◆バイタルサイン測定

　根拠　不安が増強すると，交感神経が刺激され呼吸や脈拍が速くなるため．

TP 実施計画

◆リラックスに関する援助

・肩や下腿のマッサージ

・足浴

　根拠　マッサージや温浴により筋肉がリラックスし，不安によって交感神経が優位になっている状態から副交感神経を優位にするため．

支援計画 サポートプラン

◆母親の話を傾聴する

　根拠　母親がどのような不安を抱いているかを把握するため．

◆母親に応じてわかりやすく病状を説明

◆胎児心拍陣痛図の所見については，毎回わかりやすい言葉で説明

　根拠　専門用語ではなくわかりやすい説明を行うことは，正しい病状の理解につながるため．また，正しい病状の理解により，不要な不安を防ぐため．

◆深呼吸の方法：呼気を意識した呼吸方法の指導

　根拠　呼気は，副交感神経を刺激し，穏やかな精神状態を促すため．

◆母親の頑張りを認める

　根拠　安静を守っていることを認め，母親自身も治療に関与できていることを認識できるため．治療効果に関与しているという認識が不安の軽減につながるため．

◆切迫早産症状が悪化した場合は，NICU と連絡を行い，事前に NICU のスタッフとコンタクトをとる

　根拠　切迫早産症状が進行した場合でも，看護者が胎児への対応を適切に行うことで，母親の胎児への不安を軽減できるため．

6 結　果

#1. 早産のリスク状態である

　妊娠34週0日では子宮収縮なし，下腹部痛なし，子宮圧痛なし，性器出血なし，子宮頸管長30 mm，子宮口開大なし．腟分泌物は白色で少量あり，悪臭なし．破水なし．早産スコアは1点から0点に改善した．

　体温 36.6℃，血圧 118/68 mmHg，脈拍92回/分，呼吸22回/分，動悸軽度あり．頸管粘液検査は顆粒球エラスターゼ（−），癌胎児性フィブロネクチン（−），血液検査結果は白血球 9,700/μL，赤血球 410万/μL，Hb 値 11.8 g/dL，Ht 値39％．バイタルサイン，頸管粘液検査結果，血液検査結果より CAM の可能性はない．

子宮底長 28 cm（妊娠 32 週正常値：27 cm），腹囲 93 cm（妊娠 33 週正常値：90 cm）で順調に経過している．

子宮収縮の回数が 1 回/日以内，子宮圧痛なく性器出血もない状態が 1 週間以上持続したら，点滴から内服薬に変更する可能性があると医師より治療方針について B さんに説明があった．

2. 胎児の状態に対する不安がある

「赤ちゃんは，妊娠 34 週になったら肺の働きができてくるって先生と助産師さんから説明がありました．今日，やっと妊娠 34 週になって少しホッとしています．赤ちゃんも大きくなっていて安心しました．よく動いて元気もよいです．この病院は，新生児の専門の病棟（NICU）もあるから，何かあっても大丈夫だと思うのですが，少しでもお腹のなかで大きくしてあげたいので，もう少し頑張ります．」と話し，表情は穏やかである．

「昨日，足湯をしてもらいました．一緒に足のマッサージをしてもらって本当に気持ちよかったです．そのとき，いろいろと話を聞いてもらって，わからなかったことも少しわかるようになって，取り越し苦労もしていたかなって思いました．ありがとうございます．」と穏やかな表情で話す．

胎児は在胎週数 34 週 0 日，推定体重 2,232 g（在胎週数 34 週平均 2,156 g）．最近の胎児心拍陣痛図の所見は胎児心拍数基線 145 bpm，胎児心拍数基線細変動あり，一過性頻脈 3 回/時間あり，一過性徐脈なし，胎動 5 回/時間あり．胎児心拍陣痛図から胎児は健康状態良好（reassuring fetal status）である．

評 価

1. 早産のリスク状態である

子宮収縮抑制薬投与および安静により，子宮収縮および下腹部痛は消失し，子宮頸管長は 30 mm まで回復した．バイタルサインや血液検査，頸管粘液検査より，CAM の徴候もみられない．頻脈や呼吸数増加はみられるが，B さんの言動や表情が落ち着いていることから，リトドリンの副作用であると考えられる．医師からも，このままの状態が持続すれば点滴治療から内服薬への変更も検討されている．これらのことより，切迫早産症状は改善したと考えられる．妊娠 34 週に達し，胎児の肺機能は胎外生活可能になる時期に達した．しかし，正期産は妊娠 37 週であるため，このまま経過を観察しながら看護計画を継続していく必要がある．

2. 胎児の状態に対する不安がある

入院時は，早産になる可能性から胎児の状態に対する不安もみられたが，医

師や看護者の説明により、現状を正しく把握し、不安は軽減していると考えられる。また、胎児の胎外生活が安定する妊娠34週に達したことも不安の軽減につながった。さらに、リラックスの援助時にBさんの話を傾聴したことも不安の軽減につながったと考えられる。

　胎児の発育状態は妊娠34週の推定体重から順調であり、健康状態も毎日実施される胎児心拍陣痛図の結果および週1回の超音波検査において正常範囲内で良好と判断でき、Bさんもその結果を理解している。これらのことより、Bさんの不安は軽減したと考えられ短期目標は、達成できたと判断する。しかし、正期産は妊娠37週なので、妊娠継続の目標を妊娠37週とし、引き続き状態の観察を行いながら、看護計画を続行する。

文　献

1）医療情報科学研究所：病気がみえる vol. 10 産科，第3版，メディックメディア，東京，2013
2）杉本充弘：ナースの産科学，中外医学社，東京，2013
3）日本産科婦人科学会ほか（編・監）：産婦人科診療ガイドライン産科編 2017，日本産科婦人科学会，東京，2017
4）日本超音波医学会：超音波胎児計測の標準化と日本人の基準値について．超音波医学 **30**：415-430，2003
5）Baumgarten K et al：Tocolysis index. In Dudenhausen JW, Saling E, Eds. perinatale Medizin Stuttgart, Germany：Georg Thieme Verlag, p197-199，1974

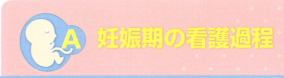

3 妊娠高血圧症候群の看護過程
（ハイリスク）

妊娠高血圧症候群の対象者の理解

1 この時期の対象者の特徴

a. 身体的側面

　妊娠高血圧症候群（hypertensive disorders of pregnancy：HDP）の要因は，遺伝的素因，年齢，体重，出産回数，合併症などが複雑にからみ合い発症する疾患です．発生機序は種々の因子が引き金となり血管の内皮障害により，血管が攣縮し，末梢血管抵抗が上昇して高血圧が起こります．また，血管がザルのようになり血漿成分が漏れやすい状態になっているため，血管内では血液濃縮や血管内脱水という血液凝固能異常の状態にいたります．一方，血管外では血管から漏れ出た血漿成分が貯留する浮腫が生じます．脳に浮腫が起これば子癇に，肺では肺浮腫が起こるという全身性の疾患です．血管攣縮から高血圧により循環血液量が低下し，それが子宮・胎盤循環にも及ぶと胎児の発育や胎児機能に影響を与え，常位胎盤早期剝離などのリスクが高まります．腎臓に及ぶと腎機能障害を起こします．血液凝固能が亢進すると微小血栓を起こし，線溶能が低下し，各臓器で微小循環障害が起こります．これが肝臓に起こるとHELLP症候群を引き起こす原因となります．このようにさまざまな合併症を引き起こしやすく，かつ全身に及ぶため，病状の把握と合併症の予防が重要になってきます．そのため，密な観察と定期的な検査が行われます．

　病型は，妊娠高血圧（gestational hypertension：GH），妊娠高血圧腎症（preeclampsia：PE），加重型妊娠高血圧腎症（preeclampsia superimposed on chronic hypertension and/or renal disease），子癇（eclampsia）の4つに分類されます．症候による分類は，軽症と重症があり，それぞれ高血圧と蛋白尿の程度によって分類されます（表1）[1]．自覚症状としては，頭痛，悪心・嘔吐，眼華閃発などの高血圧症状があります．HELLP症候群の自覚症状としては，上腹部症状（上腹部痛，心窩部痛，上腹部違和感），悪心・嘔吐，極度の倦怠感などがあげられます．

表1 症候の重症度による亜分類

	高血圧	蛋白尿
軽症	血圧のいずれかが該当する場合 　収縮期血圧が 140 mmHg 以上 160 mmHg 未満 　拡張期血圧が 90 mmHg 以上 110 mmHg 未満	原則として 24 時間尿を用いた定量法で判定し，300 mg/日以上で 2 g/日未満
重症	血圧のいずれかが該当する場合 　収縮期血圧が 160 mmHg 以上 　拡張期血圧が 110 mmHg 以上	2 g/日以上の場合 随時尿を用いる場合は複数回の新鮮尿検査で，連続して 3＋300 mg/dl 以上

［我部山キヨ子ほか（編）：助産学講座 6 助産診断・技術学 II［1］妊娠期，p100，第 5 版，医学書院，東京，2016 より引用］

発症時期による分類としては，妊娠 32 週未満に発症する早発型と妊娠 32 週以降に発症する遅発型に分類されます．発症時期は重症度や予後にも強く関連し，概して早発型は合併症を生じやすく，母児が予後不良となる可能性が高くなります．また，早発型は胎盤形成不全が生じやすく，胎児の発育に支障をきたすことが多くなります．

b. 心理的・社会的側面

妊娠高血圧症候群の主な治療は安静療法と食事療法です．自覚症状がないのに安静・食事療法を強いられるためにストレスを感じることもあります．また，胎盤への血液循環も悪化するため，胎児の体重は正常妊娠と比較して軽い傾向にあります．したがって，胎児の状態への不安や出産後の発育の不安を抱きやすい傾向にあります．症状によっては，入院期間が長くなることも多く，母親役割を果たすことも困難な状況に置かれます．生まれてくる児に対しての準備や分娩への準備をしたいのに安静や入院により自由がきかず，心理的な葛藤やジレンマを抱えやすくなります．家庭では，妻として，また働いていれば職場での役割を果たすことが困難になり，ストレスにおちいりやすい状況にあります．

2 抱えやすい問題

妊娠高血圧症候群の根治治療はターミネーション（妊娠を終了すること）といわれています．とくに重症では，症状がダイナミックに変化することも多く，緊急帝王切開になることもめずらしくありません．妊婦は，予期せぬ合併症の出現にとまどい，状況を受け入れることができずに，不安や恐怖を抱くことも少なくありません．病状の説明後は，妊婦の思いを傾聴し理解や共感をしながら心理的な援助を行うことが重要になります．夫や家族を交えて，医師から疾患について十分な説明が必要です．その場に看護者も同席し，不明な点がないか確認を行い，妊婦の理解度や心理状況を把握することが，その後の妊婦の生活を支援するうえで重要になってきます．また，重症例では NICU と連携を密にしておくことも必要です．

3 かかわりのポイント

妊娠高血圧症候群は，全身に影響を及ぼし合併症をともないやすい疾患です．したがって，症状が安定していても母児の状態によっては，分娩の時期が決定されます．したがって，症状の観察と異常の早期発見が重要です．また，症状にともない心理的な葛藤やジレンマも抱えやすく，その状況も変化していくことが考えられます．医師や NICU との連絡を密に行い，すばやく対応し母児への侵襲(しんしゅう)を最小限にすることが求められます．

② 妊娠高血圧症候群の基本的なアセスメント項目

1 妊婦の健康状態をみる

1）血圧に関する症状

☑ 血圧（表 1）

5 分以上安静にした後，坐位で前腕を第 4 肋間の高さに保持して測定します．

2）中枢神経症状

☑ 頭　痛

☑ 眼華閃発

目を閉じると花火のような光がみえる症状のこと．網膜が刺激されることによって生じます．

☑ 羞明(しゅうめい)

視力障害の 1 つで，光をみたときに異常にまぶしく感じる状態をいいます．

3）消化器症状

以下の症状が出現したら，HELLP 症候群・臨床的急性妊娠脂肪肝が疑われます．

☑ 食欲不振

☑ 悪心・嘔吐

☑ 腹痛（上腹部違和感）

4）呼吸器症状

以下の症状が出現したら，肺水腫などの合併症が疑われます．

☑ 呼吸困難

☑ 胸部痛

5）尿検査
- ☑ 尿蛋白
    - 随時尿検査（尿試験紙：テステープ）：連続して（＋）以上（30 mg/dL 以上）または（2＋）以上を妊娠高血圧腎症と判断されます[3]．
    - 随時尿：尿試験紙（テステープ）の目安を以下に示します[4]．

    | （－） 15 mg/dL 未満 | （2＋） 100〜300 mg/dL 未満 |
    | （±） 15〜30 mg/dL 未満 | （3＋） 300〜1,000 mg/dL 未満 |
    | （＋） 30〜100 mg/dL 未満 | （4＋） 1,000 mg/dL 以上 |

    - 24 時間蓄尿：定量 300 mg/日以下．
- ☑ 尿中蛋白/クレアチニン比
    0.27 以上は 24 時間尿中蛋白量 0.3 g に相当します[3]．
- ☑ 尿量と飲水量とのバランス
    1 日の尿量が 500 mL/日以下：症状悪化と判断されます．
- ☑ 尿　酸
    1.8〜5.2 mg/dL：悪化すると上昇します．

6）浮　腫
- ☑ 浮　腫
    顔貌（眼瞼），手指および手の甲，脚（脛骨前面）などを指で圧し，瘢痕で判断します．
- ☑ 体　重（1 回/週測定）
    500 g 未満/週未満の増加が正常であり，2 kg/週の急激な体重増加は，浮腫の増強による症状の悪化と判断されます．

7）血液検査（1 回/週）
- ☑ ヘマトクリット（Ht）
    38％以上で血液濃縮ありと判断します．
- ☑ 血小板
    10 万/μL 以下は HELLP 症候群，臨床的急性妊娠脂肪肝に注意します．
- ☑ アルブミン（Alb）
    2 g/日以下は長期間の尿蛋白や肝臓での合成低下が考えられます[4]．
- ☑ 総蛋白
    6 g/日以下は低蛋白血症です．
- ☑ アンチトロンビン活性（AT 活性）
    60％以下は HELLP 症候群，臨床的急性妊娠脂肪肝に注意します．

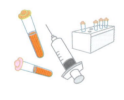

☑ **血清クレアチニン**

0.8 mg/dL 以上で腎機能低下と考えられます. 1.1 mg/dL 以上の場合にはターミネーションの適応[4]となります.

☑ **肝機能**

①血清 LDH：400 IU/L 以上.

②AST：45 IU/L 以上.

＊①，②の両方を満たす場合：HELLP 症候群・臨床的急性妊娠脂肪肝が疑われます[3].

③ALT：45 IU/L 以上.

2 胎児の状態をみる

1）健康状態

☑ **バイオフィジカル・プロファイル・スコア（BPS）[前項「Ⅲ-A-2. 切迫早産の看護過程（ハイリスク）」（p52）参照]**

①ノンストレステスト（NST）：20 分間の観察で 15 bpm 以上，15 秒以上 2 分未満の一過性頻脈が 2 回以上みられる…2 点（正常）

②羊水量

・羊水ポケット（正常値：2〜8 cm）2 cm 以上…2 点（正常）

・羊水インデックス（AFI）：5〜24 cm（正常）

③呼吸様運動：30 分間に 30 秒以上続く運動が 1 回以上…2 点（正常）

④胎児筋緊張：30 分間に躯幹か四肢の屈曲運動が 1 回以上，あるいは手掌の開閉あり…2 点（正常）

⑤胎動：30 分間に躯幹か四肢の動きが 3 回以上…2 点（正常）

2）発育状態（1 回/週）

☑ **超音波検査**

・週数に対して−1.5 SD 以下の体重 [前項「Ⅲ-A-2. 切迫早産の看護過程（ハイリスク）」表 3（p53）参照]：胎児発育不全（FGR）.

・2 週間以上の発育停止：ターミネーションの適応.

3．妊娠高血圧症候群の看護過程（ハイリスク）　**71**

事例 3　妊娠 31 週で妊娠高血圧症候群と診断された C さん

プロフィール（妊娠初期～妊娠 31 週 0 日）

　C さんは 35 歳，初産婦，会社員．夫（37 歳，会社員）と 2 人暮らし．非妊時体重 61 kg，身長 155 cm（非妊時 BMI 25.4），既往歴なし．妊娠初期は異常なく経過する．妊娠 28 週ごろから，拡張期血圧が上昇しはじめ，妊娠 30 週では収縮期・拡張期血圧がともに上昇した．安静療法と食事療法の保健指導を受けたが，妊娠 31 週の妊婦健診時，血圧 162/102 mmHg，尿蛋白 2+ と症状は改善せず，妊娠高血圧症候群と診断され入院となった．

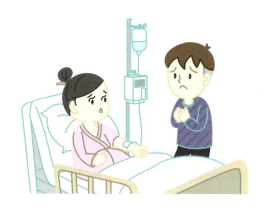

妊娠 28～31 週（入院前）の C さんと胎児の情報

	妊娠 28 週 0 日	妊娠 30 週 0 日	妊娠 31 週 0 日
血圧	128/92 mmHg	138/94 mmHg	162/102 mmHg
尿蛋白	（－）	（＋）	（2＋）
尿糖	（－）	（－）	（－）
子宮底長	23 cm	24 cm	26 cm
腹囲	102 cm	104 cm	105 cm
浮腫	（－）	下肢（±）	下肢（＋）
体重	71.0 kg	72.2 kg	73.0 kg
胎児心拍数	152 bpm	156 bpm	152 bpm
胎児推定体重	950 g	1,200 g	1,340 g

妊娠 31 週 0 日（入院当日）の C さんの状態

　血圧が前回の妊婦健診よりも上がっており，蛋白尿も持続していたことから妊娠高血圧症候群と診断され入院となった．C さんは「仕事は控えめにしていたつもりでしたが，考えが甘かったですね．少し頭痛があったのですが，あまり気にしていませんでした．」という．収縮期血圧が 160 mmHg 以上，拡張期血圧も 110 mmHg

以上であり，尿蛋白も2週連続して（＋）以上であったため，妊娠高血圧症候群の重症と診断され，薬物療法［ヒドララジン（アプレゾリン®）］が開始となった．同時に，安静療法（トイレ・洗面歩行可）および食事療法（1,600 kcal，塩分7 g）も開始となった．経腹超音波検査にて，胎児の推定体重は1,340 gであり正常範囲内ではあるが，やや小さめであると説明を受けた．同時に妊娠高血圧症候群では，胎児の状態が急激に悪化する可能性があり，その場合は帝王切開になること，そのため胎児心拍陣痛図によるモニタリングを毎日行う必要があるなどの説明を受けた．胎児心拍陣痛図の結果，胎児の状態は正常であった．血液検査の結果は，異常なかった．夫と実母が面会に来ており，Cさんとともに医師の説明を受けた．

妊娠31週1日のCさんの状態

薬物療法と安静療法を受け入れ，血圧は150/98 mmHgと前日よりやや低下した．「頭痛はありません．むくみがあるくらいでほかに症状はなかったので軽く考えていました．先生の説明を聞いて怖い病気なんだと思いました．急に帝王切開になることもあるんですね．」といい，児に対する不安を表出していた．胎動はあり，胎児心拍陣痛図も正常であった．食欲はあまりないが食事は全量摂取していた．夫が面会に来ており，「上司に妻の入院のことを話したら，少し仕事量を配慮してくれました．妻が産休に入ったら両親学級に参加する予定でしたが，入院になってしまいました．」と心配そうに話す．

妊娠31週2日のCさんの状態

血圧は142/92 mmHgとさらに低下した．Cさんは，トイレ・洗面以外はベッド上安静にし，安静療法も守られている．「食事は血圧が上がりだして薄味にしていたので，大丈夫です．ただ，テレビやスマホは目の刺激でよくないのですね．本もよくないって聞いて，少し退屈です．」という反応であった．「赤ちゃんは，小さいみたいですが，よく動きます．」といい，胎児心拍陣痛図をみていた．胎児心拍陣痛図の所見は正常であった．実母が面会に来ており，Cさんの洗濯物をもって帰っていた．

3. 妊娠高血圧症候群の看護過程（ハイリスク） **73**

妊娠 31 週 0 日～2 日の C さんの情報

	妊娠 31 週 0 日	妊娠 31 週 1 日	妊娠 31 週 2 日
子宮底長	26 cm	—	—
腹囲	105 cm	—	—
浮腫	下肢（＋）/眼瞼（－）	下肢（＋）/眼瞼（－）	下肢（±）/眼瞼（－）
体重	73.0 kg（＋0.8 kg/週）	—	—
バイタルサイン			
・血圧	162/102 mmHg	150/98 mmHg	142/92 mmHg
・脈拍	72 回/分	78 回/分	70 回/分
・体温	36.5℃	36.7℃	36.3℃
中枢神経症状			
・頭痛	軽度あり	なし	なし
・眼華閃発	なし	なし	なし
・羞明	なし	なし	なし
消化器症状			
・食欲不振	なし	なし	なし
・悪心・嘔吐	なし	なし	なし
・腹痛（上腹部違和感）	なし	なし	なし
呼吸器症状			
・呼吸困難	なし	なし	なし
・胸部痛	なし	なし	なし
尿検査			
・尿蛋白			
テステープ	（2＋）	—	—
24 時間尿	—	100 mg/日	90 mg/日
・尿量	900 mL＋α	1,560 mL	1,780 mL
・尿酸	4.9 mg/dL	—	—
血液検査	白血球 9,350/μL, 赤血球 390 万/μL, Ht 値 36.9%, Hb 値 11.2 g/dL, 血小板 21.2 万/μL, 総蛋白 5.8 g/dL, Alb 1.9 g/dL, AT 活性 72%, 血清クレアチニン 0.6 mg/dL	—	—
肝機能検査	血清 LDH 380 IU/L, AST 30 IU/L, ALT 30 IU/L	—	—

在胎週数 31 週 0 日〜2 日の胎児の情報

	在胎週数 31 週 0 日	在胎週数 31 週 1 日	在胎週数 31 週 2 日
BPS ①NST（胎児心拍数図） ・胎児心拍数基線	145 bpm	150〜155 bpm	150 bpm
・一過性頻脈	2 回/時間あり	3 回/時間あり	2 回/時間あり
・胎児心拍数基線細変動	5〜10 bpm 変動あり	5〜10 bpm 変動あり	5〜10 bpm 変動あり
・一過性徐脈	なし	なし	なし
②羊水量	羊水ポケット 5 cm		
③呼吸様運動	横隔膜上下運動：40 秒が3回/時間あり		
④胎児筋緊張	四肢屈曲・伸展：3 回/時間あり		
⑤胎動	6 回/時間あり	10 回/時間あり	8 回/時間あり
推定体重	1,340 kg（＋140 g/週）		

アセスメント項目の整理

アセスメントの視点と対象者情報	アセスメントでの考え方
1）母体の状態 〈妊娠経過に影響を及ぼす因子〉 ・年齢 35 歳，初産婦 ・非妊時 BMI 25.4 ・家族歴：実父が高血圧 ・既往歴なし 〈妊娠週数に応じた身体の変化〉 ・子宮底長（妊娠 31 週）：26 cm（1 週間前より 1 cm 増加） 〈正常からの逸脱または逸脱〉 ・血圧：妊娠 28 週 128/92 mmHg，妊娠 30 週 138/94 mmHg，妊娠 31 週 162/112 mmHg ・入院後：降圧薬（ヒドララジン，アプレゾリン®）内服で血圧 142/92 mmHg に下降 ・頭痛・眼華閃発なし ・呼吸困難・胸部痛なし ・尿蛋白：2 週連続で（＋） ・体重（妊娠 31 週）：73 kg（1 週間で＋0.8 kg，非妊時より＋12 kg） ・浮腫：下肢浮腫（±）→（＋） ・眼瞼浮腫なし ・Ht 値 36.9% ・血小板 21.2 万/μL	・C さんは 35 歳の高齢初産で既往歴はないが，非妊時 BMI が 25.4 と肥満傾向である．さらに，実父は高血圧であることから，C さんは妊娠高血圧症候群が発症しやすい因子が多いと考えられる． ・妊娠経過としては，妊娠 31 週の子宮底長の平均値は 24〜28 cm で，C さんの子宮底長も基準値範囲内であり，妊娠週数に応じた生理的範囲内であると考えられる．したがって胎児の発育は正常である（胎児・胎盤の健康状態参照）． ・妊娠高血圧症候群の状態としては，血圧が妊娠 28 週から拡張期血圧 90 mmHg 以上となり，妊娠高血圧症候群の症状が出現した．妊娠 30 週では，収縮期血圧が130 台に上昇，妊娠 31 週では 162 mmHg，拡張期圧も 112 mmHg まで上昇した．蛋白尿は，妊娠 30 週から出現し，2 週連続して＋となっている．これらの結果より，C さんは，妊娠 28 週から妊娠高血圧症候群の症状が出現し，週数の経過とともに悪化していると考えられる．妊娠高血圧症候群では，収縮期血圧 160 mmHg，拡張期血圧 110 mmHg 以上のいずれかに該当

3．妊娠高血圧症候群の看護過程（ハイリスク）　**75**

アセスメントの視点と対象者情報	アセスメントでの考え方
・AT 活性 72% ・総蛋白 5.8 g/dL ・Alb 1.9 g/dL ・血清 Cr 0.6 mg/dL ・尿酸値 4.2 mg/dL 〈身体の変化に応じたセルフケア行動〉 ・食事：非妊時 BMI 25.4，食事療法 1,600 kcal，塩分制限 7 g．入院後，食事全量摂取．悪心・嘔吐なし，上腹部違和感なし．間食なし ・「味は薄めですが，もともと薄味だったので苦痛ではありません．」 ・排泄：排便 1 回/日，排尿 5〜6 回/日，尿量 1,500〜1,600 mL/日 ・清潔：入浴 3 回/週，状態によりシャワー可，洗髪 2 回/週 ・安静度：トイレ・洗面歩行可，ほぼベッド上安静にしている ・夜間睡眠：8 時間 ・「入院して消灯が早いので，寝つきがあまりよくないのですが，眠れます．テレビも本もよくないので，退屈ですね．」	する場合は重症と定義されているため，C さんの状態は重症に分類される． ・浮腫は，妊娠 30 週から下肢に出現し増強している．体重は，妊娠 31 週で非妊時より 12 kg 増加，0.6〜0.8 kg/週増加している．浮腫だけではなく母体の肥満も伴っている可能性が高い． ・血液検査の結果は，Ht 値，血小板，AT 活性は基準値範囲内である．これらの検査結果より，血管外の透過性が亢進し，血漿成分が血管外に漏れ出し浮腫になっているが，血液凝固能は正常な状態であるといえる．また，尿蛋白 2＋で，総蛋白や Alb が低下している．このことから，血中の蛋白が尿中に排出され低蛋白血症におちいっていると考える． ・血液検査結果から，肝機能は正常範囲内であり，呼吸器症状もないことから，C さんは合併症の症状は出現していない． ・入院後は，薬物療法（降圧薬の内服），安静療法（トイレ・洗面歩行可），食事療法（1,600 kcal，塩分 7 g）が実施され，C さんはそれを受け入れている．その結果，血圧（収縮期血圧）は 140 mmHg 台に落ち着いており，治療の効果が現れていると考えられる． ・食事は，BMI が 24 以上なので，30 kcal×標準体重 52.86 kg＝1,585.8≒1,600 kcal となっている．C さんは，食事を全量摂取し，間食もなく治療食を受け入れていると考えられる． ・排泄に関しては，安静にしているが便秘もなく排便コントロールはできている． ・安静による入浴制限はあるものの清潔保持はできている． ・活動・休息・運動に関しては，安静療法として，トイレ・洗面以外は安静を受け入れ守られている．しかし，テレビの鑑賞

アセスメントの視点と対象者情報	アセスメントでの考え方
	や読書もできず退屈な状態を招いている．降圧薬による血圧は安定しているが，今後の状態により，ストレスが増加する可能性もある． ・現在のCさんは，妊娠高血圧症候群の重症に分類されるが，血液凝固能や腎機能に障害はない状態である．Cさんは，安静療法や食事療法および薬物療法を受け入れ，妊娠高血圧症候群を改善するための行動がとれている．その結果，治療効果が得られ落ち着いている状況と考えられる．しかし，妊娠高血圧症候群の重症は，合併症のリスクが高いため，継続した観察と異常の早期発見が重要である．
総合アセスメント	以上のことから，心血管機能障害リスク状態である．
2）胎児・胎盤の健康状態 ・胎児の数，胎位・胎向：単胎，第1頭位 〈発育状態（超音波検査）〉 ・妊娠28週：推定体重950 g ・妊娠30週：1,200 g（＋250 g/2週） ・妊娠31週：1,340 g（＋140 g/週） 〈超音波検査による胎児の状態〉 ・四肢の屈曲・伸展：3回/時間 ・呼吸様運動（横隔膜の上下運動）：30秒以上持続 〈健康状態〉 ・胎児心拍陣痛図：2回/日（朝・夕，各1時間） ・胎児心拍数基線145 bpm，一過性頻脈2回/時間あり，一過性徐脈なし ・「これ（モニター）をつけるとき，よく動きます．夜，寝るときにも動きますよ．」 ・胎動：6回/時間あり 〈胎児付属物の状態〉 ・胎盤付着部位：異常なし ・羊水インデックス（AFI）：18 cm	・妊娠31週での推定体重は1,340 gで，平均値より軽く−1.5 SD下限である．これは，胎児・胎盤の循環血液量の減少が要因となっている可能性が高く，今後も胎児の発育が遅延する可能性がある． ・また，現時点では，胎児心拍陣痛図においても，胎児心拍数基線145 bpmで正常，一過性頻脈が1時間に2回以上確認でき，一過性徐脈もなく，胎動もあることから胎児機能不全はなく正常な状態と考えられる． ・さらに，30秒以上持続する呼吸様運動，3回/時間の四肢の屈曲・伸展運動および6回の胎動の確認，羊水ポケット5 cm，一過性頻脈2回/時間の出現によりBPSは10点で胎児はwell-beingな状態（健康）といえる． ・胎児付属物の観点では，胎盤付着部位も異常なく，羊水量も正常である． ・しかし，母体が妊娠高血圧症候群の場合，胎児・胎盤への循環血液量は不足し，将

3. 妊娠高血圧症候群の看護過程（ハイリスク）　**77**

アセスメントの視点と対象者情報	アセスメントでの考え方
・羊水ポケット：5 cm	来的に胎児発育不全や胎児機能不全が生じる可能性は高いといわれている．そのため継続した経過観察が必要である．
総合アセスメント	以上のことから，胎児の発育および健康状態悪化のリスク状態である．
3）心理的状態 ・「むくみがあるくらいで，ほかに症状はなかったので，軽く考えていました．先生の説明を聞いて怖い病気なんだと思いました．急に帝王切開になることもあるんですね．」 〈母親役割行動〉 ・「産休に入ったら母親学級に行こうと思っていたのに，入院になってしまって．赤ちゃんのお洋服やいろいろな準備も産休に入ってやろうと思っていました．」 〈CTG モニター装着時〉 ・「よく動きます．私が話しかけると動くんですよ．」と笑顔で話す．	・自覚症状が乏しいので，現在の妊娠高血圧症候群の病態とＣさんの考えていた病状に違いがあったと考えられる．医師からの病態の説明で重症度の理解が深まった反面，「ほかに症状はなかったので，軽く考えていました．先生の説明を聞いて怖い病気なんだと思いました．」という発言から，今後の状態，胎児，分娩に対する不安が増強していると考えられる．できるだけＣさんの思いを傾聴し，受容できるような心理的援助が必要である． ・育児準備行動を行おうとしていたことから児の受容はできていると考えられる．しかし，入院となり，母親役割が果たせないというジレンマを抱えていると考えられる．
総合アセスメント	以上の結果より，今後の急激な病状悪化や胎児の健康状態に対する不安が増強する可能性がある．
4）家族/役割関係 〈父親役割〉 ・「妻が産休に入ったら両親学級に参加する予定でしたが，入院になってしまいました．」 ・「上司に妻の入院のことを話したら，少し仕事量を配慮してくれました．おかげで，帰宅時に病院に立ち寄ることができます．」 ・夫の面会毎日あり 〈家族の受け入れ体制〉 ・「私の実家は初孫なので，喜んでくれてい	・胎教によいことを行い，両親学級に参加する計画していたことから，夫は児を受容していると考えられる．また，妻の入院に関し，協力できるよう上司に相談し，毎日面会に来ていることから，夫との関係も良好であると考えられる． ・家族は，児の誕生を楽しみにしており，家族の児の受け入れは良好であると考えられる．妻の実家では，楽しみにしている反面，妊婦の体調を心配していると考えられる．実母の面会は毎日あり，洗濯物なども行い，家族の協力は整っていると

アセスメントの視点と対象者情報	アセスメントでの考え方
ます．入院して母が驚いていて，毎日面会に来ています．洗濯物は母がしてくれます．」 ・実母の面会毎日あり 〈住居環境〉 ・マンション8階3LDK ・実家は車で10分の距離 〈就労状況〉 ・産休は，産前8週間前からとる予定だったが，入院となった．1週間は有給休暇で対応できる．産後は1年間の育児休暇をとる予定	考えられる． ・実家の近くであり，自宅の広さも3LDKで育児環境は整っていると考えられる． ・Cさんは職場の休暇や出産後の福利厚生制度も活用できている．
総合アセスメント	以上のことより家族のサポート体制は整っている．

3. 妊娠高血圧症候群の看護過程（ハイリスク） **79**

関連図

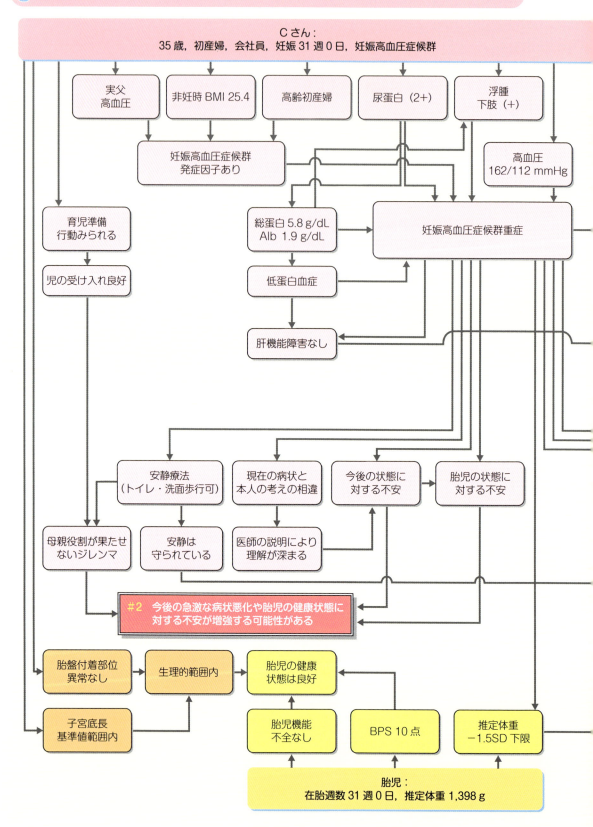

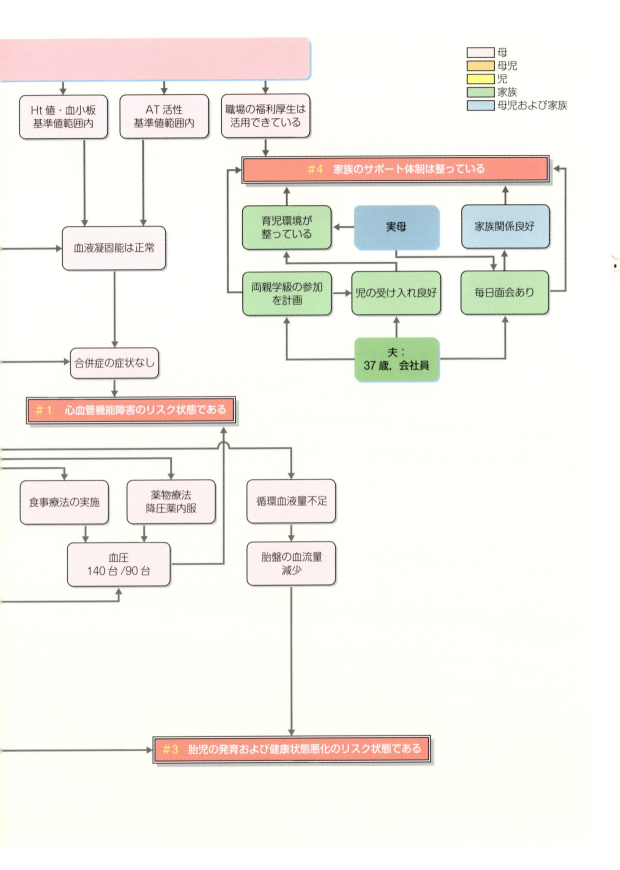

3. 妊娠高血圧症候群の看護過程（ハイリスク）

③ 看護課題（看護診断）

1. 心血管機能障害のリスク状態である
2. 今後の急激な病状悪化や胎児の健康状態に対する不安が増強する可能性がある
3. 胎児の発育および健康状態悪化のリスク状態である
4. 家族のサポート体制は整っている

④ 目 標

1. 心血管機能障害のリスク状態である

長期目標
◆妊娠高血圧症候群症状が改善し，正期産まで妊娠を継続できる．

短期目標
◆妊娠 34 週まで妊娠を継続できる[1]．
　＊母児の状態が安定していれば正期産（妊娠 37 週〜41 週 6 日）を目標にする．妊娠週数が 34 週未満の場合は，とりあえずの目標を胎児の胎外生活が比較的安定する妊娠 34 週を目標にする［「Ⅲ-A-2. 切迫早産の看護過程（ハイリスク）」表 2 参照（p52）］．
◆胎児の状態が悪化しない．
◆妊娠高血圧症候群にともなう合併症が出現しない．

2. 今後の急激な病状悪化や胎児の健康状態に対する不安が増強する可能性がある

長期目標
◆妊娠高血圧症候群の病態に対し，正しい理解ができ不安が軽減できる．

短期目標
◆胎児に対する不安を表出できる．

⑤ 具体的ケア

1. 心血管機能障害のリスク状態である

OP 観察計画
◆血圧の変化に注意：適宜，医師へ報告
　根拠 妊娠高血圧症候群の状態を把握し，評価するため．また治療効果を知るため．
◆浮腫の有無および程度
　①眼瞼，下肢の浮腫有無

②体重（1回/週）

根拠　すでに下腿浮腫が生じている．浮腫性網膜剝離，肺水腫などの症状の出現にも注意が必要になるため．また，血管外に水分が溜まると水分が排泄されず体重が増加するため．

◆高血圧にともなう症状の有無：頭痛，眼華閃発，羞明

◆合併症症状の有無

①常位胎盤早期剝離の徴候：出血，血性羊水，子宮の緊張度，腹痛，胎動の減少

②HELLP症候群の徴候：上腹痛〜季肋部痛，疲労感，倦怠感，悪心・嘔吐，食欲不振などの消化器症状

③子癇前駆症状の有無：頭痛，めまい，眼華閃発，悪心・嘔吐，上腹部痛など

④肺水腫の徴候：呼吸困難，胸部痛

根拠　常位胎盤早期剝離，HELLP症候群，急性妊娠脂肪肝，子癇，肺水腫は，いずれも妊娠高血圧腎症に起こりやすいため[2]．

◆検査データの観察

①血液凝固能検査：Ht値，血小板数，AT活性

②腎機能検査：血清クレアチニン

③肝機能検査：血清LDH，AST，ALT，ビリルビン，尿酸値

④尿蛋白（蓄尿），尿蛋白/クレアチニン比，血清蛋白，Alb

⑤常位胎盤早期剝離の検査値異常徴候：FDP（D-ダイマー）上昇，フィブリノゲン低値，プロトロンビン時間延長

⑥HELLP症候群の検査値異常徴候：ビリルビン上昇，LDH高値，肝機能（AST・ALT）上昇

根拠　妊娠高血圧症候群による血管内の凝固状態，血管外の浮腫の状態，蛋白尿による血性蛋白の不足の有無，合併症の徴候などの状態把握のため．

◆胎児の健康状態把握

①胎児心拍陣痛図によるモニタリング（1〜2回/日）

・胎児心拍数基線，胎児心拍数基線細変動の状態，一過性徐脈の有無，変動性一過性徐脈の有無，胎動の有無

根拠　胎児機能不全の早期発見のため．

②胎児の発育状態

・超音波検査および子宮底長による推定体重（1回/週）

・BPSの確認

根拠　妊娠高血圧症候群により，子宮や胎盤の血液循環も悪くなり，胎盤から栄養や酸素を供給されている胎児にも影響を及ぼすため．

◆食事摂取量の観察

①塩分制限食に対し，摂取できているか（塩分7g）

②食事（1,600 kcal）に不満はないか

③間食の有無

根拠 妊娠高血圧症候群の食事療法としては，塩分制限7〜8gとカロリー制限があり，その治療を受容しているかを確認するため．

非妊時BMI 24以下の場合：30 kcal×標準体重（kg）＋200 kcal/日

非妊時BMI 24以上の場合：30 kcal×標準体重（kg）/日

Cさん（BMI 25.4）のカロリー：30×52.9（標準体重＝22×1.55×1.55）＝1,587≒1,600 kcal

TP 実施計画

◆清潔の援助：清拭，洗髪

根拠 安静により清潔の自己管理ができないため．

◆病室環境の調整：血圧刺激因子の除去

①光・音の刺激の除去

②空調の調整，室内をやや暗くする

③面会者の制限など

④テレビ，SNSなどのブルーライトを発するものは時間制限し，ストレスにならない程度の使用時間とする

根拠 子癇発作は，刺激により高血圧を悪化させると考えられるため．部屋をうす暗くすることで目から入る刺激による眼華閃発や羞明などを防ぐため．多すぎる面会は，疲労の要因になるため．

支援計画 サポートプラン

◆安静療法についての説明

根拠 末梢循環，子宮胎盤血流を改善し，腎血流量の増加をはかるため．安静にすることにより，カテコールアミンの分泌を抑制し血管の収縮を最小限に抑え，血圧下降作用や利尿の効果があるため．

◆食事療法（塩分7g/日，1,600 kcal）についての説明

根拠 塩分制限は，高血圧の治療として行われるため．

#2. 今後の急激な病状悪化や胎児の健康状態に対する不安が増強する可能性がある

OP 観察計画

◆妊婦の表情・言動

根拠 妊婦の心理的状態の把握のため．

◆妊婦の言動

根拠 具体的な不安を表出し，解決できる問題に対応するため．

TP 実施計画

◆リラックスに関する援助

①深呼吸の方法

②神経鎮静作用のある精油（エッセンシャルオイル）を使用する（妊婦の希望による）

③肩や下腿のマッサージ

根拠 長期入院によるストレスを軽減するため．またリラクゼーションを促す呼吸法などの援助を行い，出産の準備にもつなげるため．呼気を意識した呼吸法や精油は副交感神経を優位にし，リラクゼーションを促し，血圧下降にも有効なため．下腿のマッサージは浮腫の軽減に有効なため．

◆聴覚を利用したリラクゼーション

①ラジオ

②妊婦が好む音楽（CD）

根拠 テレビやSNSは，ブルーライトによる刺激で長時間使用できないため，聴覚による気分転換やリラクゼーションを促すため．

支援計画 サポートプラン

◆定期的な病状の説明

根拠 本人の病態に対する意識と現在の妊娠高血圧症候群の病態に相違があったため．正しい病態の理解につなげるため．

◆胎児心拍陣痛図の確認後に胎児の状態を説明

根拠 妊娠高血圧症候群の胎児への影響の有無を説明し，不要な不安におちいらないようにするため．

6 結　果

#1. 心血管機能障害のリスク状態である

　妊娠34週0日では血圧140/92 mmHg，脈拍82回/分，体温36.8℃，尿蛋白（±），浮腫が脛骨前面に軽度あり．過去3週間，収縮期血圧は140台mmHg以上，拡張期血圧は90台mmHg以上で経過している．体重73.3 kg（前週より300 g増加）．治療食（塩分7 g，1,600 kcal）を全量摂取．間食はしていない．降圧薬の内服は守られている．ベッド上で安静にしていることが多いが，午前と午後で1時間ずつテレビを鑑賞している．時折ラジオも聞いている．「赤ちゃん，小さめだけど少しずつ大きくなっているみたいです．妊娠34週になって，ちょっと安心しました．」夫の面会は毎日，実母は隔日にあり．妊娠33週でも血圧は140台/90台mmHgで安定し，状態が落ち着いていたので，病院で行われている母親学級に参加した．パンフレットを持ち帰り「呼吸法をやってみよう．」と意欲的であった．

3．妊娠高血圧症候群の看護過程（ハイリスク）　**85**

尿蛋白は 30 mg/日，血液検査結果は Ht 値 36.7％，血小板 21 万/μL，AT 活性 75％，総蛋白 6.2 g/dL，Alb 4.0 g/dL，血清クレアチニン 0.6 mg/dL，尿酸 4.0 mg/dL.

胎児（在胎週数 34 週 0 日）は推定体重 1,822 g，胎児心拍数 150 bpm，一過性頻脈 3 回/時間あり，一過性徐脈なし，胎児心拍数基線細変動あり．羊水ポケット 5 cm，BPS 10 点，胎動あり.

2. 今後の急激な病状悪化や胎児の健康状態に対する不安が増強する可能性がある

「入院したときは，私どうなるのかな，赤ちゃん大丈夫かなって思っていました．急に赤ちゃんの状態が悪くなったらどうなるのかと心配になりました．でも，そのときは，赤ちゃん専用の病棟に入ることができると聞き，少し安心しました．妊娠 34 週になると赤ちゃんの肺の働きがよくなるみたいですね．今日で妊娠 34 週になりました．午前中に超音波検査があって，赤ちゃんの体重を教えていただいたんです．小さめですが大きくなっていると先生から聞いて，よかったと思いました．モニターを毎日つけていますが，助産師さんから元気ですよって声をかけていただいたときは安心します」と話す.

「最初は，スマホもテレビもみれなかったので，退屈でした．助産師さんから好きな CD 聞くよう勧められ，主人にもってきてもらいました．久しぶりに懐かしい曲を聞いて気分転換になりました．」と話す．アロマオイルを使用した下肢のマッサージ後には「気持ちよかったです．眠ってしまいました．好きな香りで癒されました.」と明るい表情で話していた.

評 価

1. 心血管機能障害のリスク状態である

母体は，薬物療法，食事療法，安静療法が守られているため，血圧もやや高めで安定し，尿蛋白も減少し血中蛋白の喪失は改善したと判断する．浮腫は軽度で持続しているが，検査データから血管内の血液濃縮は認められず，合併症の症状もみられない．これらのことから，妊娠高血圧症候群の症状は軽減していると判断できる．胎児心拍陣痛図によるモニタリングではすべて正常範囲内であり，胎児の健康状態は良好である．発育状態は，平均より小さめではあるが，週数ごとに増加し −1.5 SD にはいたっていない．したがって順調に経過していると考えられる．児の胎外生活が比較的安定する妊娠 34 週に達し，母児の状態も落ち着いていることから短期目標は達成した．しかし，妊娠高血圧症候群では，母体の臓器障害発症の可能性は残されているため，引き続き状態の観察と児の成熟度のおよび胎内環境を考慮しながら正期産まで妊娠継続をしていく必要があり，看護計画は継続とする.

#2. 今後の急激な病状悪化や胎児の健康状態に対する不安が増強する可能性がある

　妊娠34週まで妊娠継続でき，母親の状態は血圧も安定，検査データも軽減した．これらの説明を聞くこと，胎児の推定体重やモニタリングの結果などの情報提供を行うことで児への不安も軽減したと判断できる．音楽やラジオによる聴覚のリラクゼーションも受け入れ良好であり，明るい表情で話していたことから，不安の軽減につながったと考えられる．しかし，妊娠高血圧症候群は，急激な状態の悪化の可能性もあるので，引き続き正期産まで看護計画を継続する必要がある．

文　献

1）医療情報科学研究所：病気がみえる vol. 10 産科，第3版，メディックメディア，東京，2013
2）我部山キヨ子ほか（編）：助産学講座6 助産診断・技術学Ⅱ［1］妊娠期，p100，第5版，医学書院，東京，2016
3）日本産科婦人科学会ほか（編・監）：産婦人科診療ガイドライン産科編2017，日本産科婦人科学会，東京，2017
4）日本妊娠高血圧学会（編）：妊娠高血圧症候群の診療指針2015—Best Practice Guide，メジカルビュー社，東京，2015
5）日本超音波医学会：超音波胎児計測の標準化と日本人の基準値について．超音波医 **30**：415-430，2003
6）山本樹生：そもそも妊娠高血圧症候群とは？，助産雑誌 **69**：630-637，2015

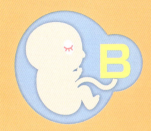

B 分娩期の看護過程

1 分娩期にある対象者の理解

1 この時期の対象者の特徴

a. 母体の身体的側面

1) 分娩の3要素にみられる変化

母体は分娩が近づくにつれ，前駆陣痛や産徴といったさまざまな身体的変化を自覚するようになります．そして，分娩が進行し，分娩の3要素（産道・娩出力・娩出物）が，1つひとつ，あるいは複合的に変化するにつれ，母体は産痛や肛門圧迫感といった身体的変化を経験します．胎児が娩出されると，その直後より子宮が収縮し，胎盤が娩出されます．胎盤娩出後の子宮収縮は，胎盤剥離面からの止血に重要です．

2) 分娩進行が及ぼす全身への影響

分娩進行の原動力とされる陣痛（子宮の収縮）により，母体は疼痛を感じ，一過性に血圧が上昇することが多くあります．同様に，体温，脈拍も，分娩経過中に軽度の上昇を認めることが多くあります．また，分娩進行中は発汗が著明となり尿量も減少し，児頭が骨盤内に下降し尿道を圧迫するため自尿が出にくいこともあります．さらに，分娩の進行により胎児が下降すると，母体の骨盤壁や骨盤底は強く圧迫され，軟産道は開大し会陰は伸展します．こうした身体的変化は母体に疼痛をもたらし，身体的苦痛の原因となります．分娩進行にともない生じる疼痛は産痛と総称され，分娩進行にともないその部位や程度が変化します．

b. 母体の心理的側面

分娩予定日が近づいたり，分娩開始徴候を自覚したり，また実際に分娩が開始したりすると，分娩の進み方に応じて，母体は多様な心理的変化を経験します．多くの女性が，これから何が起こるのだろうといった不安や，次第に増強していく産痛に恐怖心を抱きます．その一方で，分娩進行中は，身の回りの物的環境や人的環境に対して非常に過敏にもなり，これらの影響を受けやすくなりますが，居心地のよい環境が確保されることで前向きな気持ちを保ち，主体

的・意欲的に出産に向き合えます.

c. 母体の社会的側面

近年，家族のあり方が多様になり，必ずしも夫が分娩に立ち会うとは限りません．たとえば児の「父親」にあたるパートナーや，「祖母」にあたる実母，また経産婦であれば，児の「お兄ちゃん・お姉ちゃん」にあたる同胞の立ち会いを希望する産婦もいます．可能な限り産婦の望む人的環境を整えることで，産婦の不安や恐怖心を軽減させ，安心感を増し，さらに前向きな気持ちを引き出すことができます.

また，どのように出産準備を整えてきたのかも重要です．妊婦健診における保健指導や母親学級などの社会資源を活用しておくことで，いざ分娩を迎えてからの不安を軽減することができます.

d. 児の身体的側面

分娩期においては，児（胎児）は，娩出物として分娩進行の難易を決定づける分娩の3要素の1つでもあり，その大きさならびに分娩進行にともなう身体的変化（胎位・胎向・胎勢・位置）が，分娩の進行や経過に大きく影響を及ぼします．胎児は，娩出力の影響を受け，産道を通過しながら，頭部を回旋させたり，頭蓋を変形させながら（応形機能・骨重積），骨盤内を通過（下降）していきます．そして，娩出とともに呼称が新生児となり，第一啼泣を発することで胎外生活における呼吸・循環機能の確立を開始させます.

2 抱えやすい問題

分娩開始後の分娩の3要素の変化には，分娩開始からの経過時間に見合う適切な状態が，正常な状態として望まれます．3要素の1つひとつが，分娩開始後の経過にあわせて適切に変化していくことや，お互いに調和を保ちながら相互に変化していくことが順調に起こらなければ，分娩進行そのものが順調ではなくなります．何か1つでも正常から逸脱すれば，それはさらなる異常を招きやすく，母体や児の健康状態が脅かされるという悪循環におちいることもあります．分娩は生理的なものであると認識される一方で，生理的に正常な状態を保ちながら分娩を終えるためには，あらゆる条件が整っていることが必要であり，いたるところに正常から逸脱する可能性がひそんでいるといえるのです.

3 かかわりのポイント

a. 母体・児の健康状態を保障する

分娩が正常に経過するためには，母体・胎児の健康状態が良好であることが前提となります．看護者は家族ではありません．産婦のそばにただ寄り添うだけでなく，分娩進行にともなうさまざまな変化が生理的なものであり，母体の健康状態，胎児の健康状態のどちらもが良好に維持されていることを，絶え間なく保障し続けなければなりません.

b. 分娩が正常に経過することを保障し，正常が維持されることを支える

　　分娩が正常に経過するためには，分娩の3要素が個々に，そして複合的に調和のとれた変化をみせていくことが鍵となります．陣痛は増強し，産道が形成され児頭は下降しますが，こうしたすべての過程が，産褥期・新生児期にいたるまで適切に変化していることを保障し，さらにそれが維持されることを支えなければなりません．

c. 産婦の思いに寄り添い，思いを大切にする

　　分娩がはじまると，産婦はさまざまな感情に揺れ動きます．耐えがたい痛みをつらいと感じ，逃げ出したいと思うこともあるでしょう．誰かにそばにいてほしいと思う一方で，ときには1人にしてほしいと思うこともあります．産婦の揺れ動く思いを理解し，その思いに寄り添い尊重する姿勢が大切です．

d. 産婦にとっての居心地のよい空間を提供する

　　バースプランの普及により，分娩期に，どこで誰とどのように過ごしたいか，そこでどのようなケアを受けたいか，産婦が思い描く分娩の光景も多様性を増しています．照明や空調，寝具といった物的環境のみならず，そこに誰がどのように存在しているかという人的環境もまた，産婦にとっての居心地のよさに影響を与えます．産婦が，その瞬間瞬間にもっとも居心地がよいと感じられるよう，環境を整えていくことが大切です．

e. 基本的ニーズを満たし，身体的苦痛を最小限にする

　　看護者は産婦にただ寄り添うだけでなく，分娩進行にともない産痛がどのように生じるのか，また，その痛みを緩和できるのかといった専門的な知識をもち，望まれるケアを提供できる存在にもならなければなりません．さらに分娩中は，「身体が熱い」，「汗をかく」，「のどが渇く」，「気持ち悪い（吐きそう）」，「つねにトイレに行きたい感じがする」といったさまざまな不快症状も経験します．そしてこれらの症状は，「何も食べない・飲まない（食べられない・飲めない）」「動けない（動きたくない）」といった状況を招きます．食事・活動・休息・排泄といった基本的ニーズが満たされない状況は分娩進行を妨げる要因にもなり，身体的苦痛をさらに増すといった悪循環を招きます．このような悪循環が生じないよう，つねに産婦の基本的ニーズの充足状況を確認し，身体的苦痛が最小限となるようにかかわっていくことが求められます（図1）．

2　分娩期の基本的なアセスメント項目

　　本書では，分娩期におけるアセスメントのポイントとして，分娩の3要素および分娩の進行状態，母体・胎児の健康状態，母体の心理的・社会的状態に焦点をあてます（図2）．

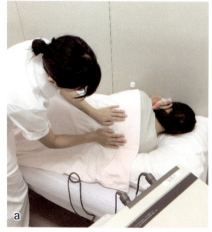
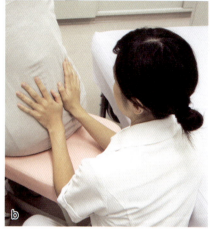
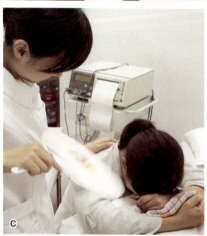
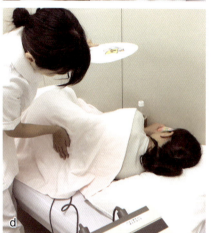
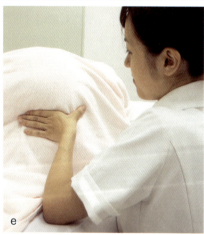

図1　身体的苦痛への援助の実際
a：産婦の呼吸（息づかい）にあわせて背中をマッサージする．
b：産婦の求めに応じた強さで腰部を圧迫する．
c：（産婦の求めに応じて）団扇をあおぎ，熱感をやわらげる（右手）．産婦の背中に触れ安心感を与える（左手）．
d：（産婦の求めに応じて）団扇をあおぎ，心地よい涼しさをつくる（左手）．産婦の求めに応じた強さで背中〜腰をマッサージする（右手）．
e：産婦の求めに応じた強さで肛門をおさえる（肛門圧迫）．

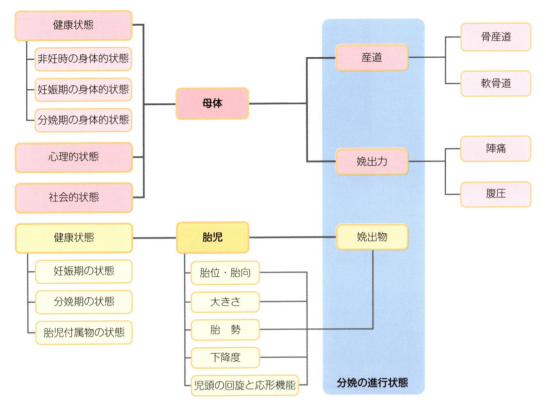

図2　分娩期における看護（アセスメントの視点）

1 分娩の3要素をみる

a. 産道—骨産道と軟産道

☑ **骨産道**

　　　　骨産道は複雑な立体構造をしており，胎児は回旋したり，応形機能を働かせながら（骨重積），骨産道を通過します．したがって産婦を受け持つときには，骨産道の大きさや形状と，そこを胎児（児頭）が通過できるのかを，産婦の低身長や骨盤の形態異常の有無を確認したり，レオポルド触診法やザイツ法により児頭と骨盤の大きさのバランスを確認することで推測します．そして最終的には，X線骨盤計測により，児頭が骨盤を通過できるかを評価します．骨産道が狭かったり，形に異常があると，胎児は通過が困難となり，分娩の進行に異常が生じることとなります．

☑ **軟産道**

　　　　胎児が通過できるためには，軟産道の熟化と伸展が必要です．とくに子宮頸管は拡張しにくく，胎児通過の際に大きな抵抗となります．産婦の年齢，分娩歴のほか，胎児の軟産道通過を困難にする器質的原因（双角子宮といった子宮奇形など）や機能的原因（軟産道の開大が進まない軟産道強

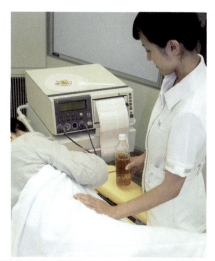

図3 分娩監視装置を使用している産婦（側臥位）の陣痛をみる

靱など）の有無を確認します．

b．娩出力

☑ 陣痛―分娩陣痛と腹圧

①分娩陣痛の特徴

　妊娠末期になると，痛みをともなう子宮筋の収縮（子宮収縮）を認めることがあり，これを前駆陣痛といいます．痛みをともなうことから分娩陣痛の開始（分娩開始）と誤ることがありますが，間隔が不規則で，最終的には消失し，分娩にはいたりません．一方，分娩進行の原動力として，胎盤娩出まで続く子宮収縮を分娩陣痛といいます．子宮収縮が10分おきに規則正しく起こっていれば分娩開始と判断し，分娩陣痛はその後次第に増強し，周期は短縮し，発作持続時間は延長します．陣痛の増強にあわせて，産婦の感じる痛みも増強します．

②分娩陣痛の性状

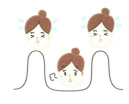

　分娩陣痛には周期があり（周期性），陣痛発作と，陣痛間欠を繰り返します（反復性）．臨床では一般的に，陣痛の強さや周期を，触診や分娩監視装置を用いて評価します（外測法）（図3）．分娩監視装置による外測法では，発作の開始から次の発作の開始までを厳密に測定することができ，陣痛の強さが変化していく過程もみていくことができます．一方，触診の場合（図4）は，看護者が指先あるいは手のひら全体で産婦の腹壁を触れ，腹壁がもっとも硬く緊張した状態（発作の極期）から，次に同じような状態になるまでを計測して陣痛周期に置き換えます．腹壁の変化がとらえにくい場合には，産婦の腹壁に触れると同時に，産婦の変化（表情や姿勢，痛みの訴え，会話の持続など）をあわせてみていくとよいでしょう．陣痛の性状

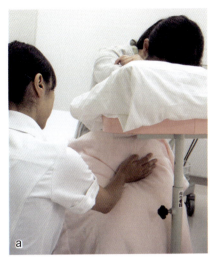
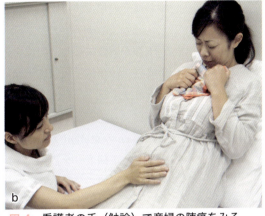

図4 看護者の手（触診）で産婦の陣痛をみる
a：アクティブチェアに腰掛けている産婦の腹壁に右手（利き手）で触れる．
b：ベッドに腰掛けている産婦の腹壁に右手（利き手）で触れる．

を観察するときに忘れてはならないことは，必ず間欠期が存在するということです．間欠期が短くなりすぎたり，消失した場合には，過強陣痛や常位胎盤早期剝離といった異常を疑います．分娩監視装置を用いる場合においても，装置のみに頼ることなく，産婦の腹壁に直接手を触れ，産婦の様子を注意深く観察することがとても大切です．

③産　痛

分娩が進行すると，大多数の産婦が下腹部や腰部の痛みを訴えます（有痛性）．分娩進行にともなう痛みを，産痛と総称します．進行にともないその部位や程度が変化しますので，産婦の様子を注意深く観察し，どの部位がどの程度どのように痛いのか，また，その痛みに対してどうケアしてほしいのかを細やかに察知し，その緩和につとめることが期待されます．

☑ 腹　圧

腹圧は，腹腔内圧を上昇させ，胎児および胎児付属物の娩出を助けます．意識的に調整が可能（随意性）であることから，分娩第2期（後述，p97参照）においては，呼吸法の指導とあわせて腹圧のタイミング指導や援助を行うことで，進行（児頭の下降）を促進する効果があります．

c. 娩出物

☑ 胎位・胎向

骨盤位や横位・斜位の場合には，経腟分娩以外の方法を選択することが検討されます．

☑ 胎児の大きさ

分娩開始時の胎児の大きさ（推定体重）は，産道通過に対する抵抗性に影響します．胎児の推定体重が大きければ時間がかかると推測され，小さ

ければその逆です.

☑ 胎　勢

　下顎が胸壁に接し,屈位を保っている姿勢(後頭位)が正常とされ,胎勢異常(頭頂位・前頭位・額位・顔位)の場合には,経腟分娩がむずかしくなります.

☑ 下降度

　De Lee の station 方式を用い,胎児の先進部(頭位であれば児頭の先端)の位置(下降度)を評価します.娩出力や産道の状態とあわせてみることで,それまでの分娩進行を評価したり,今後,どのぐらいの時間で分娩にいたるかを予測することができます.

☑ 児頭の回旋と応形機能

　胎児は,複雑な形状をした骨産道を,児頭を回旋させ(第1回旋〜第4回旋),応形機能を働かせながら下降してきます.医師または助産師は,内診を行うことで,児頭の先端が触れる位置〔station (st) で表す〕や矢状縫合の向き(大泉門の位置で表す)を確認します.

☑ 胎児付属物の状態

　胎盤の位置は,経腟分娩の可否を評価する判断指標に,羊水の性状は,分娩進行中の胎児の健康状態を評価するための判断指標となります.通常,分娩後に精査します.

2 分娩の進行状態をみる

　分娩の進行をみるためには,分娩開始からの経過時間の確認にあわせて,産婦がいま,分娩経過(分娩第1期〜第4期)のどの時期にあるかを判断します.そして,分娩がスムーズに進行できるために必要とされる看護(観察・保健指導・ケア)を提供します.

a. 分娩第1期

　分娩開始から子宮口が全開大するまでを分娩第1期といいます.フリードマンは,分娩開始後の時間経過と子宮口の開大との標準的な関係をフリードマン曲線に示し,分娩第1期を潜伏期と活動期の2つに分けています.

☑ 分娩第1期の2つの時期

①潜伏期

　頸管の短縮が起こり,子宮口の開大がはじまる分娩開始の初期段階にあたります.潜伏期の長さは,さまざまな要因に影響を受けて変化しやすく,一定しないことが多いです.

②活動期

　通常,子宮口が3〜4 cm 開大した時点で活動期に入ります.子宮口の開大が急速に進み,初産婦は2〜3 cm/時間,経産婦は5〜6 cm/時間で開大します.子宮口が全開大に近くなると減速期に入ります.これは児頭が骨

盤内を下降しはじめるためと考えられています.

b. 分娩第2期

子宮口全開大から胎児が産道を下降して娩出されるまでを分娩第2期といいます.産婦は強い下腹部痛・腰痛(産痛)を訴え,顔面紅潮,静脈怒張,発汗,頻脈がみられるようになります.また,陣痛発作に一致して腹圧が加わるようになります(努責,いきみ).

☑ 破　水

分娩第1期に形成された胎胞は内圧の上昇により緊満し,卵膜が破綻すると羊水が流出します(破水).分娩第2期に生じる破水を適時破水といいます.

☑ 排臨・発露

児頭がさらに下降すると,直腸の刺激により便意を感じ,肛門の圧迫感をおぼえるようになります.児頭が出口部に下降すると,肛門の哆開や会陰の膨隆がみられるようになり,さらに分娩が進むと,児頭の一部が陰裂からみえるようになります.陣痛発作時にのみ陰裂から児頭がみえる状態を排臨,間欠時にも陰裂から児頭がみえる状態を発露といいます.排臨・発露のころより,産婦は努責を制止できない状態になり,陣痛と一致して不随意に腹圧が加わるようになります.通常は,発露から数回の陣痛で児頭ならびに体幹の娩出にいたり,胎児娩出とともに後羊水が流出します.

c. 分娩第3期

胎児娩出から胎盤ならびに卵膜の娩出が完了するまでを分娩第3期といいます.胎児娩出直後から子宮は強く収縮し,数分後には,胎盤が子宮壁から剥離し,娩出されます.

d. 分娩第4期

胎盤娩出後約2時間は,厳密には産褥期ですが,産道の裂傷や子宮の弛緩による異常出血がみられることが多くあり,分娩期の看護の一環として,母体の状態に注意します.安静を保ち,会陰裂傷の処置や清拭,子宮の硬さや位置,悪露の観察,バイタルサインの測定が実施されます.

❸ 母体の健康状態(身体的状態)をみる

母体の健康状態は,胎児の健康状態にも影響を及ぼします.少なくとも2時間に1回はバイタルサインを計測し,母体の健康状態をみていきます.また,母体の健康状態に影響を及ぼす要因として,食事や排泄,睡眠,休息の状況もあわせてみていく必要があります.

☑ 体　温

個人差はありますが,多くの場合,分娩経過中は軽度の体温上昇を認めます.しかし,38℃以上の発熱に加え頻脈になることは,母体の感染徴候であることもあり注意が必要です.一方,分娩直後は,発汗や筋肉労作に

よる熱喪失のため寒さを感じることがあります.

☑ **脈　拍**

分娩期には一般的に頻脈となります. とくに陣痛発作時に著しく増加し, 間欠時には元に戻ります. 娩出時には100〜120回/分に達することがあります. ただし, 頻脈は母体の感染徴候でもあるので, 生理的な変化と安易に判断してはなりません.

☑ **血　圧**

分娩進行中は, 陣痛を疼痛として感じ, 一過性に血圧上昇を認める産婦が多くいます. 過度で急激な血圧上昇は子癇発作の前兆であることもあり, 降圧処置などの対応が必要です. 一方, 気分不快などをともなう血圧低下は仰臥位低血圧症候群の可能性があり, すみやかに体位変換を行う必要があります. とくに血圧の下降は出血と関連するので, 胎盤娩出直後の脈圧の減少や顔面蒼白, 皮膚の冷感, 不安症状, ショック症状には注意が必要です.

☑ **呼　吸**

分娩中の呼吸は一般的に増加し, 21〜26回/分程度です. 娩出期では, 陣痛発作時に減少し不規則となり, 間欠時には増加します. 不安の強い産婦の場合は過呼吸になりやすく, この傾向は分娩進行とともに顕著となります. また, 不適切な呼吸法などにより, 過呼吸症候群（過換気症候群）を招くことがあります.

☑ **母体の健康状態に影響を及ぼす要因**

分娩進行中は, 食欲がなく食事をとらないまま何時間も経過したり, 陣痛による痛みのために, 十分な睡眠や休息がとれないまま疲労が蓄積することがよくあります. 痛みに対する不安や恐怖心, 疲労の蓄積は, 分娩の進行を妨げる要因とされます. また, 膀胱や直腸が充満すると, 児頭の下降を妨げ, 分娩の進行を遅らせる原因となります. 産痛が緩和され, さらに基本的ニーズが十分に満たされることで, 分娩進行が促進されます.

❹ 児（胎児）の健康状態をみる

分娩期における児（胎児）の健康状態は, 妊娠期（胎児期）の健康状態の延長にあり, 妊娠期からの発育状態や母体の健康状態にも左右されます. また, 分娩進行中の健康状態は, 陣痛の周期や強さ, 産道通過の影響を受けます. したがって, 胎児の健康状態の評価は, 分娩開始後, 娩出直前にいたるまで連続して行われる必要があります.

☑ **心拍数**

分娩中の胎児心拍数の変動は, 胎児の健康状態を評価する最も有力な指標です. 110〜160 bpm にあるのが正常であり, 持続する頻脈や徐脈は, 胎児機能不全の徴候となります.

☑ 胎児付属物

　　胎児付属物の状態は，胎児の健康状態の指標でもあり，胎児の健康状態に影響を及ぼす要因でもあります．たとえば羊水量が少なければ，陣痛発作にともなう子宮収縮が児に与える負荷が大きくなりますし，臍帯が短ければ，胎児の下降を妨げます．また，破水の際には，羊水の突然の流出により臍帯下垂や臍帯脱出の可能性があり，胎児の健康状態に注意を要します．また，血性羊水や羊水混濁は，常位胎盤早期剥離や胎児機能不全を疑います．

5 母体の心理的状態をみる

　　産婦の不安・恐怖心・緊張は，痛みを増悪させ，分娩の3要素の異常を招き分娩のスムーズな進行を妨げる要因となることが指摘されています．たとえば，分娩に関する知識の不足や次第に強くなっていく痛みは，産婦の不安や恐怖心を助長します．

6 母体の社会的状態をみる

　　母体を取り囲む社会的状態は，母体の心理的状態に影響を及ぼします．たとえば，夫や家族からのサポート状況や，分娩・児に対する受け入れがよいことは，母体に安心感をもたらします．また，母体の年齢や生育歴，あるいは職業・経済状況は，育児にも影響します．不安が大きければ，分娩中の心理的状態に悪影響を及ぼします．

事例 4　分娩第1期の正常経過のDさん

プロフィール（妊娠39週6日）

　朝病棟に行くと，Dさん（34歳，初産婦）が入院していた．

　Dさんは，「今日は妊娠39週6日です．午前2時から10分ごとにお腹が張りはじめました．少しずつ腰の痛みが増してきて，痛いときには立っていられません．」と電話相談した後，夫の運転で病院に向かった．病院に到着したのは午前5時だった．カルテを確認すると，最後に内診をしたのは妊娠39週5日であり，この日の妊婦健診結果は，子宮口開大が2cm，頸管の展退度は30%，児頭の位置はst＝−2，頸部の硬度は中，子宮口の位置は中央であった．

　午前9時にDさんは陣痛室のベッドに横になり，分娩監視装置を装着していた．朝食にはまったく手をつけていない．夫は椅子に座り，Dさんの腰のマッサージを続けている．胎児心拍陣痛図を確認すると，陣痛周期は7〜8分であり，発作持続時間は40〜50秒で，触診の結果とDさんの自覚は一致していた．胎児心拍数基線は140bpmで，20bpmの胎児心拍数基線細変動と一過性頻脈を認め，一過性徐脈は認められなかった．このとき，Dさんのバイタルサインは，体温37.0℃，脈拍78回/分，血圧118/72mmHgであった．

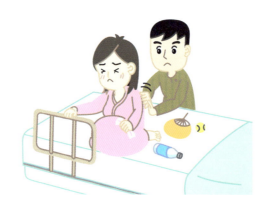

● 入院前までのDさんの状態

　34歳，初産婦，身長162 cm，非妊時体重60 kg，職業は大学事務員．産休（産前産後休暇）を取得後，妊娠38週から実家で過ごす．週末には夫も訪れ，Dさんの両親と4人で過ごす．

　既往歴・家族歴なし．妊婦健診には定期的に通っていた．子宮底長・腹囲は妊娠週数相当に増加していた．1週間あたりの体重増加量は0.2～0.5 kgで，妊娠39週5日の妊婦健診時の体重は68.5 kgであった．貧血や妊娠糖尿病（gestational diabetes mellitus：GDM），妊娠高血圧症候群（HDP）の可能性を指摘されることなく，母親学級やマタニティエクササイズのクラスにも積極的に参加していた．Dさんの両親にとっては，初孫の誕生になる．Dさんの出産を心待ちにし，妊娠初期よりDさんを手厚くサポートしていた．バースプランには，「夫と実母の立ち会いを希望しています．」と記載されている．

　妊娠39週5日の妊婦健診で，Dさんは「最近夜になるとお腹が張って，寝不足が続いています．お腹が張ると，腰も鈍く痛みます．今朝，ピンク色のおりものが少し下着についていました．」と相談し，「赤ちゃんは相変わらずよく動いています．」と話をしていた．

● 胎児の状態

　Dさんは，妊娠20週よりはっきりとした胎動を自覚していた．胎児は在胎週数相当に発育し，異常を指摘されることはなかった．妊娠39週5日の妊婦健診では，頭位，児頭大横径（BPD）92 mm，推定体重3,089 g，羊水インデックス（AFI）18.2であった．また，ノンストレステスト（NST）を実施し，胎児の状態がよい（reassuring fetal status：RFS）所見であることが確認された．

🐤 アセスメント項目の整理

アセスメントの視点と対象者情報	アセスメントでの考え方
1) 分娩の進行状態 〈分娩の時期と娩出力の状態〉 ・「今日は妊娠39週6日です.」 ・「午前2時から10分ごとにお腹が張りはじめ,少しずつ腰の痛みが増し,痛いときには立っていられません.」 ・陣痛周期7〜8分,持続時間40〜50秒の陣痛発作(子宮収縮)が認められる ・最近,寝不足が続いていた ・朝食にはまったく手をつけていない 〈産道および娩出物の状態〉 ①母体の基本情報および妊娠経過 ・初産婦 ・年齢34歳 ・身長162cm,非妊時体重60kg ・妊娠中は0.2〜0.5kg/週で増加し,妊娠39週5日までに合計8.5kg増加した ②妊娠39週5日(分娩開始直前)の妊婦健診結果 ・超音波所見:頭位,BPD 92mm,推定体重3,089g,AFI 18.2 ・内診所見:子宮口開大2cm,頸管の展退度30%,児頭の位置 st=−2,頸部の硬度は中,子宮口の位置は中央 ・ビショップスコア:4点 ・「最近夜になるとお腹が張って,腰が鈍く痛みます.今朝,ピンク色のおりものが少し下着についていました.」 〈分娩の進行状態に影響を与える母体の状態〉 ①身体的状態 ・午前9時のバイタルサイン:体温37.0℃,脈拍78回/分,血圧118/72mmHg ・既往歴・家族歴なし ・マタニティエクササイズのクラスに積極的に参加していた	・Dさんは本日正期産である.午前2時より10分ごとの周期的な子宮収縮を認め,午前9時までに周期は7〜8分と短くなっており,発作持続時間は40〜50秒となっている.疼痛性を増していることからも,分娩の開始から7時間が経過し,現在(午前9時)は分娩第1期である.また,7〜8分ごとの周期的な子宮収縮は分娩陣痛といえる.以上から,分娩第1期および分娩開始からの経過時間に応じた娩出力が得られていると判断できる. 一方,前駆陣痛の出現により寝不足が続いていること,昨夜2時から午前9時まで痛みが繰り返されていること,さらに入院後の朝食に手をつけていないことから,睡眠・休息,エネルギーが充足されていない状況である.このような状況下では,疲労の蓄積と体力の消耗を助長し,分娩に対して前向きな気持ちを保つことがむずかしくなる.加えて,娩出力を弱め,分娩進行が停滞する可能性も高くする.しかしながら,Dさんは妊娠中にマタニティエクササイズのクラスに参加するなど運動習慣があったことで,分娩終了まで体力が維持されることが期待される. ・Dさんは35歳未満であり,分娩進行に対する年齢的リスクは低く,低身長ではないことからも,狭骨盤のリスクは否定される.加えて,妊娠中の体重増加量が,非妊時の体格(BMI 22.9)からみた推奨体重増加量の範囲内であることからも,胎児の産道通過を妨げる要因はないといえる.したがって,経腟分娩が可能であり,分娩経過に応じた娩出力が得られれば,分娩は順調に進行すると考えられる.

アセスメントの視点と対象者情報	アセスメントでの考え方
・妊娠中，貧血や GDM，HDP の可能性は指摘されなかった ・夫は D さんの腰部マッサージを続けている ②社会的状態 ・大学事務員として就業し，産休中である ・妊娠初期より実父母から手厚いサポートが得られている ・妊娠中，母親学級を受講している ・夫の運転で入院した ③心理的状態 ・夫の立ち会いを希望（バースプランより） ・夫は入院時より付き添い，一緒に過ごす	・分娩開始前日に胎位が頭位であることや，BPD・推定体重が確認され，経腟分娩が可能であると判断できる．一方ビショップスコアが 4 点と子宮頸管は成熟していなかったが，前駆陣痛や産徴が続いていたことや，分娩開始から 7 時間が経過していることからも，子宮頸管は少しずつ成熟が進んでいるものと期待される（あくまで予測）． ・分娩の進行状態，とくに娩出物・娩出力は，母体の健康状態と密接に影響し合うが，分娩開始後の現時点（午前 9 時）における D さんのバイタルサインから健康状態は良好である．また，既往歴・家族歴はなく，さらに貧血や GDM，HDP を生じなかったことからも，分娩進行中に D さんの健康状態が正常から逸脱する可能性は低い．加えて，夫が産痛緩和ケアにより D さんの身体的苦痛は軽減されている． ・社会的リスクの存在は，分娩時の心理的状態に悪影響を及ぼす．D さんは安定した仕事につき産休を取得していることや，母親学級を受講するなど，社会資源の活用ができている．また，夫や実父母から実質的なサポートを得ている様子からも，社会的状態は良好であるといえる．したがって，D さんの分娩時の心理的状態に悪影響を及ぼす要因はない． ・D さんが立ち会いを希望する夫が入院時から付き添い，直接的なケアを続けることで D さんの不安や恐怖心は軽減される．このことは，D さんが前向きな気持ちを保ち続けることに効果的である．これにより，D さんは分娩進行中，心理的状態を良好に維持することができる． ・以上を総合的にアセスメントすると，正常な時期（正期産）に分娩が開始し，現在は分娩第 1 期である．睡眠・食事が充足さ

アセスメントの視点と対象者情報	アセスメントでの考え方
	れないことで分娩進行が停滞し，正常から逸脱する可能性が懸念されるが，現時点における母体の健康状態は良好である．加えて，分娩の進行を妨げる要因や，正常からの逸脱につながるその他の要因や心理的状態を脅かす要因も認められない．
総合アセスメント	以上より，分娩第 1 期の進行状態は良好である．
2）胎児の健康状態 〈基本情報および妊娠期の状態〉 ①母体の基本情報 ・既往歴・家族歴なし ・子宮底長・腹囲は妊娠週数相当に増加 ・貧血や GDM，HDP を指摘されずに経過 ・妊娠 20 週より胎動を自覚していた ・妊娠 39 週 5 日の妊婦健診で，「赤ちゃんは相変わらずよく動いています．」と発言 ②胎児の基本情報 ・妊娠 39 週 5 日の NST は RFS 所見 ・AFI：18.2 〈分娩期の状態（午前 9 時時点）〉 ・妊娠 39 週 6 日午前 2 時に分娩開始 ・母体のバイタルサイン：体温 37.0℃，脈拍 78 回/分，血圧 118/72 mmHg ・NST（胎児心拍陣痛図）の所見：陣痛周期 7〜8 分，胎児心拍数基線 140 bpm，胎児心拍数基線細変動 20 bpm で，一過性頻を認め，一過性徐脈はなし	・妊娠中，胎児の健康状態に悪影響を及ぼす母体因子はなく，妊娠週数相当の発育がみられていたこと，胎児付属物も正常を保ち続けていたこと，D さん自身が日常的に胎動を感じられていたこと，妊婦健診の際の NST で RFS 所見であったことから，妊娠中の胎児の健康状態は良好であり，分娩進行中に健康状態が正常を逸脱する可能性は低い． ・正期産での分娩開始であり，胎児の未熟性は考えにくく，増強していく陣痛（子宮収縮）の負荷に対する予備力は問題ないといえる．現時点では D さんの健康状態は正常であり，胎児の健康状態を脅かす要因とはならない．胎児心拍陣痛図からも，現時点（分娩第 1 期，分娩開始から 7 時間）での胎児の健康状態は良好である． ・以上を総合的にアセスメントすると，胎児は妊娠期より健康状態を良好に保ち，正期産での分娩開始であるため，分娩進行中に正常を逸脱する可能性は低い．現時点（午前 9 時）における胎児心拍陣痛図の所見に問題はなく，母体の健康状態も良好であること，分娩第 1 期の進行状態が良好であることからも，胎児の健康状態を脅かす要因は認められない．
総合アセスメント	以上より，胎児の健康状態は良好である．

2 関連図

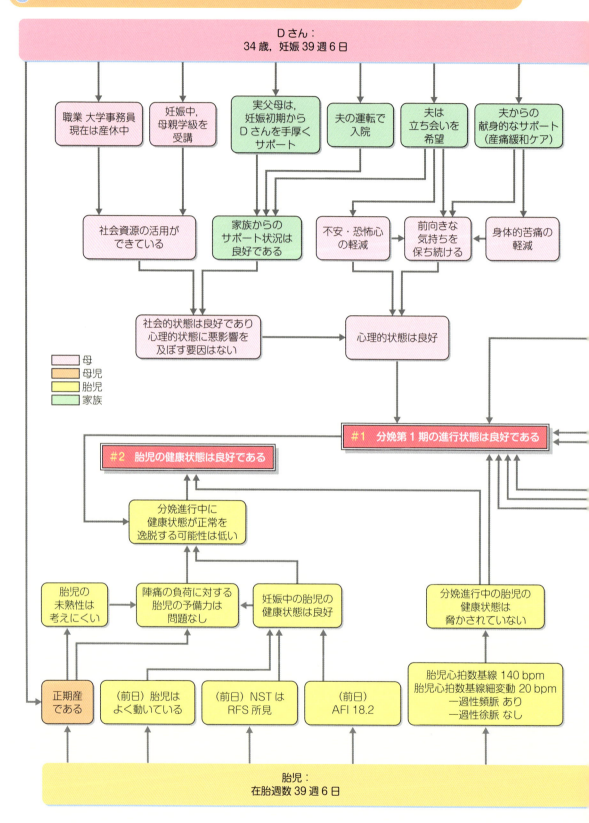

104

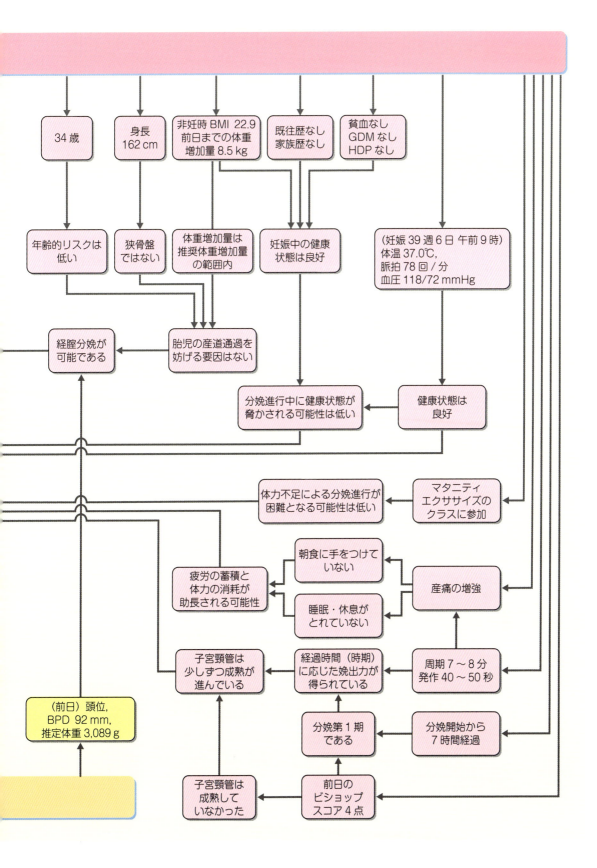

③ 看護課題（看護診断）

1. 分娩第 1 期の進行状態は良好である
2. 胎児の健康状態は良好である

④ 目　標

1. 分娩第 1 期の進行状態は良好である

長期目標　分娩終了後 2 時間まで
◆母体が，身体的にも，心理的・社会的にも良好な状態を保ち続けることができる．

短期目標　分娩第 1 期終了まで 30 分ごとに評価
◆母体の健康状態（身体的状態）が正常から逸脱しない（もしくは悪化しない）．
◆母体の心理的状態・社会的状態が良好に維持される．
◆分娩が順調に進行する（3 要素が相互に調和をとりながら適切に変化する）．

2. 胎児の健康状態は良好である

長期目標　分娩まで
◆胎児が，健康状態を良好に保ちながら，安全に出生する．

短期目標　分娩第 1 期終了まで 30 分ごとに評価
◆陣痛にともなう子宮収縮や産道通過による負荷を受けながらも，健康状態を良好に維持することができる．

⑤ 具体的ケア

1. 分娩第 1 期の進行状態は良好である

OP 観察計画
◆分娩開始時期（妊娠週数）
　根拠 産婦の出産準備状態の目安になるため．
◆分娩開始からの経過時間とそのときの分娩の 3 要素の状態（陣痛周期，子宮口開大度，胎児の回旋，胎児先進部の下降度など）
　根拠 分娩の 3 要素は，分娩開始からの経過時間に見合う適切な状態となっていることが，正常な状態として望まれるため．

◆母体の身体的状態

①年齢・既往歴・家族歴・妊娠中の身体的状態

根拠 今後の分娩進行において，健康状態を悪化させる要因となるリスクの有無とその程度を評価するため．

②バイタルサイン

根拠 身体的な健康状態を評価できる客観的指標であるため．

③疲労の有無と睡眠・休息の状況

根拠 疲労の蓄積は，分娩進行を停滞させる要因となるため．また，睡眠・休息の状況をみることで，疲労の程度を推測できるため．

④食事・排泄の状況

根拠 分娩が進むと痛みや疲労により食欲が減退するが，エネルギーの不足は，周期的な陣痛の持続を妨げる原因となるため．水分摂取が不足すると脱水のリスクが高まるため．また，膀胱や直腸の充満は，胎児の下降を妨げるため．

⑤産痛の有無と程度，産痛への対処方法

根拠 産痛は産婦にとって，身体的苦痛の最大の原因であり，全身の緊張や極度の不安・恐怖心は，分娩の3要素の正常な変化を妨げる要因となるため．また，産痛への対処は産痛のコントロールができ，産婦が分娩進行に適応できていること，心理的にも分娩進行にともなう身体的苦痛に適応できていることの判断指標ともなるため．

◆母体の社会的状態

①年齢・生育歴，職業（就労状況）・経済状況，夫（パートナー）や家族との関係性

根拠 産婦を取り囲む社会的状態は，分娩中の心理的状態に影響を及ぼすため．

②バースプラン

根拠 産婦の個別的な思いを知ることで，夫（パートナー）や家族との関係性やサポート状況を推測することができるため．

◆母体の心理的状態

①表情・発語の有無および内容

根拠 分娩進行にともなう心理的状態（前向きな気持ちの有無，不安・恐怖心・緊張の増強の有無）を確認するため．

②バースプラン

根拠 分娩に対する心理的な準備状態を知ることができるため．また，産婦1人ひとりの固有の思いを尊重し，寄り添うことで，産婦にとって肯定的な出産体験になることを助けるため．

TP 実施計画

◆安楽をはかり，睡眠・休息がとれるよう環境を整える

　根拠 疲労を軽減し，娩出力（陣痛）を維持することを助けるため．

◆本人の好むもの・食べやすいものを選択し提供する

　根拠 疲労を回復させるため．娩出力（陣痛）の原動力となるエネルギーを補うため．

◆3〜4時間ごとを目安に，適切な方法を選択して排泄の援助を行う

　根拠 膀胱や直腸の充満を取り除き，胎児の下降（分娩の進行）を促すため．

◆産痛の部位や程度にあわせて，本人の希望を取り入れながら，産痛緩和をはかる

　根拠 身体的苦痛の軽減をはかり，可能な限りの安楽と快適さを確保するため．

◆バースプランに応じて母体のニーズを尊重した援助を提供する

　根拠 ニーズに沿った物的環境や人的環境が充足されることは身体的状態を良好に保つことにもつながるため．また，安心・リラックスしながら出産する体験は，出産満足を向上することにもつながるため．

◆分娩の進行に影響を与える要因（促進する要因・阻害する要因）を把握する

　根拠 急速遂娩や遷延分娩につながる要因を把握し，それらを助長しないための適切な援助を提供することは，母体・胎児の安全を保障することにつながるため．

◆分娩が順調に進行している場合においても，それを維持するための援助を行う

　根拠 胎児の下降を促す体位や歩行を取り入れるなどして，分娩所要時間を短縮することができれば，母体の疲労や児への負荷を軽減することにつながるため．

◆分娩の進行を阻害する要因を把握し，それを取り除くことにつとめる（膀胱・直腸の充満，長時間にわたる同一体位）

　根拠 分娩を長期化させることは，母体の疲労や胎児への負荷を助長し，さまざまな悪循環を招く．こうした状況は正常からの逸脱の要因となるため．

支援計画 サポートプラン

◆適切なタイミングでの水分摂取，安全を確保したうえでトイレに行くことを促す，産痛緩和をはかるなど

　根拠 母体の基本的ニーズを充足するためのセルフケアを見守り，促すことは，分娩進行を促し（分娩を長期化させない），母体・胎児の健康状態を良好に保つことにつながるため．

◆分娩進行の現状を伝える，今後の見通しを伝える

　根拠 現状がわかることで安心感を得ることができるため．また，見通しがわかることで前向きな気持ちを保つことができるため．

◆不安や否定的感情の表出を促し，受容する

根拠 不安や否定的感情の原因がわかればその解決をはかることができるため．また，そうした感情を吐露することで，母体は看護者への安心感や信頼感を増し，前向きな気持ちを保つことができるため．

◆バースプランを尊重し，産婦の重要他者（パートナー，実母，実姉など）を巻き込んだケアを提供する

根拠 母体の安心感やリラックスにつながるため．また，出産体験を共有する体験は，母体と重要他者の双方にとっての，満足感や達成感につながるため．

◆分娩第2期に入る前に適切な呼吸法・腹圧（怒責，いきみ）のかけ方を説明する

根拠 排臨や発露，胎児娩出時における母体・胎児への負荷を最小限とするため．また，児頭の下降を助けることで，分娩所要時間を短くできるため．

2. 胎児の健康状態は良好である

OP 観察計画

◆分娩開始時期（在胎週数）

根拠 分娩進行にともなって生じる負荷に対しての胎児の予備力の目安になるため．

◆分娩開始からの経過時間とそのときの分娩の3要素の状態

根拠 分娩が進行すると，胎児は，陣痛や産道通過の負荷を受けることとなる．現在および今後，胎児が受ける負荷の程度を判断する目安となるため．

◆胎動の有無

根拠 胎動は，産婦自身も自覚できる胎児の健康状態の指標であるため．

◆胎児心拍陣痛図

根拠 胎児の健康状態を評価できる客観的指標であるため．

◆母体の健康状態・胎児付属物の状態

根拠 いずれも，胎児の健康状態に影響を及ぼすため．

TP 実施計画

◆母体の健康状態（身体的・心理的・社会的）を良好に維持するための援助を行う

根拠 母体の健康状態は，胎児の健康状態に密接に影響を及ぼす．母体の健康状態を脅かす要因は，同時に胎児の健康状態を脅かす要因にもなりうるため．

◆分娩の進行状態を良好に維持するための援助を行う

根拠 分娩が急速に進行すると，胎児への負荷も大きくなる．一方，分娩を長期化させることは，母体の疲労や胎児への負荷を助長し，さまざまな悪

循環を招く．こうした状況は，胎児の健康状態を正常から逸脱させる要因となるため．

◆正常から逸脱した場合は，母体の体位変換，酸素投与など，すみやかに適切な対応を行う

根拠 胎児の低酸素状態を回避するため．

支援計画 サポートプラン

◆破水，間欠期のない陣痛，産痛の急激な増強，出血量の増加などを自覚したときには，看護者に声をかけるよう説明しておく

根拠 胎児の健康状態が脅かされるサインであり，早期発見・早期対応が必要であるため．

⑥ 結　果

1. 分娩第 1 期の進行状態は良好である

午後 2 時，ナースコールがあり訪室すると，D さんはアクティブチェアに座り，夫が腰をさすり続けていた．D さんは「産褥ナプキンに水が流れた.」と，か細い声で説明した．分娩監視装置を装着中であり，胎児心拍数基線 130 bpm，胎児心拍数基線細変動 8～10 bpm，3～4 分ごとの陣痛発作に連動して，150～160 bpm の一過性頻脈を認めた．発作持続時間は 50～60 秒だった．夫は陣痛周期にあわせて腰部のマッサージを続けていた．D さんは「お尻が押される感じがする．夫に手伝ってもらってスポーツ飲料を飲んでいた．お小水は少ししか出なかった．早く分娩室に行きたい．」と訴えた．このとき，体温 37.2℃，脈拍 90 回/分，血圧 128/74 mmHg であった．夫には一度休憩をとることを提案した．夫がベッドサイドを離れている間に，助産師は内診を行った．所見は，子宮口開大 9 cm，頸管の展退度は 80％，児頭の位置 st＝＋2，頸部の硬度は軟，子宮口の位置は前方であった．陰裂からは透明の羊水が流出していた．

2. 胎児の健康状態は良好である

午後 2 時，分娩監視装置を装着中に「産褥ナプキンに水が流れた.」と訴えがあり，その際の胎児心拍陣痛図の所見は前述の通りである．同時に肛門圧迫感を訴えたため，内診を行ったところ，羊水の流出が認められた．

⑦ 評　価

1. 分娩第 1 期の進行状態は良好である

午後 2 時（分娩開始から 12 時間）現在，陣痛の性状および内診所見から，分娩第 1 期の活動期にあると判断できる．母体のバイタルサインは正常であり，

健康状態（身体的状態）は正常を逸脱していない．寝不足であることや食事を摂取しなかったことで，疲労や脱水のリスクが助長されることが懸念されたが，セルフケアおよび夫のサポートにより飲水（スポーツ飲料）できていた．また，夫の献身的なサポート（産痛緩和ケア）により身体的苦痛が軽減され，可能な限りの安楽とリラックスの確保ができていたといえる．このことは，健康状態の維持（脱水予防，休息・安楽の確保）に効果があったといえる．また，夫の立ち会いはDさんの希望である．夫がそばに居続けることで，Dさんの心理的状態が良好に保てているといえる．引き続き，身体的・心理的・社会的状態が良好に保ち続けられるよう，看護計画を継続して実施していく．

　一方，分娩開始からの経過時間（12時間）と子宮口開大度（9 cm）を，初産婦のフリードマン曲線と照らし合わせると，おおよそ標準的なスピードで分娩が進行しているといえる．しかしながら，「早く分娩室に行きたい．」という発言は，分娩に対する意欲とも焦りとも判断できるため，現在の分娩の進行状態と今後の見通しを説明する必要があるといえる．また，分娩が長引くことは，体力の消耗と疲労の蓄積を招き，今後の進行を停滞させる要因となる．分娩進行を促進するための援助を夫を巻き込みながら実施していく．

2. 胎児の健康状態は良好である

　破水感を訴えた際の胎児心拍陣痛図所見に問題なく，胎児の健康状態に異常は認められない．しかしながら，「お尻が押される感じ（肛門圧迫感）」の出現は胎児が下降してきているサインである．また，破水をしたことで，陣痛は強まり，子宮収縮による胎児への負荷も増す．さらに産道通過による負荷も加わっていくため，より一層，胎児の健康状態に注意していく必要があるといえる．

文　献

1) 森恵美ほか：母性看護学各論 母性看護学2，第13版，医学書院，東京，2016
2) 町浦美智子（編）：助産師基礎教育テキスト2014年版第5巻，日本看護協会出版会，東京，2014
3) 医療情報科学研究所：病気がみえる vol. 10 産科，第3版，メディックメディア，東京，2013
4) 有森直子（編）：母性看護学Ⅱ周産期各論，医歯薬出版，東京，2015
5) 武谷雄二他（監）：プリンシプル産科婦人科学2産科編，第3版，メジカルビュー社，東京，2014

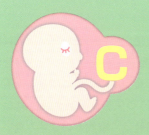

C 産褥期の看護過程

1 正常分娩の看護過程

① 産褥期にある対象者の理解

1 この時期の対象者の特徴

a. 身体的側面

　　産褥期とは，妊娠や分娩によって変化した全身および性器が形態的，機能的に非妊時の状態に戻るために必要な6～8週間を示します．産褥期に起こる身体的変化には退行性変化と進行性変化があります．退行性変化には全身の形態および機能の回復，子宮を含む生殖器の非妊時の状態への復古，分娩にともない生じた創傷部の治癒があります．進行性変化としては内分泌系の変化にともなう乳腺の発育と乳汁分泌があります．正常な産褥経過の後に性周期のリズムが戻り，生殖能力が復活します．

b. 心理的側面

　産褥期とは児が出生する前後の期間を示しますが，この時期は母親にとっても児にとっても分娩を契機とする危機的状態を含む時期です．無事に元気なわが子を迎え，周囲から母親の奮闘を称賛されることで分娩後の身も心も癒され，わが子へ没頭することができます．

c. 社会的側面

　　児の出生にともない親としての新たな役割が要求されます．1人の女性として社会に責任をもって生きてきたライフスタイルから児に対する責任をもつというライフスタイルへの変化は，これまでのライフスタイルとギャップが大きいことが予測されます．この時期はこれまでに構築してきた自分のアイデンティティを再構築する時期と考えられます．また，産褥期の養生や育児を身内の誰かに助けてもらうことが必要となり，これまでにはなかった関係性を構築する場合もあります．近年では，公的機関と民間企業がコラボレーションした産後ケアサービスもみられ，多くの社会資源から自分にあったサービスを選択

し活用しながら新たな社会生活を送ることが求められます.

2 抱えやすい問題

分娩に関連したものでは,縫合部痛,痔痛,便秘,排尿困難など,授乳に関連したものでは,乳頭痛,乳房緊満,児の成長発達に必要な量の乳汁が分泌されない,効果的な授乳が行えないなどがあり,産褥期の心理に関連したものでは,育児不安,マタニティーブルーズ*1,抑うつ気分,易疲労感,持続する倦怠感などで,役割の変化にともない起こる問題は,家族との意見の食い違いによる育児支援不足,同胞の赤ちゃん返りに対する育児困難感などがあります.

3 かかわりのポイント

産褥経過が順調でも,妊娠や分娩にともなうマイナートラブルはほとんどの褥婦にみられます.マイナートラブルは医学的に大きな問題ではなくても,褥婦にとっては不快で苦痛をともない,日常生活行動を制限してしまうことがあります.母親の日常生活動作をよく観察し母親がどのような苦痛を感じているのかを推察し苦痛の原因に対処することが必要です.

正期産の期間は妊娠37週0日から41週6日までです.そのため,新生児の成熟状況や発達はそれぞれ異なり,とくに37週台で出産した児は予定日近くに生まれた児に比べて小さく哺乳力が弱いため,母親は授乳がうまくいかないと感じるかもしれません.児の成長発達の評価は育児支援を行ううえで重要です.

胎盤の娩出とともにホルモン動態が急激に変化することで母親の精神面は不安定になりやすく,非妊時では気にならなかったような小さなことが気になるようになり,強い不安におちいることがあります.また,不安を抱えるのは初産婦だけではありません.その児によって個性があり,成長や発達が違います.育児経験のある母親でも,このたび生まれた児を育てることははじめての経験になります.そのため,初産婦,経産婦を問わずすべての母親ははじめて経験することが多く,さまざまなプロセスを受け止め,困難を乗り越えます.母親はときとして無防備で傷つきやすい状況になることが予測されるため,育児経験者に対しても母親が希望するだけ母親への支援をするという姿勢が重要です.

2 産褥期の基本的なアセスメント項目

1 全身状態の変化をみる

☑ 体 温

胎盤の剥離面や軟産道損傷部からの分泌物の分解・吸収による吸収熱のため,分娩直後には一時的に37.5℃を超えることがありますが,分娩後24時間以内には37.0℃以下となります.分娩後24時間以降,産褥10日以内に,38℃以上の発熱が2日以上続く場合を産褥熱といいます.産褥熱の原

因として分娩時の感染，破水後に長時間を要した分娩，帝王切開により早期離床ができないことによる悪露の停滞，胎盤片や卵膜片の遺残による子宮復古不全が代表的です．産褥3～4日目の乳房緊満による発熱以外で37.5℃を超えることはありません．

☑ 脈　拍

産褥早期には腹腔内圧の急激な下降による副交感神経への刺激で40～50回/分程度の徐脈が認められることがあります．分娩直後に頻脈を認めることはあっても90回/分を超えることはありません．分娩時の異常出血や感染による循環動態の変化を予測するうえで脈拍の観察は重要です．また，分娩後24時間以降であっても胎盤片や卵膜片の遺残による子宮復古不全や止血不十分による縫合部や創傷部からの再出血を起こすことがあるため頻脈，脈圧の低下を継続的に観察することが重要です．

☑ 呼　吸

分娩後に増大した子宮により押し上げられていた横隔膜が非妊時の位置に戻り胸式呼吸から胸腹式呼吸に戻ります．妊娠中に感じる呼吸運動の不快は軽減します．産褥期に呼吸困難を訴えたり，努力様の呼吸がみられたりする場合は，随伴症状を注意深く観察しながら早急に原因への対応を要します．

☑ 血　圧

妊娠末期から分娩時にかけてやや上昇しますが産褥期は非妊時の値に戻ります．産褥4日目ごろに10～15 mmHgの軽度の上昇を認める場合がありますが，これはプロゲステロンが減少したこと，全身の循環血液量の減少，細動脈拡張状態からの回復過程として起こると考えられています．そのため分娩後に血圧上昇が持続していないか，反対に異常な血圧低下がないかを観察します．急激な血圧低下はショックを疑います．

☑ 排　尿

妊娠終了による水分貯留作用の中断とその反作用により，産褥早期は利尿が亢進し1日の尿量は1,500～2,500 mLに達することがあります．尿量が減少する場合は，妊娠高血圧症候群，疲労，少ない水分摂取，発汗，乳汁分泌量の増加などが考えられます．尿比重は低く尿蛋白や尿糖が陽性になることがありますが，産褥1～2日目で消失します．膀胱容量が増大し膀胱内圧に対する感受性が非妊時より鈍くなり尿意を感じにくくなります．

産褥期に起こりやすいトラブルとして，妊娠期から分娩期にかけて児頭による過度の尿管圧迫，尿管伸展などが原因で，一過性に尿意鈍麻，尿閉を起こすことがあります．また，分娩後の外陰部の疼痛による尿道括約筋の攣縮や腹壁弛緩による腹圧低下が原因となる場合もあります．妊娠中の長期臥床，遷延分娩，巨大児，吸引分娩，鉗子分娩，外陰部の疼痛の訴え，

尿失禁の既往がある場合には注意してかかわる必要があります．産褥期に一過性の腹圧性尿失禁を起こすことがありますが，分娩による骨盤底筋群の弛緩や損傷によるものと考えられています．産褥期間中に回復する場合がほとんどですが，泌尿器科による専門的治療が必要とされる場合があります．症状が改善しない場合，母親がこれまで通りの生活に戻らず生活に支障をきたしたままなのではないかと不安を感じる場合があります．そのため産褥早期は利尿作用により尿量の増加がみられますが，排尿回数が少ない，尿意がいつもより鈍い感じがする場合は，腹壁上から膀胱の部位が膨隆していないかを確認する必要があります．また，母親の不安の程度も言動や行動からアセスメントする必要があります．

☑ 排　便

産褥早期は分娩時の減食や運動不足，分娩後の腹圧の低下，妊娠期から続く腸管蠕動運動の低下，外陰部の疼痛，痔痛，授乳に追われ排便の時間を確保できないなどの要因から一時的に便秘傾向になることがあります．産褥2日目までに排便がなくても問題ないですが，それ以降は，褥婦にあった排便コントロールの方法を取り入れ，退院後セルフコントロールができるかどうかを見極める必要があります．

肛門部は分娩時の努責や児頭の圧迫により痔核や脱肛が形成されるため，分娩後は適切な対処が必要です．痔核，脱肛の有無，大きさ，数，疼痛，出血，自己整復の可否について情報収集し順調な回復に問題がないかをアセスメントします．

☑ 体　重

体重減少は約5.8 kg（胎児，胎盤，その他の娩出物）と産褥期の体重減少（尿量増加，発汗，悪露の排出，乳汁分泌）により起こります．体重が減少しない場合は水分出納バランスを確認します．水分貯留がある場合は浮腫がみられます．産褥早期はとくに利尿作用が高い時期です．なぜ，水分が順調に排出されないかについて腎機能などの検査を行い原因を検索します．

☑ 血液所見

産褥期では妊娠期の生理的変化と分娩により失われた出血の回復過程をたどります．分娩時出血量は平均16%で妊娠中の増加量に相当するため，分娩時の異常出血がない限りHb値，Ht値，赤球数は大きく変動しません．これらの値は産褥2〜3日目に最低値を示します．白血球数値は妊娠期から分娩期にかけて増加しますが，分娩後は減少し産褥6週目でほぼ妊娠前の値に戻ります．白血球の数の急な増加は感染を疑います．

☑ 栄養・食事

全身の復古や乳汁分泌促進には産褥期の栄養や水分摂取が重要です．母

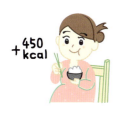

親がこの時期をさかいに食事に対して興味をもつことで充実した食事の習慣ができ，産褥期の健康状態を促進するだけでなく，母親のつくった食事で生活する子どもや家族の健康を守ることにもつながります．そのため，食事摂取量は適切か，バランスのとれた食事内容か，授乳中は450 kcal付加しているか，偏食がないか（乳汁分泌を促進させる目的で特定の食品ばかりを摂取している，新生児のアレルギー疾患発症を懸念して特定の食品しか摂取しない），貧血や低蛋白血症，便秘がある場合は改善に向けて栄養指導に基づいた食事摂取を行えているかについて情報を得る必要があります．また，退院後の食事をつくる支援者も母親と同様に産褥期の食事のポイントを理解しているかを確認する必要があります．

☑ 清　潔

産褥期は基礎代謝が上がり発汗や分泌物が多くなる時期です．また，分娩にともなう創傷があるため感染を起こしやすい身体状況です．十分な免疫をもたない新生児は感染しやすいため母親は清潔な手指で児の世話をすることが重要です．そのため，発汗の程度，外陰部の清潔（産褥ナプキンを排尿のたびに変えているか，シャワー浴で外陰部を優しく洗浄しているか），発汗後衣類交換ができているか，手洗いの習慣が身についているか自己の清潔管理と児を汗腺から予防するかかわりができているかについて情報を得てアセスメントする必要があります．

☑ 睡眠・休養

分娩後の疲労が回復しないまま，母親としての役割を24時間で遂行します．また，入院中は同室者への気遣いや集団指導，決まった時間の配膳，面会者の対応などで母親が休息したいと思うタイミングで眠れないことがあります．睡眠不足感が慢性化し母親の疲労感が蓄積すると，育児に対して積極的になれなかったり，育児に必要な情報提供を行っても十分に理解できなかったり，想像を絶する産後の大変さに退院後の不安を抱える可能性があります．そのため，睡眠不足感がないかを確認し，睡眠不足を増強する要因として痛み，授乳困難，分娩後の疲労，面会者が多いことなどについて情報を得てアセスメントする必要があります．

2 生殖器の変化

☑ 子　宮

子宮の急速な収縮は子宮筋の筋線維の収縮により起こります．子宮と子宮内膜は分娩後8週間までに妊娠前の大きさに戻ります．子宮内に感染や胎盤片の遺残があると子宮復古が妨げられます．その場合，子宮からの不規則もしくは過剰な出血と同時に，悪露の排出期間の遷延がみられます．その他，子宮収縮の阻害因子は子宮の過伸展（多胎，羊水過多，巨大児，子宮筋腫合併妊娠），子宮筋の疲労（遷延分娩，クリステレル圧出法など），

子宮内遺残（卵膜片，胎盤片），大きな胎盤剥離面，子宮の形態異常（子宮の形態，子宮筋腫），全身状態の不良（感染，貧血，疲労），過剰な安静（抑うつや疼痛による著しい活動量の低下），授乳をしない（乳頭刺激がない状態）が挙げられます．子宮底の高さには個人差があるため経日的に縮小しているかを正常経過の判断基準とします．また授乳により分泌されるオキシトシンには子宮筋に働きかけ産後の子宮復古を促すという働きがあり，授乳中に子宮に収縮の痛みを感じたり，悪露が流れ出すことがあります．子宮収縮が強く授乳に支障をきたす場合は事前に鎮痛薬などを使用します．

☑ **悪　露**

　産褥早期に脱落膜組織が脱落することで，腟分泌物に混じり排出されます．悪露は産褥早期の赤血球，脱落膜，上皮細胞，細菌を含む排出物を指します．分娩直後から数日は血液を多く含んでいるため赤色悪露といわれ，3～4日後は徐々に褐色になります．約10日後には白血球が混じり，液性内容物が減少し白色もしくは黄白色になります．悪露が排出される平均的な期間は24～36日といわれています．悪露の量，性状の経時的変化は正常経過の判断基準となります．悪露に悪臭や腐敗臭は感染の徴候，凝血塊，多量の出血は子宮復古が正常経過でない可能性が考えられます．

☑ **腟・外陰部**

　経腟分娩により損傷のあった外陰部は経日ごとに回復します．腟壁の創傷は治癒し平滑な腟壁を形成し外陰部の浮腫は数日で消失します．縫合部については離開，発赤の有無，腫脹，変色，縫合糸の牽引感，硬結，血腫，排尿時の痛み，鎮痛薬の使用頻度について情報収集し，癒合状態に問題がないかをアセスメントします．また，恥骨結合が離開した場合，恥骨痛に加え歩行困難があるため母親が無理なく歩行できているかを分娩後の初回歩行時に観察します．創部痛は時間の経過とともに回復しますが，回復傾向にあった痛みが再度増強する場合は感染を起こしている可能性が考えられます．

☑ **後陣痛**

　胎盤娩出後に起こる反復性の生理的子宮収縮で褥婦が自覚する子宮収縮は子宮復古を促進する効果的な収縮を指します．産褥3日目ごろまで継続し，初産婦より経産婦に強く出現しやすく，授乳中や運動時，排尿時に増強します．胎盤片や卵膜片，凝血塊の停滞，子宮内感染が子宮腔内で起きている場合は過度な後陣痛を起こすことがあります．

☑ **性機能**

　授乳中はプロラクチンが常時分泌された状態で黄体ホルモン放出ホルモンの作用が抑制されます．非授乳婦の全例が産後10週，授乳婦の約半数が20週で排卵が再開しています．そのため褥婦の性機能の回復を予測するた

めには，授乳の有無，授乳回数，母乳のみで育てているか，混合栄養か，母乳とミルクの割合について情報収集することが必要です．

❸ 進行性変化

☑ 射乳反射

　妊娠中から徐々に増加したプロラクチンは，分娩時にもっとも高い値になり分娩後に減少します．分娩により胎盤が娩出されてエストロゲンとプロゲステロンが減少することにより，プロラクチンに対する抑制が解除され乳汁の産生が促進され乳汁分泌が開始されます．プロラクチンは母乳を産生する腺房細胞に作用します．腺房細胞がつねに乳汁を産生するためには，プロラクチンの濃度を高く保つ必要があります．その濃度は新生児が吸啜することにより高くなります．また，オキシトシンは新生児が乳頭を吸啜することにより腺房細胞のまわりの細胞を収縮させることで，乳汁を腺房細胞から乳管，そして乳管口へと送ります．この過程を射乳反射と呼びます．授乳による刺激が反復的に行われ母乳分泌のコントロールが持続的に行われます．

☑ 乳房の大きさや形状

　このように産褥期は乳房全体の状態や乳頭の変化が著明に現れる時期です．乳房の大きさは乳腺の発達や脂肪の量によって個人差があります．乳房の形状は，乳頭を中心に上下に分け，上下の大きさが等しい，または下側に乳房全体の重みがかかるというパターンに分かれます．乳房の大きさや形状を把握することは，その母親の乳房にあった授乳姿勢を提案するうえで必要です．乳管開通の本数，乳汁分泌状態，乳房緊満の有無，乳汁がうっ滞による硬結を確認し，授乳が効果的に行われているかを確認する必要があります．

☑ 乳　頭

　乳頭は，大きさ，長さのほかに，突出状態（つねに突出しているか，指でつまみだすと突出するか），伸展性にも個人差があります．初産婦は乳輪部，乳頭が硬く伸展性が悪い場合がありますが，児の吸啜により児の哺乳や口腔内の形状にあう形になるよう，成人の瞼ほどの柔らかさへと改善します．手で乳房を下から支えたときに乳頭が陥没する場合や乳頭が硬く伸展性が乏しい場合，適切な吸着が行われていないと授乳初期に乳頭痛を起こすことがあります．そのため，乳頭に亀裂や水泡，痛みがないかを観察する必要があります．乳頭の形や硬さが乳頭のトラブルを起こすのではなく，いかなる乳房，乳頭であっても正しいラッチ・オン，ポジショニングができれば，効果的な授乳ができ，トラブルを起こすことは少ないと考えられています．

1．正常分娩の看護過程　**119**

☑ 副　乳

　乳汁分泌が開始されるとミルクライン上にある副乳が反応し，ときに痛みをともなう場合があります．自然経過で疼痛は軽減します．熱感を伴う場合は冷罨法により症状が緩和することがあります．

☑ 乳汁分泌状態

　乳汁分泌が産褥日数相当に順調に進んでいるかを考えるとき，Riordan[1]は乳汁生成の生理に基づき乳汁生成期を4期に分けている．まず，乳汁生成I期は妊娠期に開始しプロラクチンの刺激で腺房細胞からの乳汁生成がはじまる時期です．乳汁生成II期（産褥2〜8日目ごろ）はプロゲステロンの急激な減少によりプロラクチンが作用し乳汁生成が急激にはじまります．出生直後から効果的で頻回な授乳ができていないと乳房の病的な緊満や乳汁生成II期到来の遅延が起こります．母親の肥満，糖尿病合併，子宮内遺残があると乳汁生成II期を遅延させます．乳汁生成III期は成乳の分泌が維持されます．乳汁は乳房から飲み取られた分，次回の授乳に向けて産生されます．母乳のみで育てるためには授乳のたびに乳房内を空にすることが重要です．

　このように各期における乳汁分泌状態と阻害する要因の有無を総合的に判断することで，乳汁分泌量に関する予測ができたり母乳育児の進め方を検討する有益な情報となります．

☑ 乳汁成分の変化

　初乳は成乳に比べてエネルギーが少なく，糖質や脂質は少ないですが，ミネラルや免疫物質を含む蛋白質が多く，新生児を感染から守ることができます．初乳には緩下剤作用が強く胎便排出に有効であることから腸管内に胎便が貯留することを防止し黄疸を防ぐことが可能であると考えられています．ごく初期の乳汁にはヘモグロビン成分が混入して赤色の乳汁が分泌されることがありますが，自然に軽快し授乳も継続できます．乳汁は産褥日数ごとに成分や性状が変化します．乳汁の性状を観察する方法としては乳汁の色調，粘稠度，分泌量，射乳反射の有無などがあります．

❹ 授乳状況

☑ 授乳に適した児の状態

　直接授乳の際，児は乳頭および乳輪部を舌でとらえ，上顎の歯根部で押さえています．乳頭の先端は児の硬口蓋と軟口蓋の境目に達します．そのため乳頭に痛みがあることは乳頭が児の口腔において正しい位置に到達できていない可能性があります．

　児の哺乳欲求の示し方は母児相互やりとりのなかで母親が気づき理解することで適切なタイミングで授乳できるようになります．早期新生児期や少し早く生まれた児に関しては哺乳欲求の示し方が弱く，児が泣き出して

表1　ブラゼルトンの新生児覚醒状態

第1段階：深い睡眠（deep sleep）→静かな（non-REM）規則的な睡眠
第2段階：浅い睡眠（light sleep）→動きをともなう（REM）不規則睡眠
第3段階：うとうとした状態（drowsy）
第4段階：静かで覚醒している状態（quiet alert）
第5段階：動きをともなう覚醒（active alert）
第6段階：泣く（crying）

[Brazelton BT ほか（編）：ブラゼルトン新生児行動評価，第2版，医歯薬出版，東京，1988 より引用]

から授乳すると疲労により哺乳欲求を掻き消してしまうことが考えられます．そこで，一般的に用いられるのは，児の覚醒状態を6つの段階（表1）に分け，そのなかで授乳が効果的にできるタイミングを母親が理解できるよう支援することが必要と考えられています．授乳に適した児の状態と授乳のタイミングについては図1に示す通りです．母親が効果的に授乳できているかどうかを判断するときは児が授乳に適した状態に覚醒状態を整えて授乳しているかを観察することが必要です．新生児が体全体を使って空腹を表現するようになると，母親は適切なラッチ・オンやポジショニングをとりにくいことが考えられるため，授乳に適したタイミングに授乳を開始できているかをアセスメントすることが必要です．

☑ ポジショニング

　児が効果的に吸啜するには適切なポジショニングが重要です．そのため，母親の姿勢（ゆったりしている，肩が上がっていない，無理やり乳房を児に押しつけていない），児の支え方（頭を押さえつけていない），児と乳房の高さ（児の口と，乳房の高さがあっている），児の姿勢（頭，肩，腰，おしりが一直線で母親の身体と正面で向き合う）を観察する必要があります．妊娠中に合併症がありベッド上で安静にしていた母親や分娩による疲労感の強い母親は，椅子に座り児を抱いて自分の方に引き寄せることはできても，授乳が長くなると同一姿勢を保つことが苦痛なほど腹部や背部，上腕の筋力が低下していることがあります．その場合は，図2に示すリクライニング授乳[*2]が有効です．

☑ ラッチ・オン

　適切なラッチ・オンを行うことで母児ともに苦痛なく効果的な吸着ができます（図3）．具体的には児の口のなかに乳頭，乳輪部，乳房の多くを頬張るように入れた状態で児に吸啜してもらうと陰圧になり効果的に吸啜ができます．児の口を大きく開けたタイミングで乳房を含ませることができているかを観察する必要があります．乳頭の先端が適切な位置に到達していないと母親は乳頭に痛みを感じたり，授乳後，乳頭が変形していることがあります．また，安定した位置に乳頭をとらえることができると児の吸

1. 正常分娩の看護過程　**121**

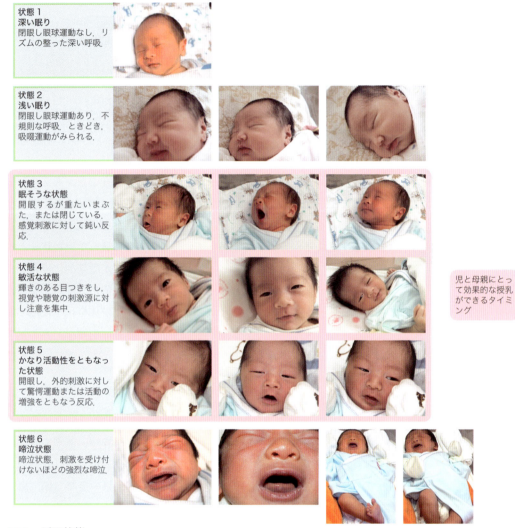

図1 睡眠状態
＊児の行動には睡眠状態が影響する．表は授乳に適した睡眠状態を示す．
[T. Berry Braazelton 著，亀山富太郎監訳，川口幸義，山口和正，川崎千里訳，ブラゼルトン新生児行動評価，第2版，第3章手引き，状態の観察，p18-21を参考に著者作成]

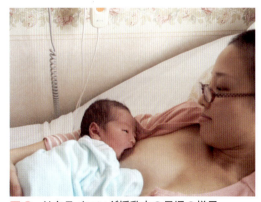

図2 リクライニング授乳中の母児の様子

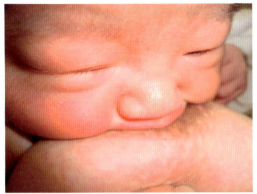

図3　適切なラッチ・オン

表2　効果的な授乳の評価

母親にみられる様子
1）授乳を開始して数分後に射乳反射（乳腺に起きる収縮を「ツツツーと軽く電気が走る感じ」「胸が締めつけられる感じ」など母親の表現はさまざま）を感じる 2）乳房が軽くなった感じ 3）乳房の見た目がしぼんだ感じ 4）乳房の圧が抜けた感じ 5）すっきりした感じ
児にみられる様子
1）児の吸啜のリズムが「ごくん，ごくん」と力強くかつ一定のリズムをもつ．一定の休止があっても刺激されずに児自身で吸啜を再開する 2）授乳開始後数分後に児の口角に乳汁がみえる 3）射乳した乳汁によりむせても一時自分で乳頭をはずすが再び自分からすぐに乳頭をとらえなおす 4）生後4日目以降，薄い黄色の尿が授乳のたびにみられる 5）早期に胎便が排泄される．生後4日目までには胎便がみられず移行便になっている 6）生理的体重減少率は生理的体重減少の範囲内でとどまり，おおむね生後4日目までに体重増加傾向を認める 7）乳汁分泌量が増加してくると授乳後，胃部の膨満や顔を赤らめいきむような表情がみられる

啜リズムも安定します．安定した吸啜は児の口唇が乳頭と乳輪部を密閉しますが，不十分な密閉のときは吸啜リズムにあわせて吸啜音以外の音を発します．

授乳量

授乳は児が乳房から飲み取った量を肉眼的にみることができないため，効果的に乳汁が児の胃に移行しているかを観察することがむずかしいです．しかし，退院後は母親に感覚的に必要な量の授乳ができたかどうかを判断できるようになることが必要です（表2）．

5　心理的・社会的変化

出産体験

満足のいく出産体験で自尊感情を高め，出産において納得のできない体験などは自信喪失や失敗感につながり自尊感情を低くする可能性がありま

表3　産褥期の心理に影響しやすい要因

妊娠分娩関係
1）過去または今回，妊娠出産に異常がみられた（異常妊娠，異常分娩，死産） 2）同胞に身体的異常がある（先天異常，遺伝疾患など）

家族関係
1）産後の育児協力をしてくれる家族の状況（高齢の実父母で負担をかけられない， 　　日中誰もいない実家に里帰りをするなど） 2）パートナーとの関係性の不和または別れ

母親自身の心理的要因
1）仕事や同胞のことが心配で今回生まれた児に集中できない 2）自身の母児関係の不和があり過去の経験が触発される

す．このような出産体験が母親役割遂行能力を高める過程を阻害していないかをアセスメントする必要があります．出産体験の受け止め，ストレスの高い出産体験の場合は感情を表出して出産体験が肯定的なものになるよう介入されているか，分娩様式が経腟分娩以外の場合は自然分娩ができなかったという喪失感をもっていないか，出産体験を通じて心的外傷体験をしていないか，新生児に対して理想とかけ離れているという感情を抱いていないかという視点で褥婦とのかかわりをすることが必要です．

☑ 心理的特徴

　産後は思い通りにならない身体機能，苦痛，疲労感から依存性が高くなることがあります．産褥期の心理的特徴には心理的影響因子が大きいと考えられており，妊娠中から表3に示す因子がある場合は配慮が必要です．

☑ 育児不安

　産褥早期における育児不安とは，出生した児との関係性を構築したり，児の養育に必要な知識や技術を習得する過程で抱く感情の1つである．近年，出産年齢の上昇があり，出産する女性の特徴として就労経験や人生経験の豊かさが育児の強みとなるという考え方もある．一方で，体力の低下やサポート不足に不安をもつ母親もいる．また，介護を必要とする親族がいる場合もあり，育児と介護の両立に不安をもつことも考えられる．出産施設退院後の育児不安の内容は，児の泣き，母乳不足感などがあげられ，初産婦にとってこれらの不安は母親としての自信喪失につながることも考えられます．そのため，褥婦が育児不安を起こしやすい環境や，育児技術習得におけるサポートの必要性がないかを情報収集し，それらが育児行動に影響を及ぼし否定的な言動がないかを観察し，必要時には適切な支援をする必要があります．

☑ 生活環境

　退院後の生活環境がストレスになることもあり，住居環境，家族構成，家族の協力体制，地域の環境，地域との交流について情報を得る必要があ

ります.

サポート体制

　経済的困難，人的支援，里帰り分娩の場合は実母の支援があるか，専門職者のサポートがあるかという点は育児に大きく影響を及ぼすため，褥婦のサポート体制に関する情報をアセスメントし，退院後必要な支援を得られるようかかわる必要があります．現在では，産後ケア事業により退院後も宿泊またはデイケアで産後の支援を受けることが可能ですが，設置は地域差があり，褥婦自身が産後支援に関する情報を知り，利用方法を理解しているかについて情報を得る必要があります．

保健医療機関の利用

　夜間診療施設，保健所，保健センター，開業助産所は退院後に受診や健診で利用することが想定される施設です．地域によりサービス内容に違いがあるため，褥婦が施設を利用するときに必要とするサービスを受けることができるか，また施設へのアクセスについても情報を得る必要があります．

就労女性が必要とする社会資源

　働きながら育児ができるように母親のニーズを把握し，対象のニーズに適合した支援をしなければ育児や仕事に支障をきたすことが考えられます．そのため母親が予定している職場復帰の時期や育児休業制度[*3]の利用，勤務時間短縮措置についてどのように考えているか情報を収集しアセスメントする必要があります．

育児能力

　育児能力の高さは，これまでの育児経験や小さい児と触れ合った経験などにより個人差が大きいと考えられます．褥婦および夫は自分たちなりの育児の方針をもっているか，基本的な育児の実践が容易に可能かなどを判断するために，育児に対する考え方（育児方針，育児経験，育児の習慣）について情報を得ます．育児技術の獲得は母親としての自信につながるため基本的育児技術（育児環境の調整，授乳，おむつ交換）などができているか，育児環境の準備，育児を行ううえでのサポート体制が整っているかについてアセスメントする必要があります．

母児関係

　産褥期は母児関係の基盤が形成される重要な時期です．母児の関係性は児の成長発達に強い影響力をもちます．そのため，母児相互作用が効果的に行われているか，児に対する関心を寄せているか，夫が児に対してどのように接しているかについての情報を得る必要があります．

夫婦家族関係

　夫は褥婦に対する支援者という側面をもつ一方で，父親として児との関係性を構築する役割をもっています．また，同胞が赤ちゃん返りや母親と

離れることができないという状況は，分娩や産褥入院中の母親を過度に不安にさせ，今回出産した児の育児に集中できないという状況になる可能性があります．そのため，夫婦関係が安定しているか，夫の出産への協力や受容，夫の支援状況，褥婦に対する夫の行動や態度（愛情をもって優しい声かけをする，妻の頑張りを言葉や態度で称賛する，無関心，非妊時と同様に家事を妻に任せるなど）に関する情報を得る必要があります．また，祖父母との関係性や同胞に関する情報も必要です．同胞の年齢，発達状態（発達の遅れがあるか），健康状態（医療を受ける必要のある疾患がないか），同胞自身のきょうだい児の受け入れ状況（母親を独り占めする，母親と離れて過ごせない）に関しても丁寧に聞き取り，総合的に夫や家族との関係性をアセスメントする必要があります．

　また，児のいるひとり親同士が親になる場合や妊娠中からパートナーとは別れて母親1人で妊娠や出産をする場合があります．とくに後者では，産後就労のできない期間の経済状態を想定した貯蓄があるか，困ったときの相談者の存在はあるかなどの情報収集をして，退院後の生活を問題なく送ることができるかをアセスメントする必要があります．

事例 5　正常分娩で産褥 1 日目の E さん

▌プロフィール（妊娠〜分娩まで）

　E さんは 33 歳，初産婦，会社員（法律事務所勤務），現在産前休暇中で，産後 1 年は休暇を取得する予定．会社員（公的機関勤務）の夫（34 歳）と 2 人暮らし．身長 164 cm，非妊時体重 55.0 kg（BMI 20.4），既往歴なし．妊娠中の経過に異常はみられなかった．夫とともに両親学級に参加したことで，分娩や育児のイメージがついた．生まれてくる児の性別は男女問わず元気であればよいと話している．E さんは母乳育児を希望している．

　妊娠 40 週 0 日，7 時に陣痛開始し分娩進行中の陣痛に異常なく，陣痛促進剤の使用なし．17 時 00 分に女児 3,010 g を出産．アプガースコアは 1 分後 8 点，5 分後 9 点，臍帯動脈血ガス pH7.4 であった．胎盤は自然胎児面で娩出され，胎盤実質，卵膜ともに完全に娩出．分娩時出血量は 465 g，子宮収縮良好，会陰切開縫合術を受ける．

　産褥 2 時間でトイレ歩行し自尿がみられた．母児の全身状態は安定しており，E さんの希望にて母児同室をはじめた．夜間は哺乳欲求に応えて授乳ができ，合間に休息をとった．

　産褥 1 日目，E さんの乳房の状態を観察すると，乳輪周囲は柔らかいが，乳頭は左右とも短乳頭で伸展性が不良である．看護師が圧して刺激すると乳汁が左右とも 1 ヵ所から分泌していた．乳房の緊満はみられていない．児に接する際の手洗いの必要性と実施，おむつ交換，授乳方法，泣いたときのあやし方について指導を受け，理解力は良好で一連の育児行動はできていた．E さんは，食事アレルギーはなく，授乳中の褥婦用に栄養が付加された食事は全量摂取している．病院の食事は退院後の食事の参考にしたいと考えている．分娩後から，発汗が多くその都度，通気

性のよい衣類に着替えている．14時の検温時，子宮底は臍下1横指，硬度は硬式テニスボール程度に触れた．悪露の性状は血性で，臭気，混入物はなく，産褥ナプキン内に収まっていた．毎回，排尿のたびに交換する産褥ナプキンには多めの経血程度付着あり．縫合部において，離開，発赤，腫脹，牽引痛，排尿時のひりひり感はなく，ときどき痛むだけでシャワーのとき泡で洗っている．排尿について「3時間ごとには必ずトイレに行きたくなって，トイレに行くと一気にたくさん出ます．」といっていた．授乳中に，陣痛の弱いような痛みがあり，授乳後に眠気があるという．児が寝ているときに休息をとっており，覚醒時は疲労感がない．夫は毎日，退勤後に面会予定．退院後は病院から車で15分程度の場所にある実家に戻り，母親の助けを得ながら育児を習得する予定．実母はパート勤務だが，娘の里帰り期間は勤務を休むよう事前に調整している．

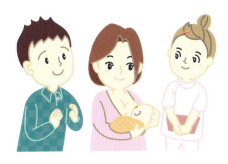

妊娠36週（妊婦健診時）のEさんの状態

胎児心拍数基線140〜150 bpm，胎児心拍数基線細変動6〜15 bpm，一過性頻脈あり，一過性徐脈なし，腟培養の結果に異常なし．Hb値11.1 g/dL．妊娠後期より胎動にともない膀胱が刺激され，1日に10回程度トイレに行っていた．便は硬く便秘気味だったため，医師に処方してもらった緩下剤を使って3日に1度だけ排便がある．妊娠後期，乳房のサイズが大きくなり，乳輪部の色素沈着がみられた．乳頭をマッサージすると透明な液体がにじむことがあった．妊娠中，乳頭は左右とも短乳頭で伸展性は不良であったが，圧して陥没することはない．子宮底長32 cm，腹囲90 cm，下肢浮腫軽度，子宮口閉鎖，子宮収縮はときどきあるのみ．胎児推定体重2,550 g．

入院時のEさんの状態

体温36.8℃，脈拍88回/分，下肢浮腫軽度，体重65.0 kg．

● 産褥 0～1 日目の E さんの情報

	産褥 0 日目	産褥 1 日目
体温 脈拍 血圧 浮腫	37.5℃ 108 回/分 130/80 mmHg （±）	37.0℃ 88 回/分 128/78 mmHg （−）
子宮 ・子宮底 ・硬度 ・後陣痛	臍下 1 横指 良好 （＋）	臍下 1 横指 良好 （±）
悪露 ・色 ・量	赤色 1 時間値 30 g，2 時間値 20 g， 6 時間値 30 g	赤色 中等量
排泄 ・排尿 ・排便	5 回 0 回	8 回 0 回
外陰部疼痛	（＋）	（＋）
乳房 ・緊満 ・開通 ・分泌	（−） 1 本ずつ にじむ	（−） 1 本ずつ にじむ

● 日齢 0～1 日目の新生児の情報

	日齢 0 日目	日齢 1 日目
体重 体重減少率 体温 心拍数 呼吸数	3,010 g 0 37.3℃ 130 回/分 58	2,895 g（−115 g） 3.8% 37.1℃ 128 回/分 50
黄疸［経皮ビリルビン （ミノルタ）値］	計測せず	8.8 mg/dL
臍	出血なし	出血なし
排泄 ・排尿 ・排便/性状	1 回 1 回/胎便	4 回 2 回/胎便
栄養 ・授乳回数 ・哺乳意欲	2 回 緩慢	8 回 良好

ⓘ アセスメント項目の整理

アセスメントの視点と対象者情報	アセスメントでの考え方
1) 子宮復古 〈産褥0日目の情報〉 ・昨日17時, 妊娠週数40周0日, 分娩経過異常なし, 陣痛促進剤の使用なし, 自然陣痛にて出産, 分娩所要時間10時間 ・分娩直後の子宮底は臍下1横指, 硬度良好 ・女児, 3,010g, アプガースコア1分後8点, 5分後9点, 臍帯動脈血ガスpH 7.4 ・分娩時出血量465g, 子宮内遺残なし, 会陰切開縫合術を受ける ・分娩後2時間より歩行しトイレに行き自尿あり. シャワー浴もできている. 夜間は児が寝ている間に休息をとっている ・児は出生後2時間時点で全身状態は安定し母児同室開始. 3時間ごとに哺乳欲求を示す 〈産褥1日目14時の情報〉 ・悪露：赤色, 中等量, 臭気・混入物なし ・後陣痛（±） ・排便0回 ・排尿8回 ・「3時間ごとには必ずトイレに行きたくなって, トイレに行くと一気にたくさん出ます.」 ・授乳回数8回 ・外陰部疼痛は縫合部が排尿時にときどき痛むだけ. 離開, 発赤, 腫脹はなく, 牽引痛, 排尿時のひりひり感の訴えなし	・自然陣痛にて胎児娩出. 微弱陣痛はなく, 陣痛促進剤は使用せず, 弛緩出血もないことから, 分娩後, 子宮筋が収縮不良になるリスクは低い. 子宮収縮の正常な経過として, 分娩直後は下垂した骨盤底筋, 腟の緊張回復, 排尿後の膀胱収縮により, 子宮底の位置が臍下3横指程度まで一気に下がる. 以降は分娩後24時間で子宮底は臍下1横指程度に位置する. Eさんの子宮底は, 分娩直後, 産褥1日目14時（分娩後21時間）ともに臍下1横指, 硬度良好であり, 子宮の収縮状態は産褥日数相当である. ・産褥1日目の悪露量の正常範囲は, 月経時の多い経血量を目安にしており, 一般に中等量（望ましい排出量）と表現している. また, 正常な悪露の性状は赤色悪露で, 産褥1〜3日目ごろまで排出される. 悪露に臭気がある場合は感染徴候である可能性があり, 混入物がある場合は子宮内遺残であることが予測される. Eさんの悪露は中等量, 赤色悪露, 臭気はなく混入物もない. 胎盤実質, 卵膜ともに分娩時に完全に娩出されており, 子宮内遺残による子宮収縮の阻害および悪露の排出障害なく, 悪露の量, 性状ともに正常である. ・会陰切開は縫合しており, 異常徴候には縫合部の離開, 発赤, 腫脹, 牽引痛, 排尿時痛がある. またこれらの症状は日常生活行動を阻害する. Eさんは, 排尿時に縫合部痛がときどきあるのみで, 癒合状態は良好である. 疼痛による日常生活行動の阻害はなく, 活動低下による悪露の排出に抑制はないと考える. シャワー浴は自立しており, 縫合部を自己で清潔に保

アセスメントの視点と対象者情報	アセスメントでの考え方
	ち，感染を防ぐことができているため癒合を促進している．また，外陰部の汚染にともなう子宮内感染のリスクを下げている． ・後陣痛は，胎盤娩出後に起こる反復性の生理的子宮収縮で分娩当日から3日ごろまでに出現する．授乳や運動，排尿時に増強するとされ，過度の後陣痛は子宮内遺残の可能性がある．Eさんは，授乳時に後陣痛が出現し授乳後に消失している．有痛性の子宮収縮が自覚され，授乳をやめると痛みが消失する後陣痛のパターンであることから，病的な後陣痛ではなく子宮を積極的に収縮させるために有効な後陣痛であると考える．あわせて，Eさんは，3時間おきに定期的な授乳ができており，授乳のたびにオキシトシンは分泌されることから，副次的に子宮筋に働きかけ収縮を促進することが期待される． ・産褥早期は，腎機能が亢進し利尿作用が高くなる．しかし，排尿時痛や分娩による尿意の低下は膀胱に大量の尿を貯留させ，子宮収縮を阻害する可能性がある．Eさんは，分娩後2時間よりトイレ歩行し，尿意も明瞭で3時間ごとに排尿しているため，膀胱充満なく，尿が膀胱に貯留することによる子宮収縮の阻害はないと考えられる．
総合アセスメント	以上のことから，子宮復古は順調である．
2）進行性変化 〈母体の状態〉 ・乳房は非妊時に比べて，乳腺のサイズが大きくなり，乳輪部の色素沈着がみられている ・妊娠後期に乳頭をマッサージすると透明な液体がにじむことがあった． ・産褥1日目，看護師が圧すると左右とも1	・乳腺発育期は妊娠中に分泌量されるエストロゲンとプロラクチンが乳腺の増殖と分化を促す．乳汁生成Ⅰ期は，プロラクチンが乳腺の腺房細胞を刺激して乳汁を産生する．この時期には乳房緊満はみられず乳汁分泌量はにじむ程度である．Eさんは妊娠期からの乳腺の発達は良好で妊娠後期から乳汁が分泌しており，授乳

アセスメントの視点と対象者情報	アセスメントでの考え方
本ずつ乳汁が分泌した ・妊娠中，乳頭は左右とも短乳頭で伸展性であったが，圧して陥没することはなく，現在は乳輪周囲が柔らかい ・母親の合併症なし ・体重異常なし ・産褥0日目より母児同室 ・乳房緊満（－） ・授乳回数8回 ・母乳育児希望 ・産褥期の授乳婦用に栄養が付加された食事を全量摂取 〈児の状態〉 ・児の哺乳意欲良好 ・在胎週数40週0日 ・出生時体重3,010 g ・アプガースコア：1分後8点，5分後9点 ・臍帯動脈血ガス pH 7.4 ・日齢0日目より排尿，排便あり．日齢1日目で排尿4回，排便2回 ・前日より体重減少115 g，体重減少率3.8%	に適した乳腺の発達がある．産褥1日目時点で乳房緊満はないが，乳汁は圧すると左右1本ずつ分泌するため乳汁生成I期にあり授乳が開始できている．出生直後からの定期的な授乳は乳汁生成II期への移行を効果的に促進している． ・乳汁生成II期は産褥2日目以降から開始する．乳房緊満，乳房の熱感，乳汁分泌量の増加がある．乳汁生成II期を遅延させる原因として，授乳開始の遅れ，子宮内遺残，極端な授乳回数の減少や，母親のストレス，母親の合併症（肥満，妊娠糖尿病など）がある．Eさんは，分娩当日から授乳は開始しており，子宮内遺残はなく，ストレスなし，合併症もなく，授乳に必要な栄養が摂取できているため，乳汁生成II期に影響を及ぼす要因はない． ・児は，正期産児で出生時体重は正常，哺乳に必要な成熟をしており，分娩時の仮死なく出生後のストレス徴候はない．児の未熟性，ストレスによる哺乳力への影響は低い．加えて，授乳を生後早期から開始したことで，緩下剤効果が高い初乳を摂取し日齢1日目から胎便があり，ビリルビンの再吸収が少なく，哺乳力低下や母児分離のリスクとなる高ビリルビン血症も予防できている．母児同室していることから，児の哺乳欲求にあわせた授乳をしていることが考えられ，頻回な乳頭刺激により分娩後にいったん低下したプロラクチンの濃度が児の反復吸啜刺激により一定量に保たれている．そのため乳汁生成II期への移行はスムーズであると考える．
総合アセスメント	以上のことから，順調に授乳が開始できている．

1. 正常分娩の看護過程 **131**

アセスメントの視点と対象者情報	アセスメントでの考え方
3）全身の回復（産褥 1 日目 14 時の情報） ・分娩時刻 17 時 00 分 ・体温 37.0℃，脈拍 88 回/分，血圧 128/78 mmHg ・前期破水なし，腟内感染なし ・分娩後の排便 0 回 ・分娩後 2 時間で自尿あり．3 時間ごとに排尿あり，8 回程度/日，1 回の尿量が多く尿意明瞭．排尿時のひりひり感の訴えなし ・非妊時 BMI 20.4，出産直前＋10 kg ・妊娠 36 週の Hb 値 11.1 g/dL ・分娩時出血量 465 g ・産褥経過相応の悪露の排出 ・分娩所要時間 10 時間，分娩前後の睡眠はとれている ・食事全量摂取 ・食物アレルギーなし ・退院後，病院の食事を参考にする ・発汗が多く通気性のよい衣類に着替えている ・日中シャワー浴をしている ・「（外陰部を）シャワーのとき，泡で洗っている．」 ・授乳中に弱い陣痛のような痛み，授乳後に眠気あり ・夜間授乳は 3 回程度で，児が寝ているときに休息をとっている ・覚醒時は疲労感がない	・分娩により，胎盤の剥離面，軟産道損傷部からの分泌物の分解・吸収による体温上昇（吸収熱）がみられるが，通常分娩後 12 時間後に下降し 24 時間で平熱に戻る．E さんは妊娠中に腟内感染はなく，分娩時も前期破水はなかった．分娩後 21 時間時点での，体温は 37.0℃ であることから異常な体温上昇はない．また，脈拍，呼吸についても正常範囲内である． ・妊娠の終了による水分貯留作用の中断とその反作用により，分娩当日の尿量は 1,500～2,000 mL で数日間尿量は増加する傾向にある．E さんは分娩後 2 時間で自然排尿があり，トイレ歩行は自立，その後の尿意は明瞭，3 時間ごとにトイレにて排尿している．腎機能亢進，排泄行動自立，排尿時にときどき縫合部痛あり，排尿障害なしで，産褥早期の生理的尿量増加にともなう膀胱充満を防ぎ，子宮収縮の阻害はないと考えられる． ・産褥早期は，妊娠，分娩後にともない腹圧低下や，腸管の弛緩，縫合部痛に関する要因，食欲低下，水分摂取量の不足などから一時的な便秘を起こしやすい傾向がある．E さんは，産後の排便がみられていないが，産後の便意や腸蠕動，食欲を総合的に判断し，産褥 3 日目を経過しても排便がない場合は，積極的に排便を促し，子宮復古不全への影響因子にならないよう防止することが重要である． ・分娩前（入院時）Hb 値 11.0 g/dL 台であった妊婦が分娩により 200～500 g の分娩時出血があると，産褥 2～4 日目の Hb 値が 11.0 から 10.0 g/dL まで低下するものの，その後は，Hb 値は上昇し，産後 1 ヵ月時点でおおむね分娩前の値に回復する．E さんは，妊娠 36 週で Hb 値 11.1 g/dL，分娩時出血量 465 g で，産褥

アセスメントの視点と対象者情報	アセスメントでの考え方
	2～4日目には分娩前のHb値を下回る可能性があるが，産褥1ヵ月時点では分娩前の値まで回復できることが予測できる．また，Eさんは産褥早期から食欲があり，分娩による損傷の回復や乳汁産生に必要な栄養素は摂取できている．退院後の食事にも関心をもっている．以上のことから貧血のリスクは低いと考える．
	・授乳は，乳頭への吸啜刺激によりオキシトシンの分泌がさかんになり眠気が出現する．また，とくに初産婦はこれまで夜間の授乳を経験したことがなく，日中でも眠気を感じるかもしれない．分娩直後から母児同室をしている場合，分娩時の疲労が改善されないまま育児を開始していることや，母親が慣れない育児で十分に休息をとれていないことがある．Eさんは，授乳後に眠気が出現しているものの，夜間睡眠をとった後に陣痛が開始し，分娩所要時間は10時間であったことや，分娩後は母児同室をしているが児の休息とともにEさんも休むことができていることから，疲労感に訴えはなかった．また，授乳以外で眠気を感じたときに，睡眠をとることで疲労の軽減ができている．そのため，分娩遷延はなく分娩前後の睡眠はとれていることから分娩による疲労の蓄積で活動低下しているとは考えられない．
総合アセスメント	以上のことから，分娩後の全身状態の回復は順調である．
4）母親役割の獲得 ・夫とともに両親学級に参加し分娩時の過ごし方や，育児についてイメージがつくようになった ・正常妊娠，正常分娩，正常新生児を出産 ・性別に対する希望はなし	・母親役割行動には，妊娠分娩歴，妊娠経過，妊娠の受容，出産への準備，新生児の状態，分娩状況，母親の身体の回復などが影響する．Eさんは，妊娠中から両親学級などで夫とともに分娩に関する知識を深め事前学習することで，事前に得た知

1. 正常分娩の看護過程　**133**

アセスメントの視点と対象者情報	アセスメントでの考え方
・夫は勤務終了後に面会予定 ・退院後は病院から車で15分程度の場所にある実家に里帰り ・母親の助けを得ながら育児を習得する予定．実母はパート勤務だが娘の里帰り期間は勤務を休むよう事前に調整している ・分娩直後に本人の希望にて母児同室を開始 ・児に接する際の手洗いの必要性と実施，おむつ交換，授乳方法，泣いたときのあやし方について指導を受け理解力は良好で一連の育児行動はできている ・手指の清潔に関する必要性を理解し実施している	識や夫の協力のもと，今回の分娩は主体的に分娩を乗り越えることができ，効果的に分娩前準備ができていた．児は正常新生児で健康状態も良好であったため，理想との不一致や期待の喪失感を示す言動はない．産後は，実母や夫に出産の労をねぎらわれながら，児とともに家族との時間を過ごすことができ，分娩当日から希望にて母児同室を開始し，疲労の蓄積による活動低下はなく児の受け入れ良好である． ・夫は，褥婦に対する支援者としての側面と父児関係発達の当事者の側面をもつ存在である．Eさんの夫は，両親学級への参加，出産育児休暇の取得，産褥入院中の面会により妻の妊娠出産において協力する姿勢があり，産後も支援を継続できると考えられる． ・褥婦にとって実父母は，夫につぐ支援者であるが，ときとして育児に過干渉になることがある．Eさんの実母は，娘と家族の里帰りを受け入れており，娘の育児の習得や退院後の衣食住の面倒をみるためパート勤務を休むことにしている．育児経験者である実母に育児を習いながら産後を過ごしたいという娘の希望に実母が寄り添っている．そのため親子関係は良好であり，育児をするための環境が整い，母親役割を獲得するための好条件が整っていると考えられる． ・母親の母性行動の適応段階として産褥1〜2日目は母親にとって分娩による疲労からの回復期で，家族や医療者に対して受身的であり依存度の高い時期といわれている．最低限必要な自分の基本的セルフケアでいっぱいである．Eさんは，出産当日より，希望で母児同室を開始しており，指導内容の理解はでき一連の育児技

アセスメントの視点と対象者情報	アセスメントでの考え方
	術はできている．また，養育者として新生児の感染に対する抵抗力の低さも理解し，手指の清潔が保持できている．小さな子どもとの触れ合いがなく，予測外の新生児の行動に戸惑いをもつことが想定されるが，児に対して優しく語りかける様子がある．Eさんは，児を受容し，愛着形成が効果的に促進され，母性行動への適応は順調である．一方で産褥早期であるためにEさんが無理をして育児を行っていないかを配慮する必要がある．
総合アセスメント	以上から，順調な母親役割獲得過程である．

関連図

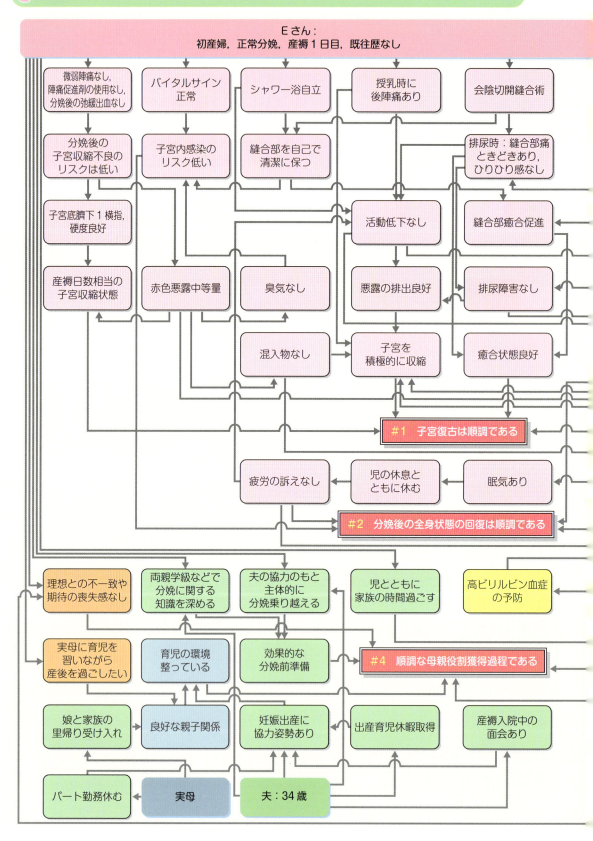

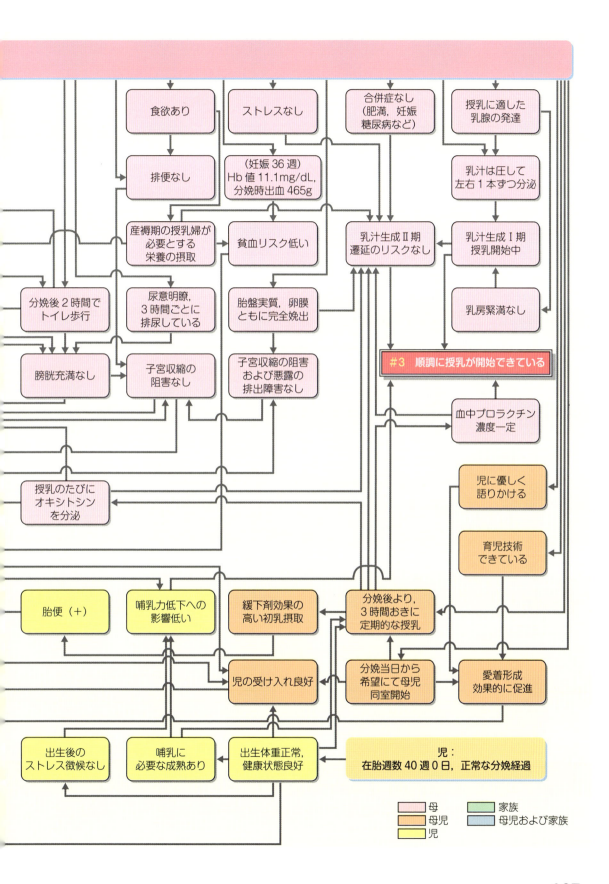

1. 正常分娩の看護過程

③ 看護課題（看護診断）

- ＃ 1. 子宮復古は順調である
- ＃ 2. 分娩後の全身状態の回復は順調である
- ＃ 3. 順調に授乳が開始できている
- ＃ 4. 順調な母親役割獲得過程である

④ 目 標

＃ 1. 子宮復古は順調である

長期目標 1ヵ月検診までに
- ◆子宮および産道の状態や機能が産褥日数相当に回復する．

短期目標 退院までに
- ◆正常産褥経過相当の子宮復古状態である．
- ◆子宮内感染をしない．
- ◆疼痛に対するセルフケアができる．

＃ 2. 分娩後の全身回復は順調である

長期目標 1ヵ月検診までに
- ◆産後の全身状態の回復が順調で，通常の日常生活に戻ることができる．

短期目標 退院までに
- ◆バイタルサインに異常がない．
- ◆体重減少がみられる．
- ◆貧血がみられない．

⑤ 具体的ケア

＃ 1. 子宮復古は順調である

OP 観察計画
- ◆バイタルサイン
  - **根拠** 体温上昇や頻脈は子宮内感染により起こる症状であるため継続的な観察が必要である．
- ◆子宮底の高さ，硬度
- ◆悪露の量，色調，混入物の有無
  - **根拠** 産褥日数相当の子宮収縮状態であるかを判断するため．

◆外陰部痛，後陣痛の程度，鎮痛薬の使用頻度と使用後の効果

根拠 産褥経過にともない創部の痛みや子宮収縮による身体的苦痛が緩和しているかを判断するため．また，創部感染などの異常徴候がないかを判断するため．

◆授乳状況（授乳回数，児の吸着状況），乳房の状態（乳汁分泌量，乳房緊満），児の状態（哺乳意欲，生理的体重減少，新生児黄疸），母親の状態（疲労，母乳で育てることへの認識）

根拠 直接授乳により新生児に必要な栄養を効果的に与えることができているかを判断するため．

◆縫合部痛，後陣痛，疲労の蓄積による活動制限の有無

根拠 疲労や身体的苦痛に伴う行動抑制により子宮内に悪露が停滞するため．

◆食事摂取状況，検査データ（貧血）

根拠 栄養状態，貧血から子宮内および外陰部にできた創傷部の癒合を遅延させる可能性を判断するため．

◆排泄状況

根拠 過度な膀胱充満や便の直腸内貯留による子宮収縮が阻害される可能性を判断するため．

◆セルフケア行動の実施状況

根拠 清潔ケアが自立し感染予防のための行動ができているかを判断するため．

TP 実施計画

◆子宮底の輪状マッサージ

根拠 子宮底の高さを確認したときに子宮底の輪状マッサージを行うことで子宮内に停滞した悪露を積極的に排出することができるため．

◆縫合部痛のコントロール

根拠 円座や産褥椅子，授乳姿勢の工夫，排尿時の前傾姿勢により，縫合部にかかる負担を軽減することができるため．

◆薬物使用による後陣痛や縫合部痛のコントロール

根拠 処方された鎮痛薬を痛みの程度にあわせて適切に使用することで痛みの軽減をはかることができ，授乳や日常生活行動の抑制を回避できるため．

支援計画 サポートプラン

◆順調な産褥経過について説明し異常な症状があるときにはすぐに相談するよう説明

◆後陣痛や縫合部の痛みが増強している場合はすぐに相談するよう説明

根拠 多量出血や凝血塊の排出，発熱，疼痛などの感染徴候出現時の対応を母親が理解することで早期の対処が可能になるため．

1．正常分娩の看護過程　**139**

◆子宮底の輪状マッサージの方法を説明

根拠 医療者だけでなく褥婦自身が子宮底の輪状マッサージを行うことで子宮内に停滞した悪露を積極的に排出することができるため.

◆産褥期の休息について説明

根拠 過度な安静による悪露の停滞を防止することができるため. また逆に, 活動範囲を拡大することにより減少傾向にある悪露の量が増加した場合は, 動きすぎのサインであることに気づき自己にて活動量を調整することが可能となるため. 夜間の授乳が必須であり, 長時間の睡眠はできなくても日中に休息をとることで疲労の蓄積を予防できるため.

◆産褥体操について説明

根拠 主に骨盤底筋群に働きかけ, 妊娠・分娩により変化した身体の回復を促進し, さらに悪露の排出を促進するため.

◆授乳支援

根拠 はじめての母乳育児で効果的な授乳ができていない可能性が考えられる. 効果的な授乳は子宮収縮を促進させるため.

2. 分娩後の全身状態の回復は順調である

OP 観察計画

◆バイタルサイン

根拠 産褥早期は母体の循環動態が著しく変化を遂げ, 体温, 脈拍, 血圧は生理的範囲内での変動であるか, 一時的な変動か, 異常による徴候かを判断する必要があるため.

◆Hb値, Ht値

根拠 血液検査データに基づき貧血の有無を知るため. また, 貧血のタイプを正確に特定できれば産褥期の対応策が明確になり, 貧血改善に向けた効果的な介入ができるため.

◆尿蛋白, 尿糖の有無

根拠 尿検査の結果に基づき, 高血糖や正常範囲を逸脱する蛋白が排泄されていないかを確認するため. 潜在する合併症をみつけることができる可能性があるため.

◆食事摂取状況, 水分摂取の状況, 排泄状況, 体重

根拠 体内に蓄積された水分が効果的に排出されているかを判断するため. in-outのバランスを判断するため.

TP 実施計画

◆清潔ケア

根拠 体温の変動にともない, 発汗が起こるため. 母親が必要時に更衣やシャワー浴が行えるよう環境を整える.

◆食事や水分摂取用紙への記入を促す

根拠 1日における排尿量と水分量のバランスが客観情報から判断できるため．記録をしておくことで母親の負担が軽減する可能性があるため．

支援計画 サポートプラン

◆異常徴候出現時への対応について説明

根拠 母親が異常徴候を事前に知ることで早期発見，早期対応につながるため．

◆産褥期の身体的変化について説明

根拠 母親が産褥期の正常経過を理解することで，身体に対する不安が軽減しボディイメージを前向きに受容することができる可能性があるため．

⑥ 結　果

#1. 子宮復古は順調である

子宮底臍下2指，硬度良好，後陣痛，縫合部痛はときどきあるのみ．縫合部に離開，発赤，腫脹，牽引痛，排尿時のひりひり感はなし．悪露は血性から淡血性に変化し，悪臭，混入物なし．排便，排尿あり．産褥体操や子宮底を輪状マッサージすると悪露が排出される．授乳中に後陣痛があり悪露が流れ出る自覚あり．バイタルサインは体温36.7℃，脈拍72回/分，血圧122/66 mmHgである．食事は全量摂取している．夜間も含め2〜3時間ごとに児の哺乳欲求にあわせて授乳できている．授乳時は円座を利用したり，ベッド上で横向きになりながら授乳し，縫合部に負担がかからないよう工夫している．「痛み止めは1日に3回使っていましたが，あまり痛くないので回数を減らそうと思います．」と話している．シャワー浴は分娩後毎日実施．外陰部は洗浄し，産褥ナプキンの交換はトイレのたびにできている．

#2. 分娩後の全身状態の回復は順調である

バイタルサイン正常範囲．産褥早期より，尿意は明瞭で3時間ごとに排尿をしている．分娩時出血465 gで貧血症状に関する自覚の訴えなし．産褥期の栄養が負荷された食事は全量摂取している．授乳は3時間ごとに1回の割合だが，合間に休息をとっており，疲労感の訴えなし．縫合部や後陣痛については，鎮痛薬の使用などでコントロールできており，日常生活に支障なし．

⑦ 評　価

#1. 子宮復古は順調である

子宮収縮は産褥日数相当で順調な子宮復古状態である．縫合部は，縫合にともなう痛みのみで癒合状態は良好である．縫合部への疼痛コントロールは良好

で，創部の炎症はないと考えられる．悪露は，産褥早期に比べて血液成分が減少し，胎盤剥離面およびその他の損傷部からの異常出血はないと考える．また，活動や授乳により悪露の排出が促され，子宮内に貯留することが予防されている．悪露の性状においても，混入物や腐敗臭などの異常徴候はなく，バイタルサインも正常のため子宮内感染の可能性は低い．外陰部の清潔においてもセルフケアできており，感染を予防している．以上より，産褥期の子宮復古は良好で，看護計画は続行とする．

＃2. 分娩後の全身状態の回復は順調である

バイタルサイン異常なし．産褥早期より，急激な尿量の増加がみられた．尿意明瞭，腎機能，排尿機能に異常なく，トイレ歩行に支障はないことから，妊娠中に貯留した水分は，腎機能の亢進にともない尿として順調に体外排泄されている．妊娠中に貧血はなく分娩時の出血量は正常範囲で，妊娠中に蓄えられた血液のみの喪失で産褥貧血は出現しないと考えられる．産褥期に必要な栄養素の摂取はできており，身体回復および乳汁産生に必要な栄養不足はないことから，分娩にともなう損傷部の回復および乳汁産生は順調であると考えられる．授乳以外の時間を効果的に利用し休息をとることで疲労の蓄積はない．また，縫合部の疼痛コントロールができており活動制限はない．以上より，全身状態の回復は順調で，看護計画は続行とする．

事例 6　正常分娩で産褥 4 日目の E さん

プロフィール（産褥 4 日目）

　E さんは，産褥 4 日目，医師による退院診察では異常はみられなかった．明日，退院の許可あり．体重 59.5 kg，尿蛋白（－），尿糖（－），浮腫（－）であった．乳房の状態は，乳房緊満が出現し熱感をともない，乳頭は左右とも亀裂が出現しており授乳時に乳頭痛がみられている．乳汁分泌は左右とも多数開口部があり射乳反射がみられる．乳汁分泌量は，直接授乳で 20 g，授乳後の搾乳で 10 mL 程度採取できる．母児同室し一連の育児はスムーズにできている．児の啼泣が激しくなってから授乳を試みると，うまく母乳を与えることができない．また，E さんが児に授乳をしても 1 時間未満で泣きはじめてしまうことがある．1 日の授乳回数は 13 回であった．食事中に児が泣き出してしまうため，便意がありトイレに行こうとしても児が泣いてしまうのではないかと思い，ゆっくりトイレの時間を確保することがむずかしいという．明日の退院を目前にして児の体重に増加傾向がみられないため本日より人工乳の追加を開始した．直接授乳の回数は多いはずだが児の体重が増加しないため，児に「お腹がいっぱいになるまでおっぱいあげられなくてごめんね．」と話しかけている．人工乳の足し方を母親に説明したところ，「直接授乳をしてから搾乳して，それからミルクを足したり搾乳したものを足すってことですよね．なんだか混乱しそうになります．」という言動が聞かれた．夫は勤務終了後，19 時ごろ面会に来ている．面会時間が終了し帰ろうとすると妻が泣き出しそうな顔になるため「明日，退院のお迎えに来るから，あと一晩頑張って．」と優しく励ましている．退院後，育児がはじめての自分が児を母乳で育てることができるのだろうか不安を抱いている．実母は「私は娘を育てるときには母乳はほとんど出なかったです．退院後，娘は母乳で育てたいといってますが，私自身がどうサポートしてよいのかがわからなくて．」といっていた．

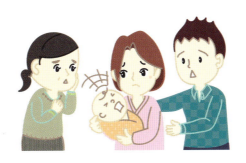

産褥 2～5 日目の E さんの情報

	産褥 2 日目	産褥 3 日目	産褥 4 日目	産褥 5 日目
体温 脈拍 血圧 浮腫 体重	36.7℃ 72 回/分 122/66 mmHg （－）	36.9℃ 70 回/分 120/70 mmHg （－）	37.3℃ 80 回/分 140/70 mmHg （－） 59.5 kg	36.6℃ 60 回/分 120/60 mmHg （－）
子宮 ・子宮底 ・硬度 ・後陣痛	臍下 2 横指 良好 （±）	臍下 3 横指 良好 （－）	臍恥中央 良好 （－）	恥骨上 2 横指 良好 （－）
悪露 ・色 ・量	淡赤色 中等量	淡赤色 少量	赤褐色 少量	茶色 少量
排泄 ・尿 ・便	7 回 1 回	7 回 1 回	6 回 1 回	8 回 2 回
外陰部疼痛	（±）	（±）	（－）	（－）
乳房 ・緊満 ・開通 ・分泌	（±） 3～4 本ずつ 垂れる	（＋） 多数 流れる	（＋） 多数 射乳	（＋） 多数 射乳

日齢 2～5 日目の新生児の情報

	日齢 2 日目	日齢 3 日目	日齢 4 日目	日齢 5 日目
体重 増減 体重減少率 体温 心拍数 呼吸数	2,820 g －190 g 6.3% 36.9℃ 130 回/分 56	2,790 g －220 g 7.3% 37.0℃ 118 回/分 48	2,720 g －290 g 9.6% 37.3℃ 122 回/分 50	2,820 g －190 g 6.3% 37.0℃ 132 回/分 48
黄疸 ・経皮ビリルビン値 ・血中総ビリルビン値	10.3 mg/dL	12.3 mg/dL	14.4 mg/dL 14.6 mg/dL	12.4 mg/dL
臍	出血なし	乾燥	乾燥	臍脱
排泄 ・尿 ・便（性状）	6 回 3 回（胎便～移行便）	8 回 5 回 (移行便)	10 回 4 回（移行便）	移行便
栄養 ・授乳回数 ・哺乳意欲	9 回 良好	10 回 良好	13 回 良好	

🛈 アセスメント項目の整理

アセスメントの視点と対象者情報	アセスメントでの考え方
1）退行性変化（産褥4日目） ・子宮底臍恥中央，硬度は硬式テニスボール程度 ・赤褐悪露，少量 ・後陣痛（－） ・退院診察異常なし ・外陰部疼痛（－） ・1日の授乳回数13回 ・「授乳をしても1時間半程度で泣きはじめるため，便意がありトイレに行こうとしても児が泣いてしまうのではないかと思い，ゆっくりトイレの時間を確保することがむずかしい.」	・産褥1日目以降の子宮収縮の正常な経過は，1日1横指ずつ子宮底の位置が低下する．産褥4日目までに悪露総量の3/4が排出され，それ以降は産褥早期に比べて量は少なくなる．また，産褥4日目の悪露の色調は血色素の変調により褐色になる．退院前には医師が内診，視診により子宮口や分娩による損傷部の癒合状態，経腟エコーを用い子宮内遺残の有無を確認する．Eさんは，これまで順調な子宮復古で，本日の子宮底の位置は臍恥中央，硬度良好，褐色悪露少量，縫合部痛なし．授乳は1日13回行っているが，授乳後にみられた後陣痛はみられない．便意があり，トイレに行きたいと感じるタイミングでトイレに行くことはむずかしいが，1日1回の排便はあり，便の貯留にともなう悪露の排出不良なし．医師による診察では異常所見がなく退院の許可が出たことから，子宮の収縮状態は良好で縫合部の癒合状態も良好であると判断できる.
総合アセスメント	以上のことから，子宮の復古は順調である.
2）進行性変化（産褥4日目） ・乳房緊満（＋），熱感（＋） ・乳汁分泌は左右とも多数開口 ・射乳あり ・直接授乳で20g，授乳後の搾乳で10mL程度採取できる ・1日の授乳回数13回 ・左右とも乳頭亀裂あり ・授乳時に乳頭痛あり ・児の啼泣が激しくなってから，授乳を試みる ・授乳しても眠らないときや授乳後1時間	・乳汁生成Ⅱ期は，産褥2日目以降に起こる．乳房緊満，熱感の出現，乳汁分泌の増加で内分泌的な調節をしていた乳汁産生が乳房局所での需要と供給の調節に切り替わる時期である．Eさんは，出産直後より授乳を定期的に行っており，本日は乳房緊満があり熱感も出現し，直接授乳で20g，授乳後の搾乳で10mL採取でき，射乳もみられることから乳汁生成Ⅱ期は開始したと考えられる．1日の授乳回数が13回で産生された乳汁は約2時間おきのペースで排出されていることから，内

1．正常分娩の看護過程　**145**

アセスメントの視点と対象者情報	アセスメントでの考え方
未満で泣きはじめてしまうことがある ・母乳育児希望 ・出生体重より体重減少率9.6% ・本日より人工乳の追加を開始 ・「直接授乳をしてから搾乳して，それから ミルクを足したり搾乳したものを足すっ てことですよね．なんだか混乱しそうに なります．」 ・経皮ビリルビン値14.4 mg/dL ・血中総ビリルビン値14.6 mg/dL ・排尿10回，排便4回（移行便） ・哺乳意欲（＋）	分泌的な調節から乳房局所での需要と供 給の調節に移行し，乳汁産生量は増加す ると考えられる． ・効果的に児が吸啜していると，適切な吸 着のサインがあり，授乳中や授乳後に乳 頭痛は感じず，授乳回数は8〜12回，おむ つを十分に濡らす薄い排尿が1日に6回 以上となる．母乳だけで育てられ，ほし いときにほしいだけ児が母乳を飲んでい れば，児の生理的体重減少率は7%以内で ある．Eさんは，左右とも乳頭亀裂があ り，乳頭痛が出現し，日齢4日目で児の 生理的体重減少率9.6%，経皮ビリルビ ン値14.4 mg/dL，血中総ビリルビン値 14.6 mg/dLで正常範囲内であるものの， ビリルビン値は高い．そのため，不適切 なラッチ・オンにより，効果的に児が乳 汁を飲み取っていない可能性がある．そ のため，直接授乳後に搾乳と人工乳によ る補足で不足している栄養を補っている．Eさんは，直接授乳後に搾乳して人工乳 を追加するという授乳方法に対して混乱 をもっている．授乳後に搾乳を行うことで，授乳行動に多くの時間を費やし，休息時 間が十分にとれていない可能性がある． ・児の啼泣に対応する回数も多いが，その 都度対応できている．しかし，児の啼泣 が激しくなるまで授乳しないことは，児 のもっとも効果的に授乳するタイミング を逃している可能性がある．
総合アセスメント	以上のことから，効果的な吸着ができてい ないことによる母乳育児確立遅延の可能性 がある．
3) 母親役割の獲得 ・児の体重が増加しないことや，退院後，育 児がはじめての自分が児を母乳で育てる ことができるのだろうか不安を抱いている	・母親役割行動には，母親になったことを 受け止めているか，母親としての行動が とれているか，育児に価値や喜びを感じ ているかなどの要因が影響する．Eさん

アセスメントの視点と対象者情報	アセスメントでの考え方
・夫は勤務終了後，19時ごろ面会に来ている ・「明日，退院のお迎えに来るから，あと一晩頑張って.」と優しく励ましている ・退院後は病院から車で15分程度の場所にある実家に戻り，母親の助けを得ながら育児を習得する予定 ・実母は「私は娘を育てるときには母乳はほとんど出なかったです.退院後，娘は母乳で育てたいといってますが，私自身がどうサポートしてよいのかがわからなくて.」といっていた ・母児同室中 ・母児同室し一連の育児はスムーズにできている	は，児の受容は良好で母親としての役割を果たそうとしている.しかし，児の体重が増加しないので，自分の乳汁分泌状態が不足していることや授乳が効果的にできていないことを理由に望ましい母親としての役割を果たせていないと考えている.はじめて授乳を経験する多くの母親が抱く否定的感情であるが，このような試行錯誤の経験を通じて母親役割を獲得するため重要な過程である. ・夫や実母から褥婦が置かれている状況を理解され，褥婦と児の状況に見合った支援を受けることは母親役割の獲得の促進要因である.Eさんの夫は，面会に来て妻の精神的サポートをしており今後も支援の継続は期待できる.実母も娘の母乳育児をどのように支えたらよいのかがわからず困っているが，自分の母乳育児への価値を押しつけることはしていないで娘の育児方針を尊重することが考えられる. ・育児能力には，褥婦および夫が自分たちなりの育児の方針をもっていること，基本的な育児技術が習得できているかという点が重要である.Eさんは，母乳で児を育てたいと考えている.母児同室をしており一連の育児技術の習得ができている.
総合アセスメント	以上のことより，退院後，家族からの支援を受け母親役割を獲得する準備が整っている.

1.正常分娩の看護過程

関連図

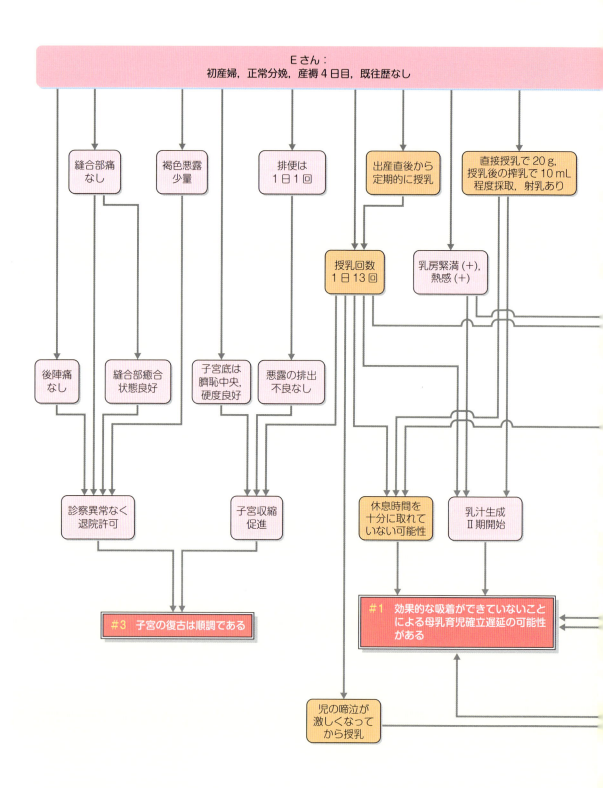

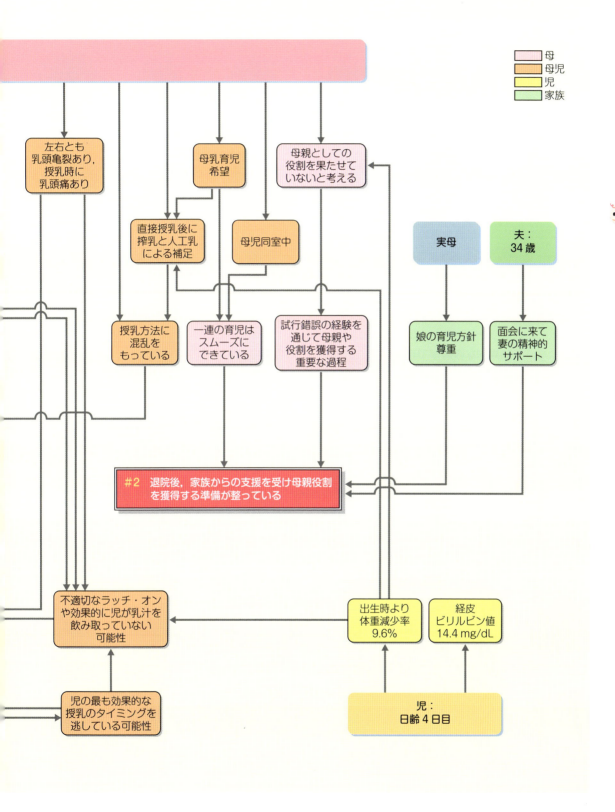

1. 正常分娩の看護過程

③ 看護課題（看護診断）

1. 効果的な吸着ができていないことによる母乳育児確立遅延の可能性がある
2. 退院後，家族からの支援を受け母親役割を獲得する準備が整っている
3. 子宮の復古は順調である

④ 目 標

1. 効果的な吸着ができていないことによる母乳育児確立遅延の可能性がある

長期目標 1ヵ月検診までに
　◆母乳栄養のみで，児に日齢相当の体重増加がみられる．

短期目標 退院までに
　◆効果的な吸着と体重増加傾向が確認できる．

⑤ 具体的ケア

1. 効果的な吸着ができていないことによる母乳育児確立遅延の可能性がある

OP 観察計画
　◆バイタルサイン
　　根拠 乳房緊満による熱感がある．乳房緊満による発熱か，その他の原因かを特定する必要があるため．
　◆乳房の状態
　　根拠 乳頭痛の程度，乳頭の損傷状態によって授乳方法を再検討する必要があるため．乳頭に損傷があると乳管開口部が痂皮により閉鎖されてしまい，特定の部位からの乳汁がうっ滞する可能性が考えられる．そのため，乳汁うっ滞の有無，硬結の有無を観察する必要がある．また，児の生理的体重減少が継続的にみられるため，児の成長発達に必要な乳汁が産生されているかを観察する必要がある．ほかにも，乳汁分泌量，乳房の状態，効果的な搾乳方法を判断するため．
　◆児の全身状態
　　根拠 授乳状態が児の全身状態に大きく影響する．児の全身状態を総合的に判断し，直接授乳に加え補足量を決定する．また，児の退院時期の判断の根拠にもなる．
　◆母乳育児に対する母親の気持ち
　　根拠 授乳が順調にいかない場合，母親は自分の乳汁分泌量や授乳方法に対して自信がもてず，継続的に授乳を行うことを中断する可能性があるため，

母親の母乳育児継続への意欲を知る必要がある.

◆栄養摂取状態，食事摂取量，食事内容

　根拠 育児や睡眠不足により食事摂取が通常通りにできていない可能性がある．乳汁産生には多くの微量元素が必要とされ，バランスのとれた食事摂取が必要であるため.

TP 実施計画

◆食事摂取や水分補給をしやすい環境を整える

　根拠 頻回な哺乳欲求は母親の食事時間にもみられることが予測され，授乳しながら食事を摂取することが余儀なくされる．そのため，スプーンやフォークを使い片手でも食事が摂取できるよう配膳の工夫をするとよい．また，オキシトシンの分泌や乳汁分泌量増加にともない，水分の需要が増加するため.

◆ラッチ・オン，ポジショニングの支援

　根拠 適切な抱き方や含ませ方ができていないことは乳汁分泌量，哺乳量への影響を及ぼすため．また，不適切な吸着は乳頭損傷，授乳時間・回数の増加があり母親への身体的負担が高くなるため.

◆終日母児同室の実施

　根拠 児の哺乳欲求も応じもっとも授乳に適したタイミングを逃さず効果的な授乳ができるため.

◆母親の希望にあわせた搾乳方法や搾乳器の選択と自己搾乳が自立して行えるための支援

　根拠 搾乳することが母親の負担になると，搾乳を中断し，乳汁分泌量の維持・増加が困難になるため.

支援計画 サポートプラン

◆不必要な訪室は避け，休息を優先するよう指導し，検温のスケジュールを調整する

　根拠 児の頻回な哺乳欲求により十分な休息がとれていない．まずは休息をとり，母親の疲労を癒して育児を前向きに考え行動できるよう体調を整える必要があるため.

◆さまざまな姿勢での授乳方法を説明する

　根拠 母児にとってもっとも安楽な授乳方法は画一的なものではないため．毎回，同一姿勢で授乳するよりもその都度，自分の体調にあわせて授乳姿勢を変えることで，疲労を最小限にできるため.

◆退院後の生活を具体的にイメージしながら授乳行動を行うよう支援する

　根拠 入院中に退院後の生活を想定してアドバイスすることで，退院後の生活をイメージしやすくするため.

1．正常分娩の看護過程　**151**

◆新生児の睡眠覚醒リズムと適切な授乳のタイミングを説明する

根拠 母親が児の睡眠覚醒リズムと哺乳欲求の示し方を理解することで，前もって授乳準備ができ，授乳に適したタイミングを逃さないようにするため．

◆母乳育児が確立できるまでの継続支援の方法を説明する

根拠 母乳育児確立までの見通しが母親自身で想像がつかない可能性がある．児の体重増加量が適切か人工乳，搾乳，直接授乳をどのようなバランスで与えたらよいかについて母親が理解することで，できるだけ早期に母乳育児が確立できる可能性があるため．

◆退院後，母乳育児に関する支援を受ける場所の選択と決定

根拠 退院を目前にした母親の多くは授乳に関する不安をもっている．外来通院もしくは母親の希望する母乳育児支援施設から支援を受ける必要があるかどうかを母親が判断できれば，退院後も母乳育児を継続できる可能性が高まるため．

◆家族を含めた退院後の生活についての説明

根拠 母親がもっとも必要としている支援の内容がわかり，家族も育児に対して母親と同じ方向性をもち協力してくれる可能性があるため．

6 結 果

#1. 効果的な吸着ができていないことによる母乳育児確立遅延の可能性がある

　児は授乳後に1時間半程度眠る回数が増えた．食事摂取のときに児が泣いてしまって食事がとれていなかったが，配膳時にスプーンやフォークをつけてもらうようにしたことで授乳しながら食事が摂取できるようになった．授乳が頻回続くときはリクライニング授乳を取り入れるようになり，授乳しながら母親自身もリラックスして児と過ごすことができ，満足感を得ている．とくに疲労感はなく，自分で搾乳器を使い40mL採取できるようになった．乳頭の亀裂は回復し，しっかり深くまで吸わせることで乳頭痛は授乳開始に少しあるのみとなった．直接授乳の後に搾乳を与え，足りない分を人工乳で補足する方法については納得し，1回に与える必要量を3時間ごとに与え，それ以外に児が哺乳欲求を示したときは直接授乳をしていた．退院当日の児の体重は2,820gで生理的体重減少率は6.3%となり体重増加傾向がみられた．医師から退院の許可があり，本日退院することになった．退院後3日目に母乳外来を予約している．夫や実母は，「母乳で育てていきたいといってここまで頑張ってくれているのだから自分たちも全力でサポートしたい．」といっている．

⑦ 評　価

#1. 効果的な吸着ができていないことによる母乳育児確立遅延の可能性がある

　　効果的な授乳により児の体重増加がみられた．搾乳および人工乳の補足を行っているが，乳汁分泌量が増加してきているので母乳のみで育てられる可能性がある．乳頭の損傷にともなう苦痛や，頻回授乳にともなう疲労感は，授乳姿勢の工夫により最小限になったと考えられる．退院後のフォローアップにより異常の早期発見が可能である．夫や実母が母乳育児に対する理解を示しているため継続して，効果的な協力が得られること考えられる．

　　以上より，短期目標の「退院までに児の体重増加傾向が確認できる」については達成できた．看護計画についてはこのまま継続とする．

*1 マタニティーブルーズ：分娩後5日前後に発症する一時的な精神的抑うつ気分や涙もろさの総称をいう．

*2 リクライニング授乳：イギリスの助産師コルソン[2]が提唱した授乳の方法で母親が背中をしっかりと支えられた姿勢をとりながらリラックスした状態で行う授乳．児を腹臥位にして，一般的な座位姿勢による授乳に比べて新生児の生物学的行動および原始反射が起こりやすく，児が自由に動き自発的な哺乳行動を促進することができると考えられている．

*3 育児休業制度：事業主に申し出ることで，児が1歳に達するまでの間育児休業をすることができるという制度．

引用文献

1) Riordan J et al：Breastfeeding and human lactation, 4th ed, p239, Jones & Bartlet Learning, Burlington, 2009
2) Colson SD et al：Optimal positions for the release of primitive neonatal reflexes stimulating breastfeeding. Early Hum Dev **84**：441-449, 2008
3) 井村真澄ほか：母乳育児．助産学講座6助産診断・技術学II［1］妊娠期，我部山キヨ子ほか（編），p278-279，医学書院，東京，2013
4) 日本ラクテーション・コンサルタント協会（編）：母乳育児支援スタンダード，第2版，医学書院，東京，2015

参考文献

1) 岡本愛光（監修）：ウィリアムス産科学，原著24版，南山堂，東京，2015

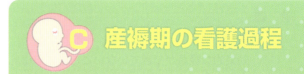

C 産褥期の看護過程

2 帝王切開の看護過程（ハイリスク）

 帝王切開を受ける対象者の理解

1 帝王切開を受ける対象者の特徴

a. 身体的側面

　分娩の件数のうち帝王切開が占める割合が増えています．その理由として，ハイリスク妊婦の増加によるものと，社会的適応によるものがあります．ハイリスク妊婦の増加では，出産年齢の高齢化，生殖補助医療による妊娠，性感染症の増加，女性のやせ志向などがリスク因子です．たとえば，出産年齢の高齢化では，それにともない妊娠高血圧症候群，常位胎盤早期剥離，前置胎盤，胎児発育不全といった合併症が増加します．さらに，子宮筋腫の合併率も高まり，その影響で骨盤位のリスクも高まるため，母児の安全のため帝王切開が選択されることが多いです．社会的適応では，帝王切開既往経腟分娩の減少や患者の希望，帝王切開の安全性の向上による帝王切開を選択する割合の増加などがあげられます．この適応を母児別にみると，表1に示すように，帝王切開の適応には母体要因と胎児要因があります．また，状況別でみた場合，事前に帝王切開の適応と診断され計画的に手術を実施する場合（予定帝王切開）と，正常分娩経過中に何らかの適応が生じて緊急に実施される場合（緊急帝王切開）があります．このように正常分娩であっても分娩の進行途中で帝王切開になる危険性はあるため考慮しておかなければなりません．

　帝王切開を受ける対象者は，適応が母体要因であれば要因そのものの治療や管理が必要となります．また手術による侵襲を受けることになるため，術後管理が必要となります．さらに，産褥期の特徴として，合併症のない場合でも創部の痛みや麻酔の影響があり全身の回復が遅れがちです．そのため，産褥早期には，正常分娩を終えた褥婦に比べ，母体回復により重きを置くことが多くなります．

b. 心理的側面

　出産は本来女性にとって肯定的な体験ですが，女性自身やその家族が経腟分娩への意識が高い場合には，帝王切開により不全感や自責の念を抱きやすいと

表1 帝王切開の適応

母体要因	
妊娠高血圧症候群	母体の子癇発作，HELLP症候群*，常位胎盤早期剥離，胎児胎盤機能不全など重篤な合併症の発症で適応
妊娠糖尿病	巨大児になりやすく，経腟分娩の停止により適応
児頭骨盤不均衡	骨盤X線によって判断
前置胎盤・低置胎盤	子宮口開大によって大出血の恐れがあるため
既往帝王切開	子宮破裂の危険性があるため
感染症	単純ヘルペスウイルス，HIVなどの経産道感染を予防
胎盤早期剥離・切迫子宮破裂	出血性ショックのため急速な分娩が必要．母児ともに生命の危機となりやすい
胎児要因	
骨盤位，多胎妊娠	経腟分娩そのものが技術的に難度が高い
巨大児	児頭骨盤不均衡，分娩停止，分娩遷延となりやすい
胎児発育不全・胎児機能不全	児が経腟分娩のストレスに耐えられない可能性あり
臍帯脱出，分娩停止	臍帯の脱出によって血流が途絶えて児の予後不良の原因となる 分娩停止も母児ともにストレスが過剰にかかるため危険

*HELLP症候群：溶血，肝酵素上昇，血小板減少の3徴候とした症候群．

いわれています．このような感情は，女性自身の自己概念に否定的に作用し，自尊心の低下を招く場合もあります．そのような心理がその後の育児へ影響を及ぼす可能性も考えられます．

また，正常分娩の経過中に緊急帝王切開になった場合は，陣痛による疲労に加え，手術による疼痛が重なり，手術後のイメージがついていないことから，術後の心理的負担は大きく，支援が必要となります．さらに，合併症をもつ女性では，自分の病気について産後どのようになるのか，児に問題がある場合も，児の成長発達について先のみえない不安を抱くことになります．一方で，帝王切開後のすべての女性が否定的な感情になるわけではありません．帝王切開により，母児の命が救われたことに対する幸福感や解放感を抱き，理解と納得を得ている場合もあります．すなわち，帝王切開の心理的特徴は一律に評価できず，個人差が大きいといえます．

c. 社会的側面

帝王切開の適応によっては，児が新生児集中治療室（NICU）に入院し母児分離となる場合があります．このことは，出産後の家族の役割に変化が生じます．児に疾患がある場合や母体の合併症の場合では，その後の治療方針や予後の見通しによっては，予定されていた家族機能の再構築が必要となることもあります．

❷ 抱えやすい問題

a. 身体面における問題

帝王切開における身体面の問題として，帝王切開の合併症の可能性がありま

2. 帝王切開の看護過程（ハイリスク）　**155**

す．具体的には，帝王切開後の切開創からの再出血，創部縫合不全・創部離開，頭痛などの麻酔にともなう合併症，腸閉塞，深部静脈血栓症・肺塞栓症があります．また，母体要因で何らかの合併症をもつ産婦では，手術の侵襲や合併症のコントロールも考慮しなければなりません．

帝王切開後の産褥期に及ぼす身体的な問題として，経腟分娩と比べて子宮復古が遅延するリスクがあります．その理由として，1つ目は，子宮頸管の開大が不十分であったことや術後の床上安静が経腟分娩に比べ長いことにより子宮内に悪露が停滞するためです．加えて，母体の要因や児の要因によっては授乳開始の遅れや直接授乳の回数が少なくなり，オキシトシンの分泌が少なくなることによる子宮収縮の遅延も考えられます．2つ目は，直接授乳の開始の遅れや直接授乳の回数が少ないことによる乳房への吸啜刺激が十分でないことにおける母乳育児確立の遅延です．母乳は，児の吸啜刺激により脳下垂体前葉からプロラクチンが分泌され，産生されます．さらに，児の吸啜刺激は，脳下垂体後葉からオキシトシンを分泌し筋上皮細胞を収縮させ射乳反射を起こします．帝王切開では，術後の母体の回復や児の状態によってはこのような吸啜刺激が経腟分娩と比べて少なくなることがあり，母乳育児確立が遅延する可能性があります．このように，経腟分娩と比較して，産後のセルフケアなどの進行度が異なることも理解しておく必要があります．

b. 心理面における問題

帝王切開後の褥婦の心理的状態は多種多様であり，分娩のイメージや希望，帝王切開の決定時期や理由，周囲の受け止めにより個人差がありますが，一方で，不全感や自責の念を抱きやすいともいわれています．したがって，個々の背景や経過，状況をあらゆる側面からアセスメントすることが重要です．また，母児相互作用の促進では，基本的には帝王切開であっても可能な限り母児は離さないことが大切です．しかし，手術中の児との面会や早期接触が母親や児の状態によって十分にできない場合も考えられます．また，術後は児がNICUに入院するなど母児分離する場合もあります．これらの状況から，エントレイメント（同調性）が十分に行えず，母児の愛着形成や絆形成に問題が生じる可能性もあります．

帝王切開の身体面の問題が心理面に及ぼす影響として創部痛があります．創部痛や麻酔の影響による頭痛などによって，適切な授乳姿勢（ポジショニング）や効果的な吸着（ラッチ・オン）に悪影響を及ぼし，うまくいかないことへのいらだちや自信の喪失を招くことになります．また，ホルモンバランスの崩れからマタニティーブルーズも生じやすいため，全身回復とともに正常経過の褥婦より不安定であると考えておくとよいでしょう．ただし，進行性変化として乳房の変化は通常の経過をたどるので産褥早期から積極的にかかわることが必要となります．

3 かかわりのポイント

　帝王切開のかかわりのポイントは，時系列でみると2つに分けられます．1つ目は，術後の侵襲が大きい術後早期（〜1日目）であり，2つ目は，歩行開始後の回復期（1日目〜）になります．

　術後の侵襲が大きい術後早期では，合併症の観察や予防と早期発見がかかわりのポイントとなります．とくに帝王切開では産褥血栓症の予防が重要です．妊娠中は血液凝固能が亢進し，フィブリノーゲン（FIBG）値は非妊時の約50％増加します．加えて，臥床期間が長いため，静脈血流の停滞から血栓が生じやすくなります．したがって，産褥血栓症の予防として，早期離床や弾性ストッキングやフットポンプを使用し，下肢の静脈うっ滞を減少させることが大切です．さらに，帝王切開後は，さまざまな痛みをともなうため，疼痛管理も重要です．帝王切開後の疼痛には，創部痛と後陣痛，腸蠕動や腹部膨満にともなう疼痛があります．疼痛の原因や痛みの程度を把握し，適切に疼痛コントロールを行う必要があります．

　歩行開始後の回復期では，子宮復古促進への支援や母乳育児確立に向けての支援，母児の愛着形成促進の支援，退院に向けての日常生活行動拡大の支援や家族を含めた育児行動獲得への支援が主なかかわりのポイントになります．予定帝王切開の術後のスケジュールについては，表2に例として示します．

　心理面の問題に対しては，術後早期では，出産直後の早期に母児接触を支援し，スキンシップやアイコンタクトなどの愛着行動の促進が必要です．これにより，褥婦はわが子の誕生を確認することができ，安心感につながります．また，母親となった実感を得ることもでき，その後の母児の愛着形成促進にも影響を与えます．また，帝王切開後の褥婦の心理には，適応や緊急度に差異があることを前提として，否定的な感情であっても，十分受け止めることが大切です．時間を要する場合もありますが，焦ることなく，最終的には自身の出産体験に意味を見出すことができ，肯定的に受け止められることが目標です．それには，まず褥婦が自己の出産体験について整理する必要があり，褥婦の出産体験の整理への支援として，出産体験の振り返り（バースレビュー）が効果的です．バースレビューは，褥婦にその体験をありのままに語ってもらい，看護者は傾聴することが大切です．バースレビューの時期は，個人差があるものの，授乳などの育児行動が本格的に開始になる産褥1日目あたりがよいでしょう．

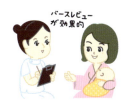

　歩行開始後の回復期では，経腟分娩の褥婦に比べて，母乳育児確立や育児行動の習得が遅くなりがちです．しかし，それは当然のことであると説明し，焦らず，頑張りすぎず自分のペースで育児行動ができるように支援していきます．また，この時期の出産体験に意味を見出す支援では，ほかの帝王切開の褥婦と出産体験を語り合うことも有効です．

表 2　予定帝王切開の一般的なスケジュール（例）

		主なスケジュール	目　標	留意点
入院		術前オリエンテーション（24 時以降絶食）	不安を最小限に抑えられる 不安や疑問を表出できる 手術の必要性が理解でき，手術を受け入れている 手術のための準備が整っている	自然分娩と違い，主体的にお産に取り組むことがイメージしにくいため，出産・育児に向けて受容できているか術前の準備についてイメージしやすく支援する必要がある
手術当日	術前	術前 NST 術前点滴開始		
	術後	洗面介助，帰室後面会，直接母乳介助 定期的バイタルサイン 術後点滴（抗生物質を含む） 持続硬膜外麻酔の挿入 弾性ストッキングやフットポンプの使用	初回授乳ができる 疼痛コントロールができる 異常出血を起こさない 子宮復古が良好である	手術により出血は自然分娩より多いことが予測される．手術の適応によっては，大量出血のリスクがあり，観察を要する
術後 1 日目		母児同室開始 自尿確認（留置カテーテルの抜去） 初回歩行 留置点滴抜去，抗生物質のみ 持続硬膜外麻酔の持続 血液検査 食事開始	異常出血を起こさない 子宮復古が良好である 初回歩行および 24 時間以内に肺塞栓が起こらない 疼痛コントロールができる 早期離床ができる 母児同室ができる 授乳ができる 育児技術の習得ができる	子宮復古不全の予防や早期発見のため，子宮底長や硬度だけでなく悪露の正常，量，悪臭の有無，授乳，バイタルサインなど総合的に観察する
術後 2 日目		清潔ケア（清拭） 持続硬膜外麻酔の抜去 創部ケア	異常出血を起こさない 子宮復古が順調である 疼痛コントロールができる 母児同室ができる 授乳ができる 育児技術が習得できる	・痛みがまだあり，歩行など動きも不自由である．しかし授乳がはじまり授乳姿勢を保つには介助が必要である ・緊急帝王切開を受けた場合，分娩の振り返りによって分娩の統合をしておくことが大切である
術後 3 日目		創部ケア シャワー浴開始 育児サポート（沐浴・退院指導） 血液検査・尿検査・体重測定	授乳・おむつ交換など育児技術の習得（要支援）	・本格的にセルフケアと育児技術の獲得がはじまるが，正常分娩と異なり全身の回復はやや遅い．そのため，自然分娩の褥婦に比べてスムーズに育児などができず，自分を責めてしまうことがある．マタニティーブルーズの時期にもかかるため十分な支援が必要である．母体の回復を優先する ・血液検査の結果で，感染や貧血などの全身状態のアセスメントが必要
術後 4 日目				育児技術の獲得に積極的になる時期であるためセルフケアできるように支援をする
術後 5 日目		抜鈎または抜糸	授乳・沐浴など育児技術の獲得（自律支援） 授乳のペースがわかる	退院後の生活をイメージできるよう支援
術後 6 日目		退院診察（退院処方） 1 ヵ月健診の予約	退院後の授乳の見通しがつく 退院後の生活の見通しがつく 母乳外来の利用方法がわかる	子宮復古，生活拡大，授乳について正常褥婦とおおむね同様でよいが，次の妊娠を望む場合の家族計画の指導は必要（次回も帝王切開の適応となる可能性が高いため）
術後 7 日目		退院		

→：術後 2 日目の目標が術後 3 日目，4 日目，5 日目まで継続することがある．

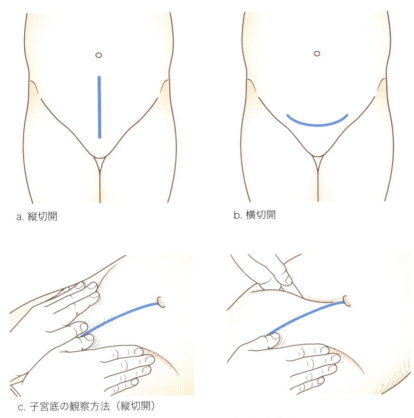

a. 縦切開

b. 横切開

c. 子宮底の観察方法（縦切開）

図1　帝王切開における皮膚切開方法と子宮底の観察方法

2　帝王切開後の基本的なアセスメント項目

☑ 子宮復古状態

　子宮復古状態のアセスメントは，子宮底の高さ，硬度，悪露の排出や性状から総合的に判断します．子宮底の観察（図1）では，帝王切開で縦切開の場合は切開創があるために通常の観察方法では創部痛があるため困難になることがあります．そのため，褥婦に両膝を立ててもらい，創部に触れないように子宮体部の側方から左右に触れ，底部へと移動させ子宮底の高さと硬度を確認します．悪露は，血性悪露が持続して排出される場合や，胎盤片や卵膜片などが混入して排出された場合は，胎盤剥離面の復古不全や胎盤片や卵膜片の遺残の可能性があります．さらに，悪臭がする場合には子宮内感染が疑われます．また疼痛には，創部痛と後陣痛の2種類の疼痛があります．その違いの見極めとして，後陣痛では授乳により痛みが増強します．これは，児の吸啜刺激によりオキシトシンが分泌され子宮収縮が促進するためです．一方で，創部痛は子宮復古の促進にはつながりませ

ん．したがって，疼痛の状態，部位や程度の観察が必要となります．

☑ 母乳育児状態

　術後の回復状態，疼痛や精神状態，疲労，新生児の状態などにより，ニーズに応じて支援します．そのため，母乳育児状態のアセスメントでは，乳房・乳頭の形や乳房の緊満状態，乳汁分泌状態，授乳姿勢（ポジショニング）や効果的な吸着（ラッチ・オン），授乳意欲や母乳育児希望の有無など，母乳育児確立に向けた準備状況がどの程度進んでいるか，妨げる要因がないかをアセスメントします．たとえば，児が低出生体重児である場合，児の哺乳力が十分でないことから，効果的な吸着が得られない可能性があります．

☑ 全身状態

　バイタルサイン（体温，脈拍，呼吸，血圧），肺音聴取，モニター（心電図，動脈血酸素飽和度）による値の確認，排ガス・腸蠕動の確認，排尿状況確認（留置カテーテルの場合は尿量確認，抜去後は尿意・尿量・残尿感の有無を確認），飲食・飲水状況，検査データ（血液検査：白血球，赤血球，Hb値，Ht値，CRP，尿検査：尿糖・尿蛋白），体重測定，活動拡大によるふらつきなど自覚症状の確認が含まれます．

☑ 術後合併症：帝王切開後再出血（血腫）

　陣痛がない状態で子宮筋層を切開する場合，切開創部からの再出血をきたすことがあります．観察ポイントは，術後の血液検査で予想外の貧血，創部周辺に青紫色の皮下出血，創部周辺の波動触知，鎮痛薬で収まらない創部痛・疼痛を見逃さないことです．

☑ 創部縫合不全・離開

　リスク因子として，高度の肥満，術後創部血腫・創部の過緊張・腸管ガスの貯留などによる腹部の膨満，糖尿病などの合併症，創部周辺の不十分な洗浄などがあげられます．観察ポイントは，創部の発赤，腫脹，熱感，発熱です．

☑ 麻酔にともなう合併症

　硬膜外カテーテル留置による硬膜穿刺後頭痛（postdural puncture headache：PDPH）が生じることがあります．麻酔による頭痛は程度により悪心・嘔吐をともなう場合もありますが，安静は有効ではないため，早期離床を促すことが大切です．

☑ 腸閉塞

　癒着性・絞扼性・麻痺性のイレウスのいずれも生じやすくなります．症状として，腹痛，嘔吐，排便・排ガスの停止があります．早期発見のポイントは，子宮収縮や創部の観察とともに，腸蠕動の確認をすることです．

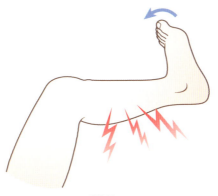

図2　ホーマンズ徴候
足首を背屈させると，ふくらはぎに痛みがある．

☑ **深部静脈血栓症・肺塞栓症**

　妊産婦の肺塞栓症は死亡につながるため，深部静脈血栓症の予防が重要です．下肢の深部静脈系に発症し発病初期では足関節の背屈時に腓腹部に痛みがある場合は，深部静脈血栓症の前兆といえます（ホーマンズ徴候：図2）．肺塞栓症は，術後1日目の歩行時など動作開始時に発症することが多く，胸部痛，息苦しさ，動悸，咳嗽などの症状がある場合は経皮的動脈圧酸素飽和度（SpO_2）の確認も必要となります．

☑ **母親役割の獲得**

　まず，基本的ニーズ（水分・栄養，排泄，清潔，睡眠・休息）が満たされているかを観察します．これらが不十分である場合，母親役割の獲得が遅れる場合があります．帝王切開後は正常分娩に比べると基本的ニーズの充足がやや遅れるため，焦りやいらだち，不安などをアセスメントし支援することが必要となります．

　また，本人および家族が出産体験を肯定的にとらえられているかは，分娩のイメージや希望，帝王切開の決定時期や理由，周囲の受け止めにより個人差があります．不全感や自責の念などを抱いていないかアセスメントすることが重要です．

　そして，スキンシップやアイコンタクトなどの愛着行動の促進ができているか，育児行動の獲得状況はどうかなど，総合的に判断します．

☑ **帝王切開で出生した児の呼吸状態**

　第1呼吸開始の機序としては，産道通過の際の胸郭圧迫による肺液の排出，動脈血酸素分圧の低下・二酸化炭素分圧の上昇などの胎児血の変化，外部間隔の刺激（寒冷，明暗，接触）などで肺呼吸が確立します．このうち，帝王切開では産道を通過することがないため，肺液が絞り出されず肺胞に十分な空気が入り込めないため，出生後に新生児一過性多呼吸などの

呼吸障害をきたす場合があります．また，麻酔の移行による「sleeping baby」という眠りがちな状態で生まれると肺呼吸の開始が障害されることもあります．したがって，帝王切開における児の呼吸に障害がないか，呼吸数や異常呼吸の有無，チアノーゼなどを十分観察する必要があります．

事例 7　帝王切開を受けた産褥 3 日目の F さん

プロフィール（妊娠〜分娩まで）

　F さんは 30 歳，初産婦，会社員．28 歳で結婚，夫（30 歳）と 2 人暮らし．身長 159 cm，体重 57 kg（非妊時 49 kg），既往歴・家族歴はなし．母親学級や両親学級は参加しており夫の立会い分娩を希望した．しかし，妊娠 36 週で骨盤位と診断され，帝王切開分娩の説明を受けた．正常分娩で夫の立ち会いを楽しみに，呼吸法などを夫とともに練習していた F さんと夫は「赤ちゃんが安全に生まれてくれれば…．」という思いで帝王切開を受け入れた．その後，手術の説明を熱心に聞き，メモをとる様子がうかがえた．8 月 23 日 11 時 26 分に予定帝王切開が実施された．出血量 850 mL（羊水込み），妊娠 38 週 3 日のバイタルサインに異常はなかった．F さんは医師と助産師の声掛けで児の泣き声を確認し，手を握り，顔と顔をあわせ，涙を流して喜んだ．夫も児と対面し「本当によかった．妻はよく頑張ってくれた．」と安心した様子であった．児は，3,170 g，男児，アプガースコア 1 分後 8 点，5 分後 10 点であり順調に経過した［アプガースコアについては次項「Ⅲ-D．新生児期の看護過程」（p197）参照］．

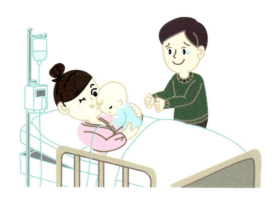

産褥0日目（手術当日）のFさんの状態

禁飲食にて点滴・硬膜外麻酔のカテーテルが留置されていた．弾性ストッキングとフットポンプを使用していた．創部痛を時折訴え，鎮痛薬を使用した．夫や児との面会を行い，直接授乳も介助にて実施した．創部からの出血や離開はみられない．

産褥1日目（術後1日目）のFさんの状態

尿道留置カテーテルと硬膜外麻酔のカテーテル抜去，フットポンプ使用中止．ホーマンズ徴候なし．初回の歩行を開始し，胸部痛や息苦しさや動機なし．ふらつきはないが，創部痛のためやや前傾姿勢であった．頭痛や悪心・嘔吐なし．歩行後，悪露の流血があり一時的に増量したが，その後中等量の排出で経過する．排ガスがみられ，食事開始となった．腸蠕動良好．児との面会時は抱っこして嬉しそうにしていた．直接授乳を実施したところ，2～3回吸啜がみられ，Fさんに笑顔がみられた．しかし，後陣痛のためしばらくすると看護師に「預かってください．」と伝えた．夫の面会あり，受け入れ良好．

産褥2日目（術後2日目）のFさんの状態

点滴は抗生物質のみとなった．歩行はスムーズである．授乳は，創部痛が少しあり，授乳により後陣痛があるが我慢できる．授乳姿勢は，助産師の介助にて，フットボール抱きをしている．吸着（ラッチ・オン）と吸啜は浅い．おむつ交換もしているが，まだ不慣れである．母乳育児を希望している．夜間の授乳も開始した．

本日，午前中にバースレビューを行い「赤ちゃんが元気でよかった．とてもかわいい．」と話していた．夫の面会あり，受け入れ良好．

産褥3日目（術後3日目）のFさんの状態

「夜間の授乳で，少し寝不足です．」と訴えているが，表情は穏やかである．

2．帝王切開の看護過程（ハイリスク） **163**

産褥 0～3 日目早朝の F さんの情報

	産褥 0 日目	産褥 1 日目	産褥 2 日目	産褥 3 日目
子宮底の高さ 硬度 悪露の状態	臍下 1 横指 良 赤色中等量，悪臭なし，凝血なし	臍下 1～2 横指 良 赤色中等量，悪臭なし，凝血なし，昨日より減少	臍下 1～2 横指 良 赤色中等量，悪臭なし，凝血なし	臍下 2 横指 良 赤色中等量，悪臭なし，凝血なし
創部の状態 創部痛の程度	出血・発赤・腫脹なし あり	出血・発赤・腫脹なし あり	出血・発赤・腫脹なし 軽度	出血・発赤・腫脹なし 軽度
乳房の状態	乳房Ⅱb 型，乳頭突出	初乳分泌少量	初乳分泌あり 軽く熱感あり	分泌あり 緊満感あり
バイタルサイン ・体温 ・脈拍 ・呼吸数 ・血圧	37.1℃ 66 回/分 17 回/分 126/66 mmHg	37.2℃ 65 回/分 18 回/分 124/68 mmHg	36.8℃ 65 回/分 15 回/分 128/60 mmHg	36.9℃ 63 回/分 17 回/分 120/66 mmHg
血液検査		白血球 9,800/μL，赤血球 450 万/μL，Hb 値 11.4 g/dL，Ht 値 35% CRP 2.3		白血球 9,600/μL，赤血球 430 万/μL，Hb 値 11.0 g/dL，Ht 値 33% CRP 1.7
排泄	尿道留置カテーテル	排尿 3 回 排便 0 回 尿意あり	排尿 7 回 排便 0 回	排尿 3 回（12 時時点） 排便 0 回
尿検査		尿蛋白（−），尿糖（−）		尿蛋白（−），尿糖（−）

日齢 0～3 日目の新生児の情報

	日齢 0 日目	日齢 1 日目	日齢 2 日目	日齢 3 日目
新生児の状態	体重 3,170 g 呼吸数 48 回/分異常呼吸なし，チアノーゼ（−），心拍数 135回/分，心雑音なし，体温 36.7℃	体重 3,068 g（−3.2%） 経皮ビリルビン値正常範囲 バイタルサイン正常値	体重 3,030 g（−4.4%） 経皮ビリルビン値正常範囲 バイタルサイン正常値	体重 3,038 g（−4.2%） 経皮ビリルビン値正常範囲 バイタルサイン正常値
授乳回数	2 回	3 回	5 回	7 回

アセスメント項目の整理

アセスメントの視点と対象者情報	アセスメントでの考え方
1）子宮復古（産褥 3 日目時点の情報） ・子宮底の高さの変化：産褥 0 日目は臍下 1 横指，産褥 1～2 日は臍下 1～2 横指，産褥 3 日目は臍下 2 横指	・子宮底の高さは，時間の経過とともに収縮し，産褥 3 日目には臍下 2 横指である．経腟分娩の場合，産褥 3 日目は臍下 3 横指であるため，経腟分娩と比較するとやや

164

アセスメントの視点と対象者情報	アセスメントでの考え方
・硬度：良好 ・後陣痛：授乳後に感じるが自制内 ・創部痛：軽度あり ・悪露：中等量の排出，臭気なし，塊や膜状の排出なし ・活動：歩行はスムーズ，夜間の授乳で寝不足気味 ・骨盤位による予定帝王切開 ・バイタルサイン（産褥0〜3日目）：体温36.8〜37.2℃，脈拍63〜66回/分 ・尿意あり，排尿は産褥1日目に3回，産褥2日目に7回，産褥3日目（12時時点）に3回 ・排便0回 ・食事：産褥1日目から開始，摂取量の情報なし ・Hb値 11.0 g/dL，Ht値 33% ・授乳回数：産褥1日目は3回，産褥2日目は5回，産褥3日目は7回，産褥2日目より夜間の授乳開始 ・乳汁分泌あり，乳房の緊満感あり ・授乳姿勢：助産師の介助にて，フットボール抱き ・吸着（ラッチ・オン）と吸啜が浅い ・母児相互作用：手術室で，手を握り，顔と顔を合わせ，涙を流して喜んだ．産褥1日目，児との面会時は抱っこして嬉しそうにしていた．産褥2日目には「赤ちゃんが元気でよかった．とてもかわいい．」といっていた	高い．Fさんの場合，子宮底の硬度が良好なこと，後陣痛があり子宮収縮が促進していること，悪露は，血性悪露で正常であること，塊や膜状の排出がなく，臭気がなく，発熱もないため，子宮内感染もみられないこと，子宮復古状態の経時的変化が認められる． ・子宮復古を妨げる因子として，多胎や微弱陣痛などの子宮筋の過伸展や疲労がある．Fさんの場合，骨盤位での予定帝王切開のため，子宮筋の過伸展や疲労はない． ・排泄については，尿の貯留により膀胱が膨満した状態や便秘により子宮復古の遅延につながる．Fさんは，排尿回数や尿意は正常である．排便は，産褥3日目でみられていないが，予定帝王切開後であり，手術前に浣腸をしている可能性が高いことや食事を開始してからまだ2日目であることから，排便がないことは異常ではない．これらより，排泄では子宮復古を妨げる因子はない．活動では，歩行はスムーズであり，術後の合併症もない．Hb値は11.0 g/dLで貧血ではない．しかし，創部痛があることや夜間の授乳で寝不足気味であることから，今後は活発に活動できない可能性がある．帝王切開は，子宮頸管の開大が不十分なことや術後の床上安静により子宮内に悪露が停滞しやすい．現在Fさんは，悪露の排出は順調であるが，今後も活動状態について，注意していく必要がある． ・子宮復古を促進する因子として，授乳がある．児の吸啜刺激により，オキシトシンが分泌され，子宮収縮が促進される．そのため，頻回な直接授乳がオキシトシンの分泌維持に有効であるが，Fさんの場合，帝王切開により授乳の開始が遅れ，

2. 帝王切開の看護過程（ハイリスク）　**165**

アセスメントの視点と対象者情報	アセスメントでの考え方
	授乳回数が少なく，吸着（ラッチ・オン）と吸啜が浅い．そのため，今後は，有効な直接授乳ができるような授乳支援を行うことで，より子宮収縮が促進すると考える．また，オキシトシンは母児相互作用により分泌する．Fさんは，面会時に児を抱っこして嬉しそうにしていることから，児に対して愛着を抱いており，母児相互作用も進んでいる．今後は，母児同室などさらに促進していくことで，子宮復古は促進されると考える．
総合アセスメント	以上のことから，子宮復古は順調である．
2）進行性変化（授乳） ・乳房：Ⅱb型，乳頭突出 ・乳汁分泌あり ・乳房緊満感あり ・母乳育児希望 ・食事：産褥1日目から開始 ・Hb値 11.0 g/dL，Ht値 33% ・産褥0日目：授乳開始2回 ・産褥1日目：2～3回，吸啜3回 ・産褥2日目：5回，夜間の授乳開始 ・産褥3日目：7回 ・授乳姿勢：助産師の介助にて，フットボール抱き ・吸着（ラッチ・オン）と吸啜が浅い ・「夜間の授乳で，少し寝不足です．」と訴えているが表情は穏やか ・出生体重：3,170 g ・アプガースコア：1分後8点，5分後10点 ・児は順調に経過 ・日齢2日目の体重減少−4.4%，日齢3日目−4.2%と横ばい ・母児相互作用：手術室で，手を握り，顔と顔を合わせ，涙を流して喜んだ．産褥1日目，児との面会時は抱っこして嬉しそうにしていた．産褥2日目には「赤ちゃんが	・産褥3日目は乳汁生成Ⅱ期にあたる．この時期は，抑制されていたプロラクチンの作用の発現により，乳汁分泌が急激に増加する．Fさんも，乳汁の分泌や乳房の緊満感が出現していることから，乳汁生成Ⅱ期にあり，正常な経過である．また，児は順調に経過しており，日齢2日目の体重減少は−4.4%，日齢3日目は−4.2%と横ばいであることからも乳汁の分泌は増加傾向であると判断できる．食事は産褥1日目から開始しており，貧血もみられないことから，乳汁分泌に必要な栄養は摂取できているといえる．また，母乳育児の希望もあることから意欲もある．これらのことから，乳汁の産生は順調に進んでいるとアセスメントできる． ・一方で，母乳育児確立を阻害する因子として，児の吸啜刺激が少ないことによる，プロラクチンの分泌やオキシトシンの分泌低下がある．これらのホルモン分泌を促すには，出生直後からの吸啜刺激が必要である．プロラクチンの特徴として，乳頭への刺激で分泌され，8回/日以上授乳していると，次の授乳まで血中濃度を維持できる．そのため，出生直後からの

アセスメントの視点と対象者情報	アセスメントでの考え方
元気で良かった．とてもかわいい．」といっていた	頻回授乳が効果的である．また，同様に，射乳を担うオキシトシンの分泌も児の吸啜刺激がないと，60分で分娩後の基礎値にもどる．Fさんは，出生直後（手術室）に初回授乳を実施することができず，授乳回数も少なく，創部痛のため，授乳時間も短い．したがって，今後，プロラクチンやオキシトシンの分泌が低下するリスクが考えられる． ・さらに，児の吸啜刺激が少ないことのもう1つの原因として，ポジショニングとラッチ・オンが効果的でないことがある．産褥3日目で授乳は7回行っているが，不慣れで助産師による介助にて実施している状況であり，自己にて効果的なポジショニングが行えていない．そのため，児のラッチ・オンが浅くなり，有効な吸綴刺激になっていないことが考えられる． ・一方で，オキシトシンは，児の吸啜刺激のほかに，母が児のことを考える，泣き声，匂いなどに反応して分泌される．Fさんは，児に対して愛着を抱いており，母児相互作用も進んでいる．今後は，母児同室などをさらに促進していくことで，オキシトシンの分泌低下を補える可能性もある． ・これらを総合的にアセスメントすると，現時点では，乳汁の産生は正常経過であるものの，効果的な直接授乳が実施できていないと判断できる．
総合アセスメント	以上のことから，効果的な直接授乳ができていないことによる，母乳育児確立が遅延する可能性がある．
3）全身状態の回復 ・体温36.9℃，脈拍63回/分，呼吸数17回/分，血圧120/66 mmHg	・Fさんは，術後3日目であり回復期にあたる．バイタルサインは正常値である．麻酔の影響で頭痛が継続する場合があるが，

2．帝王切開の看護過程（ハイリスク）　**167**

アセスメントの視点と対象者情報	アセスメントでの考え方
・白血球 9,600/μL，赤血球 430 万/μL，Hb 値 11.0 g/dL，Ht 値 33%，CRP 1.7 ・点滴：産褥 2 日目は抗生物質のみ，産褥 3 日目の記載なし ・創部：出血・発赤・腫脹なし ・悪露：中等量の排出，臭気なし，塊や膜状の排出なし ・創部痛：軽度 ・頭痛なし ・活動の拡大：母児同室，病棟内歩行，歩行時のふらつきなし ・排尿 3〜7 回，排便なし ・食事：産褥 1 日目から開始	F さんには頭痛がみられない． ・創部に出血や発赤・腫脹はなく，創部痛も軽度である．さらに，血液検査の白血球数や CRP も手術後としては正常であることから，創部の感染や縫合不全は生じていない． ・貧血については，赤血球数，Hb 値，Ht 値ともに正常範囲である．Hb 値は 11.0 g/dL であり，基準値 11.0 g/dL を維持しており，Ht 値は 33% と基準値の 33% を上回っている．手術時の出血は 850 mL（羊水込み）で正常範囲であり，今後も貧血が生じるリスクは低い．排尿や食事摂取などの in-out も問題はみられない．
総合アセスメント	以上のことから，全身状態の回復は良好である．
4）母親役割の獲得 ・母親学級や両親学級は参加 ・夫の立ち会い分娩を希望 ・骨盤位による予定帝王切開 ・「赤ちゃんが安全に生まれてくれれば…．」と帝王切開を受け入れた ・手術の説明を熱心に聞き，メモをとる ・帝王切開直後，児の泣き声を確認し，手を握り，顔と顔をあわせ，涙を流して喜んだ ・夫は，児と対面し「本当によかった．妻はよく頑張ってくれた．」といっていた ・児は 3,170 g で順調に経過 〈産褥 0 日目〉 ・夫や児との面会を行い，直接授乳も介助にて実施した 〈産褥 1 日目〉 ・児との面会時は抱っこして嬉しそうにしていた ・母親に笑顔がみられた ・後陣痛のため看護師に児を「預かってく	・母親役割獲得において，母児の愛着形成が重要となる． ・F さんは母親学級や両親学級は参加し，夫の立ち会い分娩を希望していたが，骨盤位のため予定帝王切開となった．しかし，「赤ちゃんが安全に生まれてくれれば…．」と帝王切開を受け入れていることから，当初の分娩のイメージや希望と相違があったものの，バースレビューを実施しており，出産体験を肯定的にとらえられている．夫も，「本当によかった．妻はよく頑張ってくれた．」という言葉から，肯定的に受け止めており，F さんに過度な不全感や自責の念はみられない． ・また，母児相互作用の促進では，F さんは，手術中の児との面会や早期接触を実施しており，児も元気であった．また，産褥 0 日目以降は，体調に応じては児と面会している．これらの状況や言動から，母児相互作用は促進されており，母児の愛着形成が促進していると考えられる．

アセスメントの視点と対象者情報	アセスメントでの考え方
ださい.」 ・夫の面会あり，受け入れ良好 〈産褥2日目〉 ・おむつ交換が不慣れ ・バースレビューを行い「赤ちゃんが元気でよかった. とてもかわいい.」 ・夫の面会あり，受け入れ良好 〈産褥3日目〉 ・「夜間の授乳で，少し寝不足です.」と表情は穏やか	また，本格的な育児行動実施の前にバースレビューを実施しており，「赤ちゃんが元気でよかった. とてもかわいい.」との言葉からも，出産体験の整理が進んでいると考える. ・母親役割獲得は，帝王切開後の全身状態の回復や母親への適応過程の促進に影響を受ける. Fさんは，前述「3) 全身状態の回復」でのアセスメントの通り，全身状態の回復は良好である. 心理的な側面では，夜間の授乳開始による寝不足のため疲労を感じることが予測される. また，育児行動も不慣れなため，うまくいかないことへのいらだちや自信の喪失を招くことも考えられる. さらに，産褥3日目は，ホルモンバランスの崩れから一過性のマタニティーブルーズが生じる時期であり，精神的な不安定さを助長させる可能性があるが，これも帝王切開であることを考えると正常な過程である. ・母親への適応過程は3段階ある. 1段階目は受容期（〜産褥2日目）であり基本的ニーズに目が向き，依存的になる時期である. 2段階目は保持期（産褥3日目〜）であり，自立しセルフコントロールしていく時期である. 産褥3日目のFさんは，一般的には保持期にあたるが，24時間の母児同室を開始していないことや授乳を介助にて実施していることから，現時点ではまだ受容期にあると判断する. しかし，帝王切開後は正常分娩に比べると基本的ニーズの充足が遅れるため，帝王切開であれば正常な経過であるとアセスメントできる.
総合アセスメント	以上のことから，順調な母親役割獲得過程である.

2. 帝王切開の看護過程（ハイリスク）

2 関連図

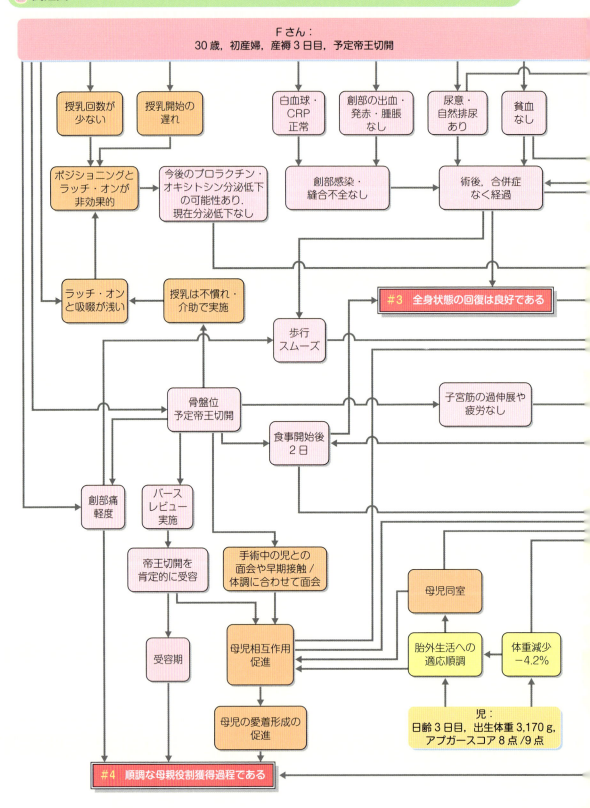

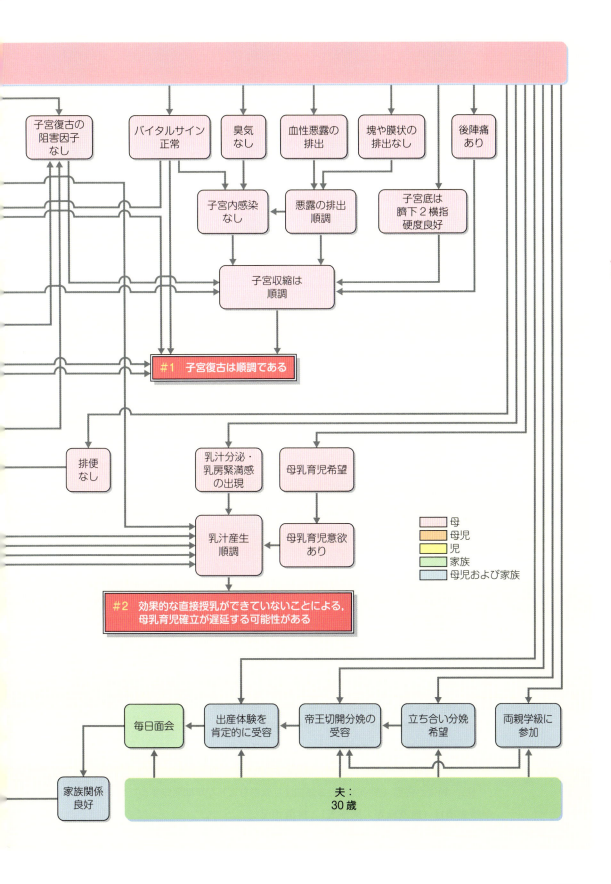

③ 看護課題（看護診断）

1. 子宮復古は順調である
2. 効果的な直接授乳ができていないことによる，母乳育児確立が遅延する可能性がある
3. 全身状態の回復は良好である
4. 順調な母親役割獲得過程である

④ 目 標

1. 子宮復古は順調である

長期目標 1ヵ月健診までに
◆子宮復古が順調に推移する．
短期目標 退院までに
◆子宮復古が順調に経過する．

2. 効果的な直接授乳ができていないことによる，母乳育児確立が遅延する可能性がある

長期目標 1ヵ月健診までに
◆効果的な直接授乳ができ，母乳育児が確立する．
短期目標 退院までに
◆児の必要な栄養が母乳のみで提供できる．
◆適切なポジショニングとラッチ・オンができる．

⑤ 具体的ケア

1. 子宮復古は順調である

OP 観察計画
◆子宮復古に関する観察項目：子宮（大きさ，硬さ，形），悪露（量，色，混入物，匂い），後陣痛，創部痛，腰痛，恥骨部痛）
　根拠 帝王切開の場合，子宮内に悪露が停滞しやすく，子宮収縮状況と悪露の排出を観察し，子宮復古不全を評価するため．
◆バイタルサイン（血圧，体温，脈拍，呼吸）
　根拠 術後合併症（感染症，妊娠高血圧症候群など）を早期発見するため．
◆検査項目（血液検査・尿検査）・排泄状況
　根拠 手術後の，感染症罹患の有無や，貧血などの全身状態を観察するため．

◆排泄状況（排尿回数，尿意の有無と自尿の有無，排尿時痛・排尿違和感・残尿感の有無，排便回数，便の性状，排便困難感・残便感の有無，便秘薬使用の有無）

[根拠] 膀胱膨満や便秘により子宮復古の遅延につながるため．

◆食事の開始と状況

[根拠] 消化管活動の回復や栄養状態の確認のため．

◆創部の状態：離開，浸出液，創部痛

[根拠] 術後縫合不全の早期発見のため．

◆麻酔の影響：頭痛の有無

[根拠] 帝王切開の際の硬膜外麻酔の影響で頭痛が生じることがある．麻酔による頭痛かどうかの鑑別と対処のため．

◆活動拡大状況：母児同室，育児技術の習得状況，予定通りに拡大されているか，拡大されていない場合の理由

[根拠] 子宮復古や全身回復を促す内容であるため．

◆疲労

[根拠] 疲労による活動の低下や授乳回数の減少は子宮復古に影響を与えるため．

◆授乳状況：ポジショニングとラッチ・オン，授乳回数

◆乳房の状態：乳房・乳頭の形や亀裂や発赤・疼痛の有無など，乳房の緊満度（乳房うっ積，乳汁うっ滞の有無），乳腺炎の有無

[根拠] 直接授乳による吸啜刺激が，プロラクチンやオキシトシンの分泌を促し，子宮収縮を促進するため．

[TP] 実施計画

◆授乳介助：正しいラッチ・オン，創部に負担なく，深く吸啜できる抱き方など

[根拠] 帝王切開による創部痛が授乳の姿勢に影響を及ぼす場合があるため，直接授乳による吸啜刺激が，プロラクチンやオキシトシンの分泌を促し，子宮収縮を促進するため．

◆シャワー開始による，創部の処置，創部を専用のテープで覆う

[根拠] 湿潤による創部の汚染を予防するため．

◆体調にあわせた無理のない母児相互作用の推進

[根拠] 母児相互作用が，プロラクチンやオキシトシンの分泌を増加させ，子宮収縮を促すため．

[支援計画] サポートプラン

◆定期的な排尿とトイレ歩行の必要性を説明

[根拠] 尿の貯留が子宮復古を妨げ，活動の拡大が子宮復古を促進するため．

2. 帝王切開の看護過程（ハイリスク）　**173**

◆授乳支援（正しいラッチ・オン，創部に負担なく，深く吸啜できる抱き方
など）

根拠 帝王切開による創部痛が授乳の姿勢に影響を及ぼす場合があるため，直
接授乳による吸啜刺激が，プロラクチンやオキシトシンの分泌を促し，
子宮収縮を促進するため．

◆母親役割獲得支援や母児同室のサポート（母親の疲労状況により一時預か
り，児のケア）

根拠 帝王切開では，夜間の授乳，術後の母体侵襲・疼痛のため母体の休養を
要する．

 # 2. 効果的な直接授乳ができていないことによる，母乳育児確立が遅延する可能性
がある

OP 観察計画

◆乳腺の発育状態，乳頭の形・大きさ・開口状態・損傷の有無，乳房緊満の
有無や状態，乳汁分泌の状態と性状

根拠 母乳栄養確立における乳汁産生と吸啜促進のための状況を評価するため．

◆授乳時の児の抱き方，授乳時の児への乳頭の含ませ方

根拠 ポジショニングやラッチ・オンにより，吸啜刺激が促され，母乳育児確
立に必要なプロラクチンやオキシトシンの分泌が促進されるため．

◆食事摂取量，尿回数・尿量

根拠 乳汁分泌に必要な栄養と水分の摂取が必要なため．

◆創部痛

根拠 創部痛があり，創部に負担がかからないようにすることでポジショニン
グがうまくとれないことがある．創部に負担をかけず児がうまく吸着で
きているか，吸着できるような抱き方の工夫ができているかを評価する
ため．

◆熟眠感や睡眠時間

根拠 創部痛や頻回授乳による不十分な睡眠は母体疲労の原因となります．母
体疲労は，全身状態の回復の遅れや母乳分泌にも影響を及ぼすため．

◆疲労感への発言や表情・態度

根拠 母体疲労は全身状態の回復の遅れや母乳分泌量，また母児の愛着形成に
も影響を及ぼし，児への愛着はプロラクチンやオキシトシンの分泌に関
与するため．

◆母乳育児への発言や表情・態度

根拠 母乳育児の希望は意欲やセルフケア能力につながるため．

◆児の吸綴の仕方

根拠 児の哺乳意欲や乳頭のくわえ方などは，効果的な吸啜に直結するため．

◆児の体重変動，児の排尿・排便の回数・性状

　根拠　母乳分泌状態の指標となるため.

[TP] **実施計画**

◆母児同室サポート，創部に負担がかからないような授乳姿勢の介助（フットボール抱きなど）とラッチ・オンができる姿勢の介助

　根拠　産褥3日目まではまだ創部痛もあり，負担をかけることで痛みが増すため.

◆体調にあわせた無理のない母児相互作用の推進

　根拠　母児相互作用がプロラクチンやオキシトシンの分泌を促すため.

◆見守る

　根拠　見守り，待つことで自己のペースで修得することにつながり，自己肯定感や自信の向上につながるため.

[支援計画] **サポートプラン**

◆授乳時の児の抱き方の工夫を説明

　根拠　効果的なポジショニングやラッチ・オンにより，吸啜刺激が促され，プロラクチンやオキシトシンの分泌が促進されるため.また授乳時の負担の軽減のため.

◆創部へ負担がかからないような授乳姿勢の説明

　根拠　頻回な授乳となるので，創部に負担がかかると痛みが増すため.

◆深いラッチ・オン，深い吸綴の判断基準を説明

　根拠　セルフコントロールにて効果的なポジショニングやラッチ・オンができるようにするため.

◆適切な水分摂取によりin-outバランスを保つことの重要性を説明

　根拠　セルフコントロールにて乳汁分泌に必要な栄養と水分の摂取ができるようにするため.

◆疲労感，睡眠不足，ストレスを表出しやすいよう声掛け

　根拠　母乳分泌や母乳育児意欲，全身状態の回復に影響を及ぼす.つらい状況であることを傾聴することで気持ちが楽になることもあるため.

◆乳汁分泌が思うように進まないことを焦らないように声掛け

　根拠　正常な経過であることを知ることで気持ちが楽になることもあるため.

◆頻回授乳や頑張りを労う声掛け

　根拠　認めること，焦らなくてよいことを伝えることで自己肯定感や自信の向上につながるため.

2.　帝王切開の看護過程（ハイリスク）　**175**

6 結　果

1. 子宮復古は順調である

　　産褥4日目の子宮底の高さは臍下4横指，硬度良好，悪露は赤褐色で少量，後陣痛はなく創部痛も軽減している．バイタルサインは，体温36.7℃，呼吸は15回/分で息苦しさはなく，脈拍は68回/分，血圧は122/64 mmHgであった．歩行はスムーズでありシャワー浴も済ませている．創部の発赤・湿潤はみられない．排尿は8回/日で尿意もあり残尿感はない．食事も全量摂取できており，創部が気になり腹圧をかけることに不安はあったが，普通便が1回排泄された．24時間の母児同室を行っており，疲労感があるが日中は児の睡眠にあわせて休息をとっている．「夫似でかわいい.」と発言あり．授乳状態は，不慣れではあるが，自力でポジショニングやラッチ・オンを実施している．

2. 効果的な直接授乳ができていないことによる，母乳育児確立が遅延する可能性がある

　　乳房緊満は，授乳前はあるが，授乳後は軽減している．乳汁分泌は，乳管開口数は8～10本であり，圧して垂れる程度である．授乳は自律授乳であり，回数は12回/日である．授乳姿勢は，授乳クッションやタオルを用いて体勢を工夫しながら児を抱くことができている．ぎこちないが，児が大きく開口したタイミングで乳頭を含ませる努力をしている．児の口はアヒル口状に大きく開いていて，上唇はなかに巻き込まれておらず，褥婦の乳輪は児の口によって隠れている．児の下顎は褥婦の乳房にくっついている．児の体重減少率は－2.5%であった．授乳については「むずかしいですね．なかなか上手くできません.」との言動が聞かれるが，とても上手にできている，焦らないでマイペースでやればよいとの声掛けに笑顔がみられる．表情は穏やかである．

7 評　価

1. 子宮復古は順調である

　　子宮収縮，悪露の排出は順調であり，活動も拡大できている．バイタルサインは安定しており，創部の異常もみられず術後の回復は順調といえる．疲労感はあるが，日常生活に支障をきたすことなく経過している．清潔・食事・排泄も順調であり，子宮復古を妨げる因子はみられない．また，授乳についてもセルフケア行動がとれており，母児の愛着形成も促進されている．以上から，子宮復古は順調であるが，このまま子宮復古が順調に促進されるように看護計画は継続とする．

 # 2. 効果的な直接授乳ができていないことによる，母乳育児確立が遅延する可能性がある

　　乳汁分泌は増加しており，頻回授乳と適切な授乳姿勢もとれている．児の体重増加は順調であるため，児の必要な栄養が母乳のみで提供できているといえる．以上から効果的な直接授乳が開始していると評価できる．また，疲労や焦りがみられるため，見守ること，認めること，焦らなくてよいことを伝えることで自己肯定感や自信の向上につなげていくことが大切であり，それによりセルフケア能力が向上し，母乳育児確立につながる．以上から，効果的な直接授乳がはじまったばかりであるため，このまま順調に促進されるように看護計画を継続とする．

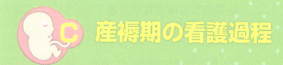

3 母児分離状況の看護過程（ハイリスク）

  母児分離状況にある対象者の理解

1 この時期の対象者の特徴

正期産は妊娠37週0日～41週6日の分娩を指しますが，表1のような原因でそれ以前に分娩を迎えることは少なからずあります．

<u>a．身体的側面</u>

産褥早期の母児分離は，母児のどちらかが医療的介入が必要となった場合に起こるものです（表1）．

母体側の原因[1]でなければ，母親の身体的な産褥経過は正期産と同様に，母親の全身状態の回復および退行性変化として子宮の復古が進み，進行性変化として乳汁の分泌がはじまります．しかし母児分離の場合，直接授乳による乳頭への刺激ができない可能性が高くなります．そのため，母乳分泌に関与するプロラクチンや子宮収縮に関与するオキシトシンの分泌に影響を及ぼし，母乳育児確立の遅れや子宮復古不全を招くことも考えられます．また，合併症などをともなう母体側の原因による早期産[*1]あるいは低出生体重児[*2]の分娩の場合は，合併症への対応により，産後の身体的な変化だけでなく，合併症にともなう身体的な変化もあります．

母児分離を余儀なくされる児側の原因[1]として主なものは，胎児機能不全や胎児発育不全にともなう早期産や低出生体重があげられます．在胎週数や合併症の有無により，その後の健康状態は異なりますが，低体温や呼吸障害，感染症を引き起こしやすいため，NICUに入院し適切な治療を受けることとなります．

<u>b．心理的側面</u>

分娩直後，母親は児と見つめ合い，触れ合い，泣き声を聞いたりしていくうちに，徐々に愛着が形成されていくといわれています．橋本は低出生体重児と親の関係性について発達モデルを作成し，説明しています（表2）[2]．

表1 早産の分類と原因

分　類		頻　度	主な原因（およびリスク）	
自然早産	さまざまな原因により妊娠の継続が不可能となり自然に分娩にいたる	75%	既往歴	・前回妊娠での早産 ・頸管円錐切除，頸管無力症の既往
			現症	・細菌性腟症　➡絨毛膜羊膜炎 ・絨毛膜羊膜炎➡早発陣痛 　　　　　　　➡早産時の頸管熟化 　　　　　　　➡前期破水 ・頸管無力症，頸管短縮例 ・多胎妊娠 ・羊水過多症　　　　・常位胎盤早期剥離 ・前置胎盤　　　　　・重篤な妊娠合併症
			生活習慣	・やせ　　・喫煙　　・ストレス
人工早産	母児救命のため，ターミネーション（分娩誘発または帝王切開）し，人為的に出産させる	25%	母体合併症	・前期破水　　　　　・重篤な妊娠高血圧症候群 ・常位胎盤早期剥離　・前置胎盤 ・重篤な妊娠合併症
			胎児合併症	・胎児機能不全 ・胎児発育不全

［井上裕美ほか（監）：病気がみえる vol. 10 産科，p158，メディックメディア，東京，2013 を参考に著者作成］

表2 低出生体重児と親における関係性の発達モデル

		STAGE 0	STAGE 1	STAGE 2	STAGE 3	STAGE 4	STAGE 5
関係の特性（親の児についての認知・解釈）		胎内からの連続性をもったわが子という実感がない	「生きている」存在であることに気づく	「反応しうる」存在であることに気づく	反応に意味を読み取る 肯定的 ｜ 否定的	「相互作用しうる」存在であることに気づく	互恵的 reciprocal な相互作用の積み重ね
親のコメント		「これが私の赤ちゃん？」「本当に生きられるのだろうか」「見ているのがつらい，怖い」「腫れものに触れるよう」「将来どうなるのだろうか」「これで人間になるのだろうか」「夢であったらいいのに」	「生きていると思えた」「頑張っているんだ」	「○○ちゃん」そっと名を呼ぶ「お目々開けて」「（児が）じっとみている」「顔をしかめる」「足を触ると動かす」	「呼ぶと，こちらをみる」「帰ろうとすると，泣く」「手を握り返す」────────「触ろうとすると，手足を引く」「目を合わせようとすると，視線を避ける」	「本当に目が合う」「泣いても，私が抱くと，泣きやむ」「上手におっぱいを吸ってくれた」「吸ってくれると，おっぱいが張る」「眠ってくれないと，帰れない」	「顔をみて笑うようになった」「お話しをするんです」（クーイング）
親の行動	接触	触れることができない	促されて触れる指先で四肢をつつく	指先で四肢をなでる	掌で躯幹をなでる頬，口の周りをつつく	掌で頭をぐるりとなでる接触に抵抗がない	くすぐる遊びの要素をもった接触
	声掛け	無言	（涙）	呼びかけ（そっと静かな声）	一方的な語りかけ（成人との会話の口調）	対話の間をもつ語りかけ（高いピッチ）	マザリーズ（母親語）
	注視	遠くから“ながめる”	次第に顔を寄せる	児の視線をとらえようとする	児の表情を読み取ろうとする	見つめ合う	あやす（と笑う）
児の状態・行動		（急性期）生命の危機筋肉は弛緩し，動きはほとんどない	顔をしかめるときどき目を開ける	持続的に目を開ける四肢を動かす泣く	眼球運動の開始（33週）自発微笑の増加呼びかけに四肢を動かす声の方へ目を向ける差し出した指を握る・吸う声をあげて泣く	18～30 cm の正中線上で視線を合わせる（38週）力強くおっぱいを吸うalert な時間が長くなる語りかけに，動きを止めて目と目を合わせる	社会的微笑の出現（人の声に対して42～45～50週まで，人の顔に対して43～46～漸増）

［橋本洋子：親子（母子）関係の確立．小児看護 **20**：1270-1276，1997 より引用］

3．母児分離状況の看護過程（ハイリスク） **179**

表3 健康障害の児をもつ褥婦が示す通常の情緒的反応

段 階		情緒的反応
第1段階	ショック	子どもに健康障害（疾患）があることを知ったときの最初の反応
第2段階	否認	ショックを自ら和らげようとする．すなわち，その状態から抜け出したい，事実を否定したいという気持ちが働き，拒絶の反応が現れる
第3段階	悲しみと怒り	情動感情や気分に強く支配され，その責任をもっとも強く自分自身に感じるが，次第に家族（夫），医療スタッフ，神や運命などに対して恨みや怒りを向ける．自分自身の感情に支配されて子どもにまで思いを拡大できない（この感情は根深く，第4，5段階を経た後も何かのきっかけで容易に再出現し，とらわれる．しかし，通常は次第に情動のコントロールが容易になり，出現頻度が減少していく）
第4段階	適応・受容	不安と強い情動反応が薄れていき，子どもの世話や子どもの反応を通して状況に慣れていき，自分たちの置かれている位置を認め，受け入れていく
第5段階	再起	子どもの世話を通し，かわいいと感じられるようになり，親としての自覚ができてくる．積極的に受け入れていこうという信念をもつようになる

この段階は一方向ではなく，何かのきっかけによって逆行したり飛び越えたりする．

［前原澄子：新看護観察のキーポイントシリーズ母性Ⅱ，p99，中央法規出版，東京，2011より引用］

しかし，何らかの事情により，早期接触ができなかったり，あるいは児との面会も限られた時間内であったりと母児分離せざるを得ないこともあります．そのため，母親にとって「母親になった」という実感がもてないうちに，児と引き離されてしまいます．

また健康に障害をもつ児を出産した場合，母親やその家族の情緒的反応として第1段階のショックから第5段階の再起があるといわれています（表3）．「ショック」は，自分の児に健康障害があることを知ったときの最初の反応であり，その後事実を受け入れられずに「否認」し，「悲しみと怒り」から周囲にいる人たちに対し怒りを向けたりしながらも，児の世話を通して親としての役割に慣れていく「適応・受容」，そして児を受容するという「再起」があるといわれています[3]．

c. 社会的側面

産褥早期に母児分離となる主な要因として，児の病態にともなう児側の要因，母親の合併症や体調不良による母体側の要因のほかに母児異室制など施設側の要因があります．

さらに，母児の状態によっては，病棟は異なっても同じ施設内ということもあれば，母親あるいは児の搬送によって別々の施設に入院することもあります．いずれにしろ，医療が高度化するにつれ，出生後早期から継続保育室（growing care unit：GCU）やNICUで児の治療が開始され，母児分離という状況になりうる場合も少なくありません．

2 抱えやすい問題

a. 母児分離による褥婦の不安

　　低出生体重児の母親は，児のNICU入院にともない分娩後まもなく母児分離という状況になってしまいます．そうすると，母親は小さく生んでしまったことへの罪悪感をもつともいわれています．母親の強い自責の念は，抑うつ感情につながり，児に対する拒否感や育児に対する負担感を強くもってしまう可能性もあります．

b. 母乳育児確立に向けて

　　母乳育児確立に向けた支援は，早期接触や直接授乳ができない場合が多い母児分離においてとくに注意が必要です．本来なら，児が乳頭を吸着，吸啜することにより乳頭刺激が脊髄を経由して視床下部，脳下垂体前葉および後葉に伝わり，乳汁が産生，分泌されます．しかし，母児分離の場合，この児の直接授乳による乳頭刺激ができない可能性が高くなります．そのため，このような刺激がない場合，分娩後7日までにプロラクチンの血中濃度は非妊時のレベルまで低下してしまい，母乳育児確立はむずかしくなる可能性が高くなります．

3 かかわりのポイント

　　母児分離状況にある母親に対しては，正常分娩後の母親と同様の身体的側面へのケア以外に，母児分離ならではの心理的側面へのケアや母乳育児確立に向けた支援，さらに退院後の母児の生活も見据えた支援が必要となります．

a. 母児関係確立へのかかわり

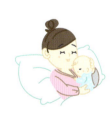

　　母親あるいは児の健康状態により母児分離とならざるを得ない場合，母親は入院期間中，十分に育児に関する技術を獲得できないこともあります．母児の健康状態にもよりますが，カンガルーケア[*3]など，できるだけ母児間のかかわりを増やし，母児関係確立に向けた支援が重要です．そのためには，母親が入院している産褥病棟と児が入院しているNICUのスタッフが連携して，情報共有することが大切です．

　　また母親が小さく生んでしまった，予定より早く生んでしまったというような否定的な感情をもつことは当然のこととして受け止め，ショックや後悔，怒り，悲しみという感情を抑圧したり否定したりすることなく，それらの感情を無理せずに表出できる時間や場を設けることがケアの1つです．

さらに児側の原因で母児分離となった場合，児に対する配慮を優先してしまうあまり，健康な母親のケアがおざなりにならないようにすることも大切です．また一方，とくに重症事例の場合には，母親に接する際に，どのようにケアしたらよいのかを過剰に意識してしまい，まるで腫れ物に触るような感覚をもち，かかわることに対して躊躇してしまう可能性もあります．まずは，産褥期の女性であるということをふまえ，その母親の状況を見極め，状況に見合ったかかわりが大切です．

b. 母乳育児確立に向けたかかわり

母児分離の場合，前述したように児による乳頭刺激がありません．そのため，児への母乳提供や母乳分泌の確立を促すためにも，それに代わる方法として，「搾乳すること」が必要となってきます．母児分離している場合の搾乳は，乳頭刺激がより多くなるよう，1回の搾乳に長時間かけるよりも搾乳回数を増やす方が母乳分泌を促します．母親に医学的問題がなければ，産後6時間後には搾乳を開始します．すると産後に低下する母乳分泌を促すプロラクチンの低下がゆるやかになります．乳房の状態によってケアを考える必要はありますが，目安としては産後2週間までは8〜12回/日程度搾乳します．

搾乳には，スタッフあるいは母親の手による搾乳のほか，手動式や電動式の搾乳器を用いる方法があります．何を使用するかは，母乳の分泌量だけではなく，清潔が保て取り扱いが簡便であるなどの利便性，入手しやすさやランニングコスト，母親の好みなど，その対象者に見合った方法を見極めて選択することが大切です．

また，母乳は無菌ではなくさまざまな抗菌物質が含まれており，たとえ保冷しなくても数時間は細菌が増殖しないといわれています．そのため，あえて搾乳前に乳頭を丁寧に消毒する必要はありませんが，児にとって有害な菌が混入しないように，搾乳前に搾乳する人の手を洗うことは大切です．また搾乳器を使用する場合は，適切なサイズの搾乳口を選択し，吸引圧を調整することで不適切な圧による乳頭の浮腫などのトラブルを防ぐことができます．

c. 退院後を見据えた支援

　　母児分離しているとはいえ，産褥病棟に入院している母親はいつでもスタッフに支援を求めることが可能です．たとえば，予期していなかった早めの出産や児の病状を受け入れ，フォローアップするためには臨床心理士との面接調整をすることも大切です．また前述したように，母児を取り巻く環境として児のケアに直接かかわる NICU のスタッフと情報共有を行うことで，スタッフ間の連携がとれ，ケアの方向性を統一することができます．さらに，産褥の日数が経過するにつれ，退院後の生活支援を見据えて入院中のかかわりだけでなく，退院してからの母児の支援を切れ間なく行うためには，養育医療をはじめとする公的補助制度への申請など，活用が可能な社会的なサポート資源（自治体によってさまざまなサポートがあります）を把握し，必要に応じて専門家であるソーシャルワーカーや保健所のスタッフとの連絡調整や，NICU 入院中あるいは入院経験がある児をもつ母親が集うピアサポートなどの情報提供も支援の 1 つとなります．

2　母児分離状況の基本的なアセスメント項目

1　母児分離状況にある母親をみる

1）母親の身体的産褥経過

☑ 早産の原因と産褥経過

　　身体的な面での産褥経過は，基本的に正常分娩の場合とほぼ同じです．しかし，母親側の原因で早産になった場合[1]，産後の母親の身体的産褥経過に影響を及ぼすこともあります．たとえば，前置胎盤や常位胎盤早期剥離などにより分娩時に大量出血をすれば，産後の母体では貧血症状を起こしたり，疲労につながったりする可能性もあります．このように，妊娠期や分娩期に起因したことが産褥経過に影響を及ぼすことがあります．したがって，産褥期だけでなく，妊娠期や分娩期の状態も把握しておくことが大切です．

☑ 乳房の状態

　　産後直後の乳房や母乳の分泌機序は，正常分娩と同じです．しかし母児分離の場合は，前述したように，児による直接的な乳頭への刺激がありません．そのため，母乳の分泌が少なかったり，反対に過度の乳房緊満になるなど，母乳分泌の確立に影響を及ぼすこともあります．

　　したがって，乳房の状態をみる項目は正常分娩後の乳房の観察と同様ですが，そのほかに母児分離中の母親が行っている搾乳状況を把握することは重要です．つまり，どのような環境で搾乳しているのか，どのような思いで搾乳しているかを知ることは，母親の心情を把握するうえで重要であ

3. 母児分離状況の看護過程（ハイリスク）　**183**

るばかりでなく，母乳の分泌状況への影響も知ることができます．

2）母親の心理的な課題

☑ 母児分離状況にある母児関係

母児分離の状況について，表2で示しているように，母が児について認知や解釈していくことで，母親と児の関係性が発達していきます．そして児の成熟や発達と相まって両者の相互作用へと進行していくと考えられています．つまり，時間的経過は個々の場合で異なることから，単に母児の関係性の推移や在胎週数など時間的なものとしてとらえるものではありません．また母児の関係性は，産後からだけでなく妊娠中からも育まれることから，産後だけでなく妊娠中から継続してみていくことが必要です．

☑ 母児分離状況にある母親の情緒的反応

母親あるいは児の状況によって情緒的反応はさまざまですが，健康障害の児をもつ母親が示す通常の情緒的反応には5段階[3]あるといわれています．表3にあるように，第1段階の「ショック」から第5段階の「再起」は，必ずしも一方的で1段ずつではなく，逆行したり飛び越えたりすることもあります．また母親と父親の情緒的段階の出現が一致しているとも限りません．それぞれの反応が異なる状況が多々あるので，母親や父親がどのような思いや心配ごとがあるかの状況を把握することが必要です．児に向けて発する言葉や思いなど，日ごろ話している会話の内容やそれにともなう表情をみていくことが大切です．さらに，看護者が母親の気持ちや思いを傾聴することは重要なことです．しかし，母親にとっては話したいときもあれば，話したくないときもあります．母親の言動から，そのタイミングを見計らうことが大切です．

3）母親を取り巻く環境

☑ サポート体制

児にとって養育者は，母親1人ではありません．基本的には父親や祖父母，母親の姉妹や兄弟などの家族がいます．ときには，友人や知人，ご近所の方，妊娠中から行政が介入し担当している場合もあることから，家族以外の人が母児にとってサポートとなることもあります．入院中だけでなく，退院後の母児の生活を見据えるためには，その母児にとってどのような方が，どのようなサポートしているかを母親と話し合うなかで，その母児を取り巻く環境を把握することが大切です．

事例 8 妊娠36週で分娩，低出生体重にて母児分離状況にあるGさん

プロフィール（産褥1日目）

　初産婦のGさん（32歳）は既往歴や合併症もなく，妊娠中は順調に経過してた．しかし，昨日（妊娠36週1日）の6時30分に自然破水し，その後8時より陣痛が到来した．分娩中，母児ともに経過良好で，20時20分に2,100gの女児を第1前方後頭位で経腟分娩し，20時30分に胎盤娩出し，出血量は430g，会陰部は裂傷Ⅰ度で縫合した．早産および低出生体重のため，児は同じ病院内の別棟にあるNICUに入院することとなった．Gさんと児は分娩台上で会ったものの，すぐに児は搬送用クベースでNICUに搬送された．分娩2時間後に，夫（34歳）とともにGさんは車椅子でNICUに面会に行き，医師より児の状態説明を受けた．Gさんは「よろしくお願いします．」といい，産褥病棟の自室に戻り眠った．

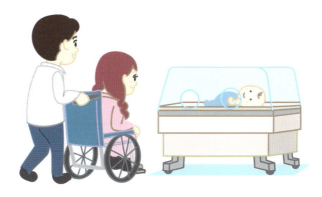

3．母児分離状況の看護過程（ハイリスク）

NICU に入院中の新生児の状態

日齢 0 日目，修正週数 36 週 1 日目．出生体重 2,100 g，アプガースコア 9 点（皮膚-1），第 1 啼泣あり，排尿・排便なし．呼吸器は装着せず，無呼吸発作あり．医療処置は SpO_2，心電図，胃管．出生 2 時間後，医師より，「早産であり低出生体重のため，体温調節が困難な可能性があり，NICU に入院していただき保育器内で様子をみていきます．お子さん自身で呼吸ができるので呼吸器はつけませんが，呼吸が落ち着かないこともあるので，酸素が身体に行き届いているかをみるためにモニターや心臓の動きをみるために心電図をつけています．これらのモニター類が必要かどうか，またお子さん自身が口から栄養がとれるかなどを判断するために，明日から検査をしていきます．」と説明があった．

産褥 1 日目（午前 9 時）の G さんの状態

子宮底は臍高，硬めのゴムまり様，悪露は産褥ナプキンの 1/3 に付着，赤色，悪臭なし．会陰部の縫合部創面の両側に 0.2 cm 以内の発赤あり，創面の浮腫は 1 cm 以下で皮下出血なし，分泌物なし，創面は閉じている．乳房はⅡb 型，緊満はなく，乳輪は直径約 4 cm．乳頭は突出，耳朶様で 1 cm 以上伸展する．黄色の乳汁が左右 2～3 本にじむ程度．体温 37.0℃，脈拍 80 回/分，血圧 120/60 mmHg．朝食は全量摂取，睡眠状態は良好．妊婦健診で G さんは，できれば母乳で育てたいと母乳育児を希望していた．産後，夜間は休んでいたため，母乳育児に関する指導はされていない．「早く生まれてしまったけど，母乳ってちゃんと出るのかしら．」と，早産による母乳育児を心配している．産後 1 ヵ月までは病院から車で 15 分の実家で暮らす予定である．

アセスメント項目の整理

アセスメントの視点と対象者情報	アセスメントでの考え方
1）母親の心理的状態（母児関係の確立） ・在胎週数 36 週 1 日で分娩 ・本日，妊娠 36 週 2 日，日齢 1 日目 ・出生体重　2,100 g ・呼吸器：装着せず，無呼吸発作あり ・出生直後から NICU に入院 ・早産による母乳育児を心配している ・医師からの児の状態説明に対し，「よろしくお願いします．」という ・睡眠：夜間は自室で寝た ・分娩台で会ったが，すぐに児は NICU に搬送 ・産後 1 ヵ月までは病院から車で 15 分の実家で暮らす予定	・児は，在胎週数 36 週 1 日の早産児かつ，2,100 g の低出生体重児であり，無呼吸発作がみられたため，NICU に入院した．G さんと児の面会は，分娩直後の短時間のみであり，母児分離の状態である．母児分離は，母親は小さく生んでしまったことへの罪悪感や自責の念をもつことが多い．G さんは，児の状況について医師より説明があった際に「よろしくお願いします．」といっていることから，児が NICU に入院し，治療を受けることや治療方針について納得し，受け入れていることが考えられる．そのため，現時点ではサポートが必要になるほどの罪悪感や不安はない．一方で，G さんは，妊娠中の経過が順調であったため，予期せぬ早めの分娩による戸惑いがある可能性がある． ・また，G さんのサポート体制については，産後 1 ヵ月までは病院から車で 15 分の実家で暮らす予定という情報を得ているものの，まだ情報が少ないため，今後 G さんのサポート体制に関する情報を得ていく必要がある． ・以上から，今後は G さんの言動に寄り添い傾聴していくことが大切である． ・愛着形成において，早期からの母児接触が重要である．G さんの場合，予想外に早い時期での分娩であったこと，分娩直後に児が NICU に入院し，母児分離による早期接触を十分に行えず，直接授乳できないことから，出産したという実感をもてていない可能性がある．
総合アセスメント	以上より，愛着形成が遅延する可能性が考えられる．

アセスメントの視点と対象者情報	アセスメントでの考え方
2）母親の身体的状態 〈全身状態の回復〉 ・妊娠分娩中問題なく経過 ・妊娠36週1日で自然破水後に陣痛発来 ・既往歴なし ・バイタルサイン（体温37.0℃，脈拍80回/分，血圧120/60 mmHg） ・下肢の浮腫なし ・めまいなし，立ちくらみなし ・朝食：全量摂取 ・睡眠状態：良好 〈生殖器の復古状態〉 ・子宮底：臍高，硬めのゴムまり様 ・悪露：産褥ナプキンの1/3に付着，赤色，悪臭なし，混入物なし ・会陰部：裂傷Ⅰ度で縫合．縫合部創面の両側に0.2 cm以内の発赤あり，創面の浮腫は1 cm以下，皮下出血なし，分泌物なし，創面は閉じている 〈乳房の状態〉 ・産褥1日目 ・乳房：Ⅱb型，緊満なし ・乳輪：直径約4 cm ・乳頭：突出，耳朶様で1 cm以上伸展する ・乳汁：黄色で左右2〜3本にじむ程度 ・初産婦 ・できれば母乳で育てたい ・分娩直後は面会のみで早期授乳および直接授乳はしていない ・母乳育児に関する指導は受けていない ・「早く生まれてしまったけど，母乳ってちゃんと出るのかしら．」 ・産後の母乳育児に関する指導は受けていない	・Gさんは，妊娠，分娩期は順調に経過していた．今回の分娩は，自然破水から陣痛発来で，既往歴もなく，産後の全身状態に影響を及ぼすような合併症はないと考える．現時点でのバイタルサインも安定しており，下肢の浮腫もみられていない．血液検査はしていないが，めまいや立ちくらみなどの貧血症状はみられておらず，栄養状態や睡眠状態は良好である． ・以上のことから，産褥1日目として全身状態は順調に経過していると考える． ・子宮底は臍高であり，硬度も良好である．悪露は，赤色で産褥ナプキンの1/3に付着し，悪臭も混入物もないことから，正常な悪露と思われる．以上より，産褥1日目の子宮の収縮状態は順調に経過していると考える． ・会陰部は，分娩時に裂傷Ⅰ度で縫合しているが，現在の状況は，縫合部創面の両側に0.2 cm以内の発赤あり，創面の浮腫は1 cm以下で皮下出血や分泌物なく，創面は閉じていることから順調に経過していると考える． ・以上から，退行性変化は順調である． ・乳房はⅡb型で，緊満はみられていない．乳輪は直径約4 cmであり，突出した乳頭は耳朶様で1 cm以上伸展することから伸展性，柔軟性もある．したがって，乳房，乳頭の形状より搾乳手技はしやすいと考える． ・産後1日目は，乳汁生成Ⅰ期である．この時期は，エストロゲンとプロゲステロンの働きにより，乳汁は本格的には分泌されない．黄色で左右2〜3本にじむ程度であることから，産褥1日目として乳汁の性状および分泌は順調であると考える．しかし，本来は直接母乳を行うことで児が乳頭を刺激し，下垂体前葉からプロラ

アセスメントの視点と対象者情報	アセスメントでの考え方
	クチンが，下垂体後葉からオキシトシンが分泌され，徐々に母乳の分泌量が増え，母乳育児が確立されていく．母児分離を余儀なくされているGさんの場合，直接乳房から授乳することは現在できない．そのため，今後は，母乳の分泌が順調に進まない可能性がある．Gさんは，母乳分泌について質問していることから，母乳育児に対する意欲はみられるため，今後は，母乳分泌を促すためのサポートをしていくことが大切である．母乳育児の知識については，「早く生まれてしまったけど，母乳ってちゃんと出るのかしら．」と母乳分泌への不安を表出している．しかし，Gさんは，産後の母乳育児に関する指導は受けていないことから，母親育児に対する知識不足は初産婦として当然な状況であると考える． ・以上のことから，現時点での進行性変化は順調である．
総合アセスメント	以上より，産褥経過は順調である．

関連図

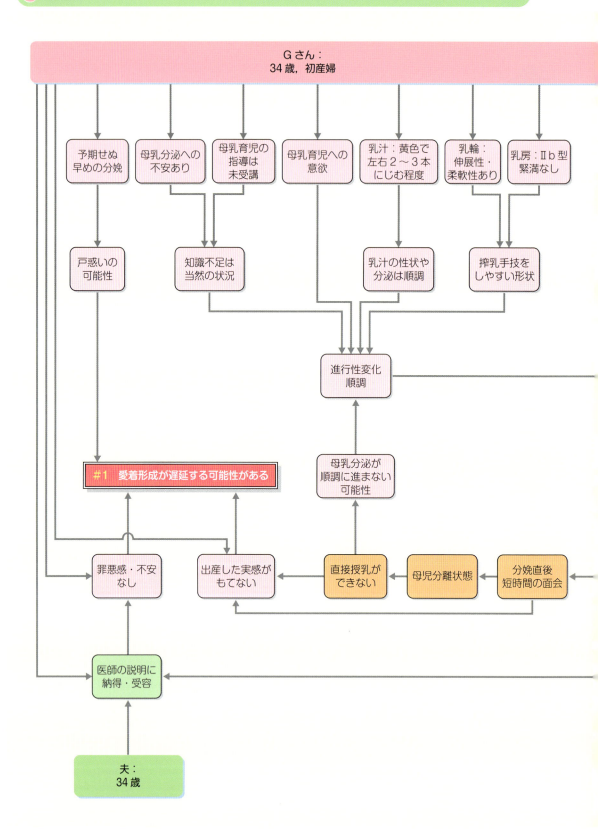

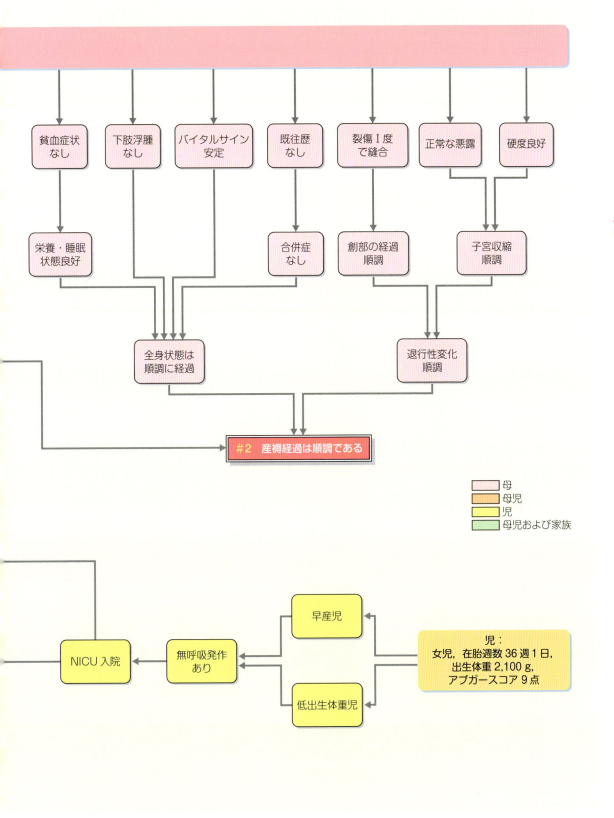

③ 看護課題（看護診断）

1. 愛着形成が遅延する可能性がある
2. 産褥経過は順調である

④ 目　標

1. 愛着形成が遅延する可能性がある

長期目標 1ヵ月健診まで
◆母親役割行動がとれる.

短期目標 退院まで
◆児への愛着が形成される.

⑤ 具体的なケア

1. 愛着形成が遅延する可能性がある

OP 観察計画
◆バイタルサイン
根拠 産後の身体的変化を把握するため.
◆食事や睡眠状況, 疲労度
根拠 ストレスや不安, 心配ごとを把握するため.
◆表情や言動, 反応
根拠 産後の心理状況を把握するため.
◆児に関する言動や児に関する話をするときの表情
根拠 NICUに入院している児に対し, どのように思っているのかを把握するため.
◆分娩に関する（とくに早産児や低出生体重児）受け止め方
根拠 NICUに入院している児に対し, どのように思っているのかを把握するため.
◆医師の説明に対しての理解度
根拠 予想外の分娩に対する思いや児の状況に対する受け止め状況を把握するため.

TP 実施計画
◆児との面会時間をNICUのスタッフと調整する
根拠 母児の関係性を育む環境を整えるため.

◆面会時に，タッチングや声掛けをするよう促す

根拠 具体的な方法を提示し，母児の関係性が育まれるようにするため．

◆NICUのスタッフと相談し，児の写真を撮る

根拠 写真があることで母児の関係性を意識させ，愛着形成を促すため．

◆出産体験や児について，どのように受け止めているか傾聴する

根拠 分娩や児に対してどのような思いでいるのか状況を把握するため．

◆感情を表出しやすい環境を整える

根拠 話しやすいような雰囲気にするため．

支援計画 サポート計画

◆児との面会方法について説明

根拠 心身の状態にあわせた面会方法を提供するため．

◆必要時，児の状況を説明する

根拠 児に関する情報提供をするため．

6 結果（産褥2日目）

#1. 愛着形成が遅延する可能性がある

　　NICUから戻ってきたGさんは，「まだすぐには直接おっぱいを飲めないそうですが，搾った母乳は後から飲めるように冷凍しておいてくれているとNICUの看護師さんから聞きました．予定日より早く生まれたから，どうなるかと思っていましたけど，小さくても手足を動かしている姿をみてホッとしました．」と時折笑顔をみせながら話している．搾乳時，ときどき瓶から母乳がこぼれてしまうこともあるが気にした様子もなく，母乳を持参して児の面会に行くことを楽しみにしている．

　　NICUのスタッフからの情報によると，児に発達や発育に関与するような疾患はないが，ときどき無呼吸発作があるため，今後もうしばらく入院加療が必要であることをGさんと夫に医師から説明があり，2人とも「よろしくお願いします．」と落ち着いた表情で答えていたとのことである．

7 評価

#1. 愛着形成が遅延する可能性がある

　　Gさんの児に対する言動から，早産や低出生体重での分娩だったこと，母児分離している現在の状況を肯定的にとらえていると考える．また面会時に母乳を持参できることを楽しみにGさん自身が積極的に搾乳している．

　　以上より，Gさんは精神的に落ち着いており，母児の愛着形成は順調であると考える．しかし，児との母児分離はこの後も続くことから，#1の看護計画

3. 母児分離状況の看護過程（ハイリスク）　**193**

は継続とする.

3. 退院後のサポート体制を整えていく

Gさんは産褥5日目に退院予定である.児はこの後も入院加療が必要なことから,Gさんのみの退院となる可能性が高い.しかし,現在退院後は病院近くの実家に暮らすこと以外,情報がない.Gさんが夫や家族からの協力を得て,退院後も全身状態の回復,母乳育児が順調に行えるように,退院後を見据えたサポート体制を整えていく必要があることから,新たな看護計画#3として「#3 退院後のサポート体制を整える」を追加する.

*1早期産:在胎週数22〜37週未満に生まれた児.
*2低出生体重児:出生体重が2,500g未満の児.
*3カンガルーケアと早期母児接触について:
カンガルーケアと称されるケアには,早産児や低出生体重児などNICUに入院している児を対象に行われるケアと,正期産新生児を対象に出生直後に分娩室で行われる早期母児接触の2種類がある.前者を一般的にカンガルーケアと呼び,後者をskin-to-skinと呼ぶことが多い.日本周産期・新生児医学会によると,「カンガルーケア」とは,全身状態が安定した早産児にNICUで従来から実施されてきた母児の皮膚接触を指し,「早期母児接触」とは,正期産新生児の出生直後に実施する母児の皮膚接触を指す.

文 献
1) 井上裕美ほか(監):病気がみえる vol. 10 産科,p158,メディックメディア,東京,2013
2) 橋本洋子:NICUとこころのケア─家族のこころによりそって,第2版,p19,メディカ出版,大阪,2011
3) 前原澄子:新看護観察のキーポイントシリーズ母性Ⅱ,p99,中央法規,東京,2011
4) 日本周産期・新生児医学会:「早期母子接触」の留意点[http://www.jspnm.com/sbsv13_8.pdf](2018-3-2参照)

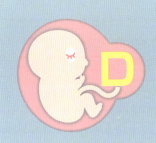

D 新生児期の看護過程

1 新生児期にある対象者の理解

1 この時期の対象者の特徴

a. 身体的側面

　　新生児期とは日齢0〜27日目までの時期を指します．子宮内の胎児の場合，呼吸・循環・代謝のほとんどが胎盤や臍帯を通じて行われ，母体に依存しています．しかし，出生とともに胎外の環境に適応し，独り立ちをしていかなければいけません．また，胎内環境から胎外環境への適応するため，さまざまな機能がダイナミックに変化しますが，それらの機能はまだ未熟であることから，出生直後は良好な状態であったとしても，時間の経過とともに正常から逸脱することもあります．さらに，新生児は自分自身で自分の世話ができないため，成長・発達のためには養護が必要不可欠です．

b. 心理的・社会的側面

　　児が母親に対して抱く，愛情をともなった特別な結びつきを愛着といいます．特定の人に対して愛着形成することが，児の安定した情緒の発達を促し，その後の対人関係にも影響を及ぼします．ボウルビィの愛着理論によると，新生児は母親との結びつきを可能にするための道具としての愛着行動（微笑み，泣き，しがみつく，追視など）を本能的にもっているとされています．新生児期では，親や家族に限らず，周囲の不特定な他者に向けて関心を寄せ，かかわりを求めます．児が送る「信号」を察知し，何らかの応答が返ってくる経験がこの時期の心を育てるうえで重要となります[1]．

2 抱えやすい問題

　　正期産児（妊娠37週0日〜41週6日に出生した児）でも生じやすい問題としては，環境温による体温異常（高体温・低体温），黄疸の増強による高ビリルビン血症，生理的体重減少の逸脱による脱水，生理的な嘔吐や便秘による腹部膨満などがあげられます．また，正期産児であっても，低出生体重児やlight-for-dates児（在胎週数に対して出生体重が軽い児），heavy-for-dates児（在胎週数に対して出生体重が重い児）の場合には，出生後の低血糖（血糖値40 mg/

dL 以下）や低血糖症状（皮膚蒼白，多呼吸または無呼吸，頻脈または徐脈，チアノーゼ，哺乳力低下，傾眠傾向，けいれんなど）にも注意をする必要があります［「付録 1-2．在胎期間別出生体重標準曲線」（p240）参照］．

③ かかわりのポイント

a. 新生児を 1 人の人間として尊重する

新生児は泣くことを通してお腹が空いた，おむつが気持ち悪い，抱っこしてほしいなど自分の欲求を伝えます．しかし何をしても泣き止まず，お手上げ状態になることも多々あります．しかし泣いている新生児を見放すことなく，泣いている理由を考え，ニーズを満たす努力をすることが重要です．また新生児を 1 人の人間として尊重し，かかわりをもつことが，周囲への信頼獲得という発達課題の獲得過程を支えることにつながります．したがって，新生児に対してケアを行う場合にも，笑顔や優しい声掛けを忘れずにしましょう．

b. 生理的範囲を逸脱しないように予防的ケアを行う

新生児は出生と同時に胎外環境に適応していかなければいけません．適応過程において正常に経過している新生児であっても，容易に生理的範囲を逸脱する可能性をもっています．したがって，新生児が生理的範囲を逸脱しないよう，出生前や出生時，出生後の経過からリスク因子の有無を把握し，経過への見通しや予測を立ててケア方針を決定したり，そのときの状況や環境が胎外環境への適応を阻害していないかどうかを見極めてケアするなどの予防的ケアが重要です．

② 新生児期の基本的なアセスメント項目

① 胎外生活への適応状態

☑ 出生前情報

出生するまで児は母親の子宮内で生活していることから，胎児期の成長・発達には母体の影響を大きく受けます．また，妊娠経過や分娩経過についても，新生児の健康に影響を及ぼす場合があります（表 1）．したがって，出生前情報として，母体の年齢や体格，栄養状態や嗜好品の摂取状況，既往歴などの母体情報や妊娠・分娩経過について情報収集し，新生児の成長・発達を阻害する因子がないかをアセスメントする必要があります．

☑ 在胎週数と成熟度

新生児の成長・発達には在胎週数や成熟度が影響する場合があるため，在胎週数に相応する発育をしているかをアセスメントすることは重要です．在胎週数については，妊娠初期に母親の最終月経日や超音波検査により分娩予定日が確認される場合，高い精度で推測されています．しかし，妊娠初期にこのような確認がなされていない場合には，出生後の新生児の

表1　新生児に影響する妊娠・分娩経過

	経　過	新生児への影響
妊娠期	妊娠高血圧症候群	子宮内胎児発育遅延，早産
	妊娠糖尿病	巨大児，新生児低血糖症
	多胎	子宮内胎児発育遅延，早産
	羊水過多	消化管閉鎖，中枢神経異常
	羊水過少	腎臓の形態異常，肺低形成，関節拘縮
	前置胎盤	貧血，新生児仮死
	GBS 陽性	感染症（敗血症，髄膜炎）
分娩期	前期破水	感染症
	羊水混濁	胎便吸引症候群，胎児アシドーシス
	肩甲難産	鎖骨骨折，上腕神経叢損傷
	帝王切開	一過性多呼吸，呼吸窮迫症候群
	吸引・鉗子分娩	帽状腱膜下血腫，分娩外傷

表2　アプガースコア

	0 点	1 点	2 点
心拍数	なし	100 回/分未満	100 回/分以上
呼吸	なし	弱い啼泣	強い啼泣
筋緊張	弱い	四肢をやや屈曲	四肢を屈曲
刺激に対する反応	無反応	やや動く	啼泣
皮膚色	全身チアノーゼ，蒼白	体幹はピンク色，四肢はチアノーゼ	全身ピンク色

所見から在胎週数を推測し，成熟度を評価することになります[2]．成熟度の評価方法としては，デュボヴィッツ法やニューバラード法などの神経学的所見と身体外表所見を組み合わせた理学的方法があります．また，在胎週数が正期産であっても，出生体重によっては低血糖などのリスクを有するため（前述「2) 抱えやすい問題」参照），在胎期間別出生体重標準曲線（p240）と比較し，appropriate-for-dates 児（体重が在胎週数相当の児）であるかもアセスメントします．

☑ **アプガースコア**

出生直後の新生児の状態を評価する評価法です．アプガースコアでは出生後 1 分と 5 分の時点で心拍数，呼吸，筋緊張，刺激に対する反応，皮膚色の 5 つの所見について，それぞれ 0 点〜2 点のいずれかの点数をつけ，合計点により評価をします(表2)．アプガースコアの 1 分値は出生時の新生児の状態を反映し，5 分値はうまく蘇生ができたかどうかを示します[2]．合計点が 7〜10 点の場合を正常，4〜6 点は軽度新生児仮死，0〜3 点は重度新生児仮死と判定します．

☑ 呼　吸

　胎児期では，胎盤を通じてガス交換が行われており，肺胞は肺水で満たされています．分娩時，胎児は産道を通る過程で胸郭が圧迫され，気道内の肺水が絞り出されます．産道の外へ出ると，圧迫されていた肺が再び膨らみ，肺胞に空気が入ります．出生後，肺を開いたままの状態に保つことができるのは，成熟した肺胞内に界面活性物質（サーファクタント）が分泌されるためです．

　新生児は成人に比べて体表面積に対する肺のガス交換面積が小さく，1回換気量が少ないため，呼吸数が多いという特徴があります[2]．呼吸数の基準値は30〜60回/分です[3]．また，新生児の呼吸は主に横隔膜呼吸（腹式呼吸）のため，哺乳や空気を飲み込むことで腹部膨満が著明になると，横隔膜が圧迫されて可動幅が小さくなり，呼吸状態の悪化を招きます．さらに口呼吸ではなく鼻呼吸のため，分泌物による鼻閉で呼吸が抑制される可能性があります．それ以外にも，気道が細く，組織が脆弱であることや呼吸筋の力が弱いこと，呼吸調整機能が未熟であることなどから，呼吸障害が生じやすいという特徴があります[4]．呼吸障害がある場合には，多呼吸（呼吸数が60回/分以上）や努力性呼吸（鼻翼呼吸，陥没呼吸，呻吟など）により，換気量を確保しようとします．したがって，新生児の呼吸状態は呼吸数，呼吸の型，深さ，音，異常呼吸の有無などから総合的にアセスメントします．

☑ 循　環

　胎児循環の特徴は，胎盤循環があり，肺循環が確立していないことです．そのため，胎児循環には臍帯静脈，臍帯動脈，静脈管，動脈管，卵円孔を介した血流があります．出生によって肺呼吸が開始し，換気が行われるようになると，酸素分圧が上昇し，肺血管抵抗が低下します．また胎盤血流が途絶することで，末梢血管抵抗は上昇し，機能的に卵円孔，静脈管，動脈管は閉鎖します．しかし，動脈管が閉じるのに数日かかること，一度閉じた卵円孔や動脈管が開くことがあることなどにより，心雑音が聴取されることがあります．ただし，呼吸障害や中心性チアノーゼをともなう心雑音では先天性心疾患の場合もあり注意が必要です．また，新生児は1回拍出量を増やす能力が低いため，心拍数の増加によって心拍出量を増やします．正常新生児の心拍数は出生直後，150〜180回/分と多いですが，出生後24時間ごろには120〜140回/分程度になります．覚醒レベルの影響を受けやすく，深睡眠時では100回/分以下となることもあります[5]．

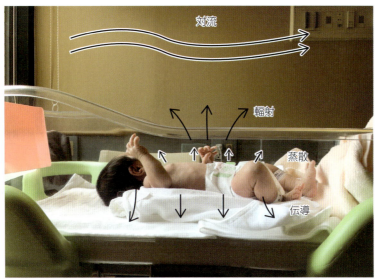

図1 熱の喪失ルート（イメージ図）

☑ **体 温**

　子宮内の羊水のなかで胎児は37.5℃前後で保温された状態ですが，出生により自分で熱を産生し，体温調節を行わなければなりません．新生児の体温の正常値は36.5〜37.5℃です．新生児は体温調節機能が未熟であることから，成人や大きな子どもに比べて環境温の変化に左右されやすく，容易に低体温や高体温になりうることから，体温の数値だけでなく，四肢冷感やチアノーゼの有無などから総合的にアセスメントします．

　新生児の主な熱源は，褐色脂肪組織による，震えによらない熱産生です．褐色脂肪組織はミトコンドリアに富み，交感神経と血管を多く含んでおり，肩甲骨や脊柱，腎周囲に多く分布しています．新生児が寒冷刺激にさらされると，交感神経の支配下でノルアドレナリンが分泌され，褐色脂肪組織内で中性脂肪の分解を促進させます．これにより，脂肪酸が放出され，それをミトコンドリアによって燃焼することで熱が産生されます[2]．

　一方，熱の喪失ルート（図1）には，①輻射，②対流，③伝導，④蒸散があります．新生児は体表面積が体積に比べて成人よりも大きいことや，皮膚が薄く，皮膚の温度調整が十分にできないことから，輻射による熱喪失が大きいという特徴があります．

☑ **肉眼的皮膚黄染（黄疸）（図2）**

　肉眼的皮膚黄染とは，ビリルビンによる皮膚の黄染と定義され[4]，黄疸ともいいます．胎児期には胎盤を介して母親にビリルビンの処理を託していますが，出生とともに新生児は自力でビリルビン代謝を行う必要があり

199

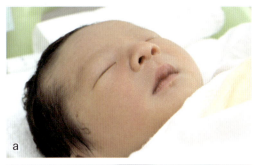
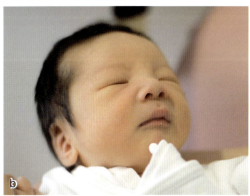
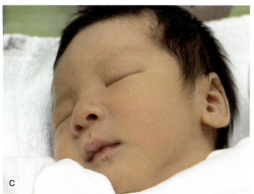

図2 肉眼的皮膚黄染（黄疸）
a：黄疸出現前（日齢2〜3日目），b：黄疸ピーク時（日齢4〜5日目），c：黄疸消退（日齢7〜10日目）．

ます．ビリルビンは，主に赤血球の崩壊によって生じたヘモグロビンの代謝産物で，多くは老化した赤血球が壊れることに由来します．赤血球の破壊により生じた間接（非抱合型）ビリルビンは，肝臓でグルクロン酸抱合を受け直接（抱合型）ビリルビンとなり，胆汁色素の主成分として腸管に分泌されます．直接ビリルビンは腸管細菌によってウロビリノーゲンに変換され，大部分が便中に排泄されますが，一部は腸管より再吸収され，門脈を介して肝臓に戻ります（腸肝循環）．

新生児に生理的黄疸が生じやすい原因として，①体重あたりの赤血球の数が多く，赤血球の寿命も成人に比べて短いため，ビリルビンの産生が亢進していること，②ビリルビンを処理するグルクロン酸抱合能が未熟であること，③腸肝循環が亢進しており，門脈を介して肝臓に戻るウロビリノーゲンが多いことがあげられます．通常は日齢2〜3日目ごろから肉眼的に黄疸が出現しはじめ，日齢4〜5日目ごろにピークとなり以後漸減して日齢7〜10日目ごろに消失していきますが，その生理的範囲を超えた場合を病的黄疸と考えます[4]．ただし，母乳栄養児の場合には母乳性黄疸といい，黄疸が遷延することがあります．これは，母乳中に含まれるプレグナンジオールという女性ホルモンが，グルクロン酸抱合を抑制するために生じるといわれていますが，それ以外にも母乳中の脂質が母乳中のリパーゼに

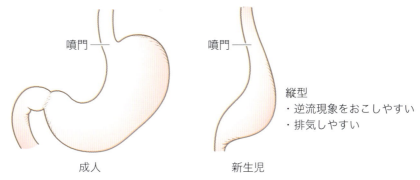

図3 成人の胃と新生児の胃の形状の違い
[横尾京子：新生児ベーシックケア―家族中心のケア理念をもとに，p370，医学書院，東京，2011より引用]

よって分解してトリグリセライドと脂肪酸となり，それがビリルビン代謝に影響しているとも考えられています[4]．

　黄疸をアセスメントするためには，肉眼的黄疸の観察だけでなく，毎日経皮ビリルビン値を測定し，基準値[「付録1-4．光線療法の基準値」(p241)参照]と比較します．経皮ビリルビン値が基準値を超える場合には，採血により血中総ビリルビン値を測定します．また，体内のビリルビンは排泄により体外へ排出されるため，排泄状況や排泄に影響する栄養摂取状況も黄疸の経過を予測するための観察ポイントとなります．

☑ 消化・吸収

　新生児の胃は成人に比べて縦型で，食道-胃結合部（噴門部）の括約筋が弱いことから，食道への逆流が起こりやすく，嘔吐をしやすい構造になっています（図3）．一方でこのことは，哺乳の際に飲み込んだ空気を噯気（ゲップ）として排気しやすい構造であるともいえます．また新生児の胃の容量は日齢とととともに増え，日齢1日目では5〜7 mL，日齢3日目で22〜27 mL，1週間で45〜60 mL，1ヵ月で80〜150 mLと小さいため[2]，頻回な授乳が必要です．

　排便については，大部分の新生児（97.2％）が出生後24時間に初回排便を認め，48時間以内にはほとんどの新生児が排泄します[6]．胎便は子宮内で飲み込んだ羊水成分や腸内分泌物，胆汁などを成分としており，粘稠性が強く，日齢0〜2日目で排泄されます．その後哺乳が進むにしたがって，日齢3〜4日目は胎便と授乳後の便が混じった移行便がみられ，その後普通便として黄色便がみられます（図4）．したがって，排便の回数だけでなく，便の性状の変化も哺乳量をアセスメントするうえで重要な観察ポイントとなります．また，母乳を摂取している新生児の便は人工乳の新生児の便よりも水様で，排便の回数も多いという特徴があります．

201

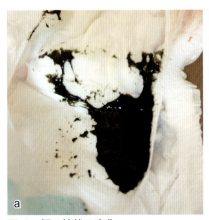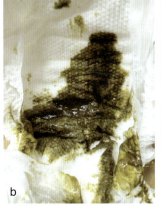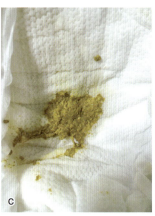

図4　便の性状の変化
a：胎便，b：移行便，c：黄色便．

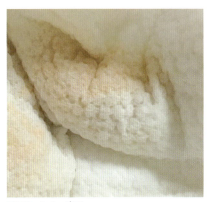

図5　レンガ尿

☑ 水分代謝・腎機能と体重減少

　　新生児は身体に占める総水分量がきわめて多く，在胎週数40週では身体の70〜75％を水分が占めています．新生児の体重は日齢2〜3日目で，出生体重の5〜10％減少しますが，これを生理的体重減少といいます．これは胎外生活に適応するために体内の多すぎる間質液が減少することに由来すると考えられています．この過程は当然起こるべきものであり，生理的体重減少をなくすほど水分を多く投与すると，必要な胎外生活への適応過程を阻害し，新生児に浮腫や動脈管開存症などの問題を引き起こしてしまいます[2]．また，この多すぎる間質液があることによって，出生後数日は十分な哺乳量による水分摂取を行わなくても脱水になることなく，体液を維持することができます．

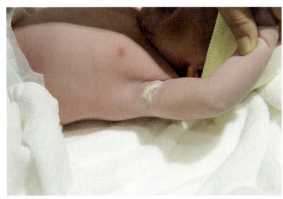
図6 胎脂

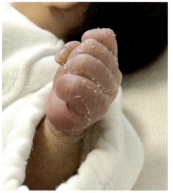
図7 落屑

次に，胎児は早期より尿を産生し，羊水中に排泄をしているため，出生時には新生児の腎臓は胎外生活に適応する能力を備えていますが，その機能は未熟であり，出生を機に急速に発達します．生後24時間では抗利尿ホルモンの作用や，腎機能が胎外生活に適応しきれていないため，尿量が少ないですが，大部分の新生児（97.2％）は出生後24時間以内に初回排尿を認め，48時間以内にはほとんどの新生児が排尿します．また新生児では尿酸血症塩が排出され，おむつにピンク～オレンジ色のしみがみられることがあります（図5）．これは異常な所見ではなく，哺乳が確立するにしたがい，色の薄い尿が排泄されるようになります．

☑皮　膚

　出生直後の新生児の皮膚は湿潤でみずみずしく，早産児では在胎週数が少ないほどこの傾向が強く，過期産児の皮膚は逆にやや厚ぼったく乾燥気味の傾向にあります[7]．また，皮膚は表皮，真皮，皮下組織の3層からなりますが，新生児は各層の厚さがまだ薄く，少しの外的刺激であっても傷つきやすいという特徴があります．

①胎　脂

　正期産児では，出生直後，頸部や腋窩などに白色粘性の胎脂がみられることがあります（図6）．この胎脂は出生直後から数日間，皮膚の水分を保持し，皮膚の防御機能の役割を果たしています[2]．近年は，生後すぐに沐浴などで胎脂を除去せず，自然に消失するのを待つ施設が多いです．

②皮膚の亀裂，落屑

　日齢2～3日目になると，肉眼的に黄疸がみられはじめるとともに皮膚が乾燥してきます．この皮膚の乾燥にともない，手足の表皮に亀裂がみられたり，表皮がポロポロと剥がれ落ちる落屑がみられることがあります（図7）．この皮膚の乾燥にともなう亀裂や落屑は，過期産児や胎盤機能不全に

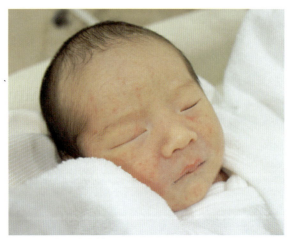
図8　新生児中毒性紅斑

よる子宮内胎児発育遅延児に多くみられます．これは生理的なものであり，剥がれ落ちた後に新しい皮膚が現れます[2]．

③紅斑（新生児中毒性紅斑，中心性紅斑）[4]

　新生児中毒性紅斑は成熟児の約半数に認められる頻度の高い正常所見です（図8）．中央に硬い黄色の丘疹があり，周囲に紅斑があります．原因は不明ですが，皮膚の成熟徴候の1つとみなされています．日齢0〜3日目で出現し，2〜3日で自然に消失します．

　中心性紅斑は血管が拡張するための紅斑です．身体の中心部にみられ，好発部位としてうなじ（ウンナ母斑），額（火炎斑），眼瞼や鼻の下の上口唇（サーモンパッチ）がよく知られています．原因は不明ですが，臨床的には問題なく，多くは1〜2年で消失します．

④母斑（蒙古斑，色素性母斑）[4]

　蒙古斑は日本人新生児の90％にみられる青色色素性母斑です（図9）．おしりや背中に多くみられます．とくに異常を示さず，1歳ごろから色が薄くなり，ほとんどは4〜5歳で自然消失します．

　色素性母斑の多くは，いわゆるホクロと呼ばれる小さいものが数個ある程度で，正常な所見です．ただし，毛が生えている色の濃い大きい母斑（巨大有毛色素性母斑）の場合には，将来悪性化する可能性があるため，注意が必要です．

⑤発疹（稗粒腫，脂漏性湿疹，汗疹）[4]

　稗粒腫は白色または黄色の数mmの丘疹で，鼻や頬，前額部によくみられます．2〜3週間で自然に消失します．

　脂漏性湿疹は黄色のベタベタしたバターを塗ったような発疹です．胎児

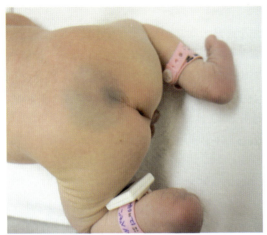
図9　蒙古斑

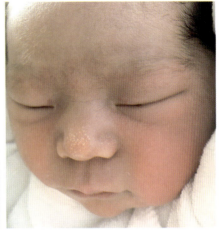
図10　鼻皮脂（面皰）

期に母親のホルモンが胎盤を通じて児に移行し，皮脂腺を刺激するため脂肪分泌が過剰になり，その脂肪が酸化分解をして刺激をし，皮膚に炎症を起こすものです．掌で少量の石けんなどを使用して洗うことで軽快しますが，二次感染を合併した場合には抗菌薬などの使用が必要となります．

汗疹はいわゆる「あせも」とよばれる，汗腺がつまり，ただれて発赤した発疹です．新生児の汗腺の数は成人と同程度であり，体表面積に対する汗腺の数が多いため汗をかきやすく，前額部や頭皮，皮膚の重なる部分など汗のたまりやすい部分に生じます．通常1週間以内には消失します．

⑥肛門周囲皮膚炎[4]

新生児は便が水様で排泄回数も多いため，肛門周囲皮膚炎の一種である単純性おむつ皮膚炎（おむつかぶれ）は日常的にみられます．これは尿や便，おむつの洗剤などが刺激となって起こる皮膚炎です．こまめにおむつを交換したり，十分にすすぐことなどで軽快しますが，おしりをこすりすぎることによって起こる場合もあります．

⑦鼻皮脂（面皰）[8]

鼻の先端から鼻翼・鼻背にかけてみられる多数の黄白色の斑点で，皮脂腺が肥大したものです（図10）．成熟徴候の1つともいわれ，早産児ではみられない徴候です．1週間程度で自然消失します．

⑧点状出血斑[8]

分娩時の物理的な力により，局所的な点状出血，出血斑が生じることがあります．軽度のものは2～3日以内に消失し，新生児期を過ぎれば残存することはありません．全身に存在する場合には血小板減少症や血小板機能不全などの可能性があります．

☑ **全身の観察**

出生後まもなく新生児を診察することは，異常や疾患の早期発見・治療のためだけでなく，異常がないことが確認されることによって母親や家族に安心感を与え，愛着形成や家族による児の受け入れによい影響をもたらします．したがって，全身を見落としがないように観察することが重要です．

①姿　勢

正常な正期産児であれば，上肢をW，下肢をMの字に屈曲し，左右対称の姿勢をとります．

②頭　部

大泉門

- 大きさ：新生児は身体の大きさに比して頭が大きく約4頭身です．頭が異常に大きい場合は水頭症，異常に小さい場合には小頭症の可能性があります．
- 形：頭位による経腟分娩の場合，児頭の応形機能により，いびつな形をしていることが多いです．
- 大泉門・小泉門：大泉門は生後9〜10ヵ月ごろから閉鎖しはじめ，18〜24ヵ月で完全に閉鎖することが多いとされています．通常は平らで，膨隆も陥没もしていません．膨隆している場合には頭蓋内圧亢進，陥没している場合には脱水が疑われます．大きさは児によって異なりますが，3×4cm未満のひし形です．一方小泉門は大泉門に比べると小さく，出生時から閉じていても正常です．
- 縫合：骨縫合線は産道内の圧迫によって重なっていることがありますが（骨重積），これらは生後数日で解消します．
- 腫脹・血腫：産瘤は産道を通過する際の圧迫で，児頭の先端部にできる浮腫です．頭蓋骨を覆う表在性の組織にでき，境界は不明瞭です．出生後数日で自然に消失します．頭血腫は産道を通過する際に骨膜が骨から剝離して血管が断裂し，出血するものです．出生後はあまり明らかではないが，日齢1〜2日で波動を触れる腫瘤となります．骨縫合は越えず，2個できることもあります．自然経過で2〜3ヵ月で吸収されます．

③顔　面

- 眼：眼窩の距離，眼球運動，黒目の色や大きさ，眼球結膜を観察します．眼球結膜下血腫は比較的よくみられるもので，分娩の際に加わる静脈のうっ血によって起こると考えられています．2週間程度で自然に消失します．
- 耳：形状，位置などを観察します．成熟児では耳介軟骨は厚く，硬いのが特徴です．耳介上端は，両眼を結んだ線の延長線上の位置にあるのが正常です．
- 口：口唇・口蓋，唾液の正常，舌，口腔粘膜を観察します．口唇裂は頻

度が高く，比較的よく遭遇する奇形です．口蓋裂と合併する場合もあります．口蓋裂のみの場合には，見落としやすいため注意が必要です．歯肉や口腔蓋にエプスタイン真珠と呼ばれる白色の数mmの腫瘤がみられることがありますが，1～2ヵ月で自然に消失します．産道からのカンジダ感染をした場合，舌や口腔粘膜に鵞口瘡と呼ばれる苔状の白色斑点がみられます．母乳や人工乳との鑑別がむずかしいですが，歯肉や内頬の粘膜にみられ，拭いてもとれないのが鵞口瘡です．

- 顎：顎の大きさに異常がないかを観察します．
- 鼻：鼻の位置は適切か，鼻閉はないかを観察します．新生児は鼻呼吸のため，鼻腔の閉鎖や狭窄時には呼吸困難症状が認められます．鼻皮脂（面皰）は正常な所見です［前述 ☑ 皮膚-⑦（p205）参照］．

④頸　部

- 鎖骨骨折：肩甲難産などに合併することが多いです．鎖骨に沿って触れていくと，段差が触れます．経過観察だけで自然寛解します．
- 筋性斜頸：胸鎖乳突筋の中央部にしこりとして触れます．出生時に触れることはまれで，1ヵ月健診のころに気づかれることが多いです．治療は必要とせず，自然寛解を待つことがほとんどです．
- 形（長さ）：頸部の長さが短い場合にはターナー症候群，頸部の皮膚が肥厚している場合には21トリソミーが疑われます．

⑤胸　部

- 胸郭：呼吸障害がある場合，陥没呼吸やシーソー呼吸[*1]などがみられます．胸郭が膨隆していたり，左右非対称に動いている場合には，気胸や胎便吸引症候群[*2]，無気肺などが疑われます．
- 乳房：成熟児では完全な乳輪があり，乳腺組織はつまむと1cm程度触れます．母親から胎盤を通じて移行したエストロゲンの作用によって児の乳腺が刺激され，乳腺が肥大したり，魔乳と呼ばれる母乳と同じ成分の液体が児の乳頭から分泌されることがあります．魔乳の分泌は日齢2日目ごろからはじまることが多く，1週間程度で消失することが多いです．男女問わずみられます．

⑥腹　部

- 大きさ：通常，新生児の腹部は丸く，胸郭に比べて突き出しています．正常な新生児でも，授乳や啼泣，一過性の便秘が原因で腹部膨満をきたすことがあります．腹壁が緊張して光沢をともなっていたり，血管が透けてみえるほど膨張している場合は異常です．また腹部の陥没がみられる場合には，先天性横隔膜ヘルニアや食道閉鎖が疑われます．
- 臍：臍は通常1週間程度で自然に脱落します．出血や浸出液，臍周囲の皮膚の発赤がないかを確認します．

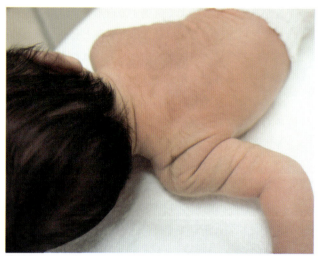
図11　うぶ毛

⑦背部
- うぶ毛（図11）：成熟児では，うぶ毛は肩甲部，上腕外側に少し残るのみであり，ほとんど消失しています．
- 脊椎：新生児の脊柱はまっすぐで，弯曲していません．脊柱にゆがみや欠損，分離がないかを確認します．

⑧外陰部・殿部
- 男児：成熟児では，睾丸は陰嚢に下降していますが，完全に下降していない場合も多いです．大半が1歳までに自然に下降します．
- 女児：成熟児であれば，大陰唇が小陰唇を覆います．女児の場合には母親からのエストロゲンの移行による消退性出血（新生児月経）や，外陰部から白色分泌物がみられることがありますが，正常所見です．
- 肛門：肛門が開いているかどうかを出生時に確認します．鎖肛の病態は多様なため，外見上は正常にみえるものもあれば，排便が確認されても瘻孔をともなった鎖肛ということもあります．

⑨四肢
- 長さ：身体全体をみて，手足の長さや太さのバランスがとれているかどうかを観察します．極端に四肢が短い場合には，四肢短縮症や骨形成不全が疑われます．
- 上肢：上肢の動きが左右非対称の場合には，上腕神経麻痺が考えられます．
- 指の数・形：手足の指が5本ずつあることを確認します．
- 爪：成熟児では爪は指（趾）頭を越えて伸びており，硬いです．
- 手掌のしわ：手掌を横断するしわが1本のものを猿線といい，21トリソミーにみられる所見ですが，健常児でも観察されることがあります．

表3 特徴的な原始反射

種　類	特　徴	消失時期
モロー反射	振動や音など，何らかの身体に対する刺激で両上肢を開き，抱きつくような動作をする	4〜6ヵ月
吸啜反射	口のなかに入った乳頭や指を吸う	6ヵ月〜1歳
把握反射	・指を児の掌に置いて刺激すると，指を屈曲させて握るような動作をする（手掌把握反射） ・また足の指の付け根を圧迫すると，すべての指が屈曲する（足底把握反射）	2〜3ヵ月 独歩開始後数ヵ月
探索反射	頬や唇に乳頭や指が触れると，それらを捕らえようと顔を向けたり口を尖らせたりする	1ヵ月
自動歩行	新生児の脇の下を支えて足底を台につけると，下肢を交互に曲げ伸ばして，歩行しているような動作をする	6〜8週
非対称性緊張性頸反射	仰臥位で顔をどちらかに向けると，向いた方の上下肢が伸展し，反対側の上下肢が屈曲する（フェンシングのような姿勢をとる）	4〜6ヵ月
側彎反射（ギャラン反射）	新生児を腹臥位にして抱いた状態で脊柱に沿って上方から下方へこすると，こすった側へ脊柱が弯曲する	4〜6ヵ月
バビンスキー反射	足底の外側をこすると，母指が背屈し，指全体が開く	1〜2歳

- 足の向き：内反足（足首が内側に曲がる変形）や外反足（足関節が屈曲し，足首が反り返って足背が足首につくような変形）がないかを観察します．内反足や外反足の場合でも，用手的に容易に正常域に戻せる範囲であれば経過観察でよいとされています．
- 股関節：両足をそろえると左右の大腿のしわの数が違っていたり，膝を曲げて仰向けに寝かせると膝の高さが左右非対称である場合には，股関節脱臼が疑われます．股関節脱臼の場合，おむつ交換などで股関節を開くと，コリッというクリック音が聞こえるのも特徴の1つです．

☑ 中枢神経系

　成熟した新生児でも，中枢神経系はまだ発達途上にあり，いくつかの特異的な原始反射がみられます（表3）．この原始反射は，ある特殊な刺激により引き起こされる自発運動の一部であると考えられています[4]．原始反射がみられるべき時期にみられないことや，消失時期を過ぎてもみられること，左右差があることなどにより，中枢神経系の発達や成熟度の評価，異常の診断の手助けとなります[2]．また，原始反射だけでなく，甲高い泣き声や筋緊張の低下・亢進の有無，活気（意識レベル）なども中枢神経系をアセスメントするための観察ポイントです．

2 養 護

☑栄 養

　新生児期は急速に発育する時期であり，十分な栄養が供給されないと，新生児の成長・発達に影響を及ぼす可能性があります．健康な正期産児の場合，十分な栄養摂取が遅れたとしても，恒常性を保つ機構が働くため[2]，出生直後は本格的に哺乳を必要としませんが，児の健康状態，哺乳意欲の有無，哺乳障害の有無などから今後の母乳育児による栄養摂取に影響を及ぼす因子がないかという視点でのアセスメントが必要です．また児の吸啜刺激は母親のオキシトシンやプロラクチンの分泌を促すため，出生後早期からの頻回授乳が母乳育児の確立には重要です．したがって，初回授乳の時期や母児同室の開始時期，授乳回数，哺乳量，ポジショニングとラッチ・オン，母親の乳房の状態［付録3．産褥期のアセスメント項目（p243）参照］，体重（生理的体重減少率や前日比）から児の栄養状態を総合的にアセスメントします．また体重減少が続いている場合には，栄養摂取の不足に影響する因子や不足に関連して生じる脱水症状（排尿・排便回数，皮膚の乾燥・弾力低下の有無，大泉門の陥没，飢餓熱・頻脈の有無），排泄の減少にともなう黄疸の増強などについてもあわせてアセスメントし，生理的範囲から逸脱しないよう，ケアの方針を検討します．

☑保 温

　新生児は体温調整が未熟なため，環境温に左右されやすく，容易に体温が低下したり上昇したりします．適切な室温・湿度（正期産児の場合は室温を24～26℃，湿度を50～60％）を保つだけでなく，体温が低下しないように寝具や衣類による調整を行うことが重要です．また，バイタルサイン測定後や清潔ケア時の体温低下は要注意であり，肌の露出が最小限になるように，手早くバイタルサインの測定を行う，不要な肌の露出は避けるなどの配慮が必要となります．

☑清 潔

　新生児は新陳代謝がさかんであり，皮膚に老廃物が生じやすいことから，皮膚の清潔を保つことが重要です．出生後早期の新生児の清潔ケアとして，ドライテクニックと沐浴の2つの方法があります．ドライテクニックの利点は，沐浴と比べると体温の喪失が少なく，児の疲労も少ないため，体力の消耗を防ぐことができます．したがって，出生日～日齢2日目くらいまでの全身の変化が著しく，まだ安定していない時期や，発熱などにより健康状態が良好とはいえないときなどに適しています．一方，日齢4～5日目になると，発汗が多くなるため，ドライテクニックよりも沐浴の方が適しています．しかし，沐浴は体温の喪失が大きく，体力も消耗するため，健康状態が良好なときに行います．

表4 新生児の事故

内　容	具体策
取り違え	・ケア実施前やコットへ戻す際に，必ず母児標識とコットの名札を確認する ・標識がはずれそうな場合には再装着する
転倒・転落	・コットに児を乗せたまま移動して動線を短くし，抱いて移動する距離を短くする ・やむを得ず抱いて移動する場合には足元に気をつける ・床が水で濡れている場合にはただちに拭く ・体重計や処置台などに児を寝かせる場合には目を離さない ・母児同室などで母親のベッドに児を寝かせる場合には，転落防止柵をつけたり，柵側にクッションや枕を置き，柵の間からの転落に注意する
窒息・誤飲	・鼻をふさがないよう，顔に寝具がかからないようにする ・コットのなかに不要なものを置かない ・うつぶせ寝にしない ・哺乳後排気を十分行う．排気が不十分な場合には側臥位で寝かせ，嘔吐しても気道に入らないようにしておく
危険物・落下物	・コットのなかに注射針などの危険物を置かない ・コットは棚の下など物が落下する危険性のある場所に置かない

また溢乳や嘔吐などにより衣類が汚れることも多いため，汚れた場合には適宜交換をしたり，こまめにおむつを交換したりすることも，湿疹や皮膚炎などの皮膚トラブルの予防につながります．

☑ 事故防止

新生児は自分で移動することはできません．したがって，新生児をケアする際や母児同室中には安全に配慮した環境整備が重要です．新生児の事故には取り違え，転倒・転落，窒息・誤飲，危険物・落下物などがあげられます（表4）．

☑ 感染予防

新生児は免疫能が未熟であり，新生児室内では主に医療者の手指を介して微生物が伝播します．新生児と接触する前後で必ず手洗いをする，手指に肉眼的汚染が認められない場合には速乾性手指消毒薬で手指消毒をするなど，医療者だけでなく，母親や面会者も感染予防を徹底する必要があります[9]．

☑ 育児知識・技術の習得状況

児の健全な発育・発達のためには，養育者となる母親が，退院までに児の生理的特徴や授乳方法，清潔法，環境整備などの基本的な育児知識や技術を習得することが必要です．また，児の生理的変化は退院後も続くため，退院後に起こりうる状況や退院後も気軽に相談できる相談窓口を明確にし，情報提供することが必要です．

3 母児関係・家族関係

☑ 母児関係

出生直後の母親は，分娩に対する達成感やホルモン変動のため気分が高まり，周囲の環境に敏感な状態となっています．一方，新生児も出生直後は周囲からの刺激を受けやすい時期であり，この母児の感受期に母児の接触を行うことが母児関係を育むうえできわめて重要です．また，その後母乳栄養や育児行動により，母児の良好な関係性はさらに促進されます[9]．また，母児関係は母親から児への，児から母親への相互作用により確立していきます．したがって，早期母児接触の様子や母児同室の実施状況，母親の児に対する反応，母親の働きかけに対する児の反応などから，母児の愛着形成が順調に進んでいるかをアセスメントします．

☑ 家族関係

児の成長・発達には，周囲から大切に扱われ，適切な養護を受けていると感じられる環境が提供される必要があります．したがって母親だけでなく，父親やきょうだい，祖父母などのすべての家族が児の誕生を喜び，受容できているかどうかを児と面会したときの様子や発言などから，アセスメントすることが必要です．

☑ 退院後の生活環境

新生児は退院後，自宅という新しい環境に適応していかなければなりません．したがって，新生児を迎えるための準備状態として，新生児が過ごす場所が適切かどうか，衣類や寝具などの新生児の生活に必要な物品が準備されているか，家庭内での事故防止に配慮されているかなどの情報を収集し，退院後の環境が適切かどうかをアセスメントする必要があります．

事例 9　正常分娩で生まれた日齢 1 日目の H くん

プロフィール（日齢 1 日目）

　H くん（男児）は 8 月 23 日 13 時 26 分，経腟分娩にて第 1 前方後頭位で出生．分娩所要時間 14 時間 32 分．夫立ち会い分娩．在胎週数 39 週 2 日，身長 51.0 cm，体重 3,170 g，頭位 33.0 cm，胸位 32.5 cm．アプガースコア 1 分後 9 点（皮膚色で−1 点），5 分後 10 点．外表奇形，分娩外傷なし．うぶ毛は肩に少しあり．胎脂が頸部，腋窩，関節部に少量あり．睾丸は完全に下降し，足底全体にしわがある．爪は指頭を越えている．姿勢は MW 型の姿勢をとっており，筋緊張あり．原始反射も左右対称にみられている．

　母親は 29 歳の初産婦．既往歴なし．妊娠経過，分娩経過異常なし．母乳育児希望．母親学級はすべて受講済である．乳房の形態は Ⅱb 型，正常乳頭であるが，伸展は不良．父親は 30 歳，会社員．母児の入院中，毎日仕事帰りに面会予定である．

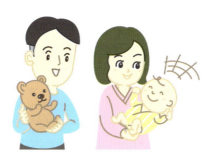

🌀 日齢 0 日目の様子

　出生直後，早期母児接触実施．「やっと会えたね．」と笑顔で児をみつめている．母児接触時に探索反射がみられ，直接授乳を実施．父親も「壊れそうで怖い．」といいながら，愛おしそうに児を抱いている．母親は，分娩による疲労はあるものの，健康状態は良好であり，母児同室開始．母児同室時の留意点について助産師より説明を受ける．時折，寝ている児をみつめ，「かわいい．」といいながら，児に触れている．児に悪心はなく，ビタミン K_2 シロップを内服．

🌀 日齢 1 日目の様子

　児の啼泣時，「どうしたの？」と反応し，手洗い後に抱っこやおむつの交換，授乳をぎこちなく実施している．朝，新生児室にて医師による診察後，ドライテクニックおよび衣類の交換を実施．授乳回数は 10 回，哺乳意欲あり．母親の病室は整理整頓されている．

213

出生直後から日齢1日目までのHくんの情報

	出生直後	出生後2時間	日齢1日目
呼吸	56回/分 異常呼吸（−）	48回/分 異常呼吸（−）	46回/分 異常呼吸（−），胸腹式呼吸
心拍	154回/分 心雑音（−），リズム整	150回/分 心雑音（−），リズム整	142回/分 心雑音（−），リズム整
体温	37.0℃（直腸）	37.2℃（腋窩）	36.8℃（腋窩）
排尿	あり	なし	5回
排便	なし	あり（胎便）	3回（胎便）
体重	3,170 g	—	3,068 g（−3.2%）
皮膚	皮膚色：淡紅色 浮腫（−） チアノーゼ（−）	チアノーゼ（−） 四肢冷感（−）	皮膚黄染（−） 経皮ビリルビン値1.6 mg/dL チアノーゼ（−） 皮膚色：淡紅色 四肢冷感（−） 皮膚状態：湿潤 発疹・発赤・紅斑（−）
乳房・母乳分泌	緊満（−） 初乳（にじむ程度）	初乳（にじむ程度）	緊満（−） 初乳（にじむ程度）

アセスメント項目の整理

アセスメントの視点と対象者情報	アセスメントでの考え方
1）胎外生活への適応状態 〈出生直後～日齢1日目〉 ・アプガースコア：1分後9点，5分後10点 ・呼吸：46～56回/分，異常呼吸（−），胸腹式呼吸 ・心拍数：142～154回/分 ・心雑音（−），リズム整 ・体温：36.8～37.2℃ ・四肢冷感（−），チアノーゼ（−） ・初回排尿：出生時 ・初回排便：出生後2時間 ・日齢1日目の排尿：5回 ・日齢1日目の排便：3回（胎便） ・出生体重3,170 g，日齢1日目の体重3,068 g（前日から−102 g，体重減少率−3.2%） ・皮膚黄染（−） ・経皮ビリルビン値：1.6 mg/dL	・アプガースコアは1分後9点，5分後10点と正常で，出生直後の児の状態は良好であり，出生直後よりバイタルサインは正常範囲内で経過していることから，呼吸・循環動態の適応は順調である． ・排泄については，初回排尿・排便ともに出生後24時間以内にみられており，日齢1日目の排泄回数も正常範囲内であることから，消化機能・腎機能も順調に適応していると考えられる． ・体重については，出生後，哺乳量に比べて不感蒸泄や尿・便などの排泄量が多いことから生理的体重減少がみられるが，日齢1日目で−102 gであり，出生体重からの減少率は3.2%であることから，現時点での体重減少率は正常範囲内である． ・黄疸については，現時点で皮膚黄染は認

アセスメントの視点と対象者情報	アセスメントでの考え方
・皮膚状態：湿潤 〈出生直後〉 ・在胎週数 39 週 2 日 ・身長 51.0 cm，体重 3,170 g，頭位 33.0 cm，胸位 32.5 cm ・外表奇形，分娩外傷なし ・皮膚：淡紅色，浮腫なし ・うぶ毛：肩に少しあり ・胎脂：頸部，腋窩，関節部に少量あり ・睾丸：完全に下降 ・足底全体にしわあり ・爪：指頭を超えている ・原始反射あり，筋緊張あり，MW 型の姿勢，活気あり ・母体年齢 29 歳 ・母体既往歴なし ・妊娠・分娩経過異常なし	められず，経皮ビリルビン値は 1.6 mg/dL であり，正常範囲内である．体内のビリルビンの多くが便中に排出されるが，排便回数は正常であることから，体内のビリルビンの排出は順調であると考えられ，ビリルビン代謝は順調である． ・皮膚は湿潤しており，乾燥はみられていない．腋窩や頸部，関節部に胎脂が認められるが，生理的なものである．また，発疹や発赤・紅斑などもみられず，皮膚状態は良好である． ・以上より，児の健康状態は良好である． ・また在胎週数 39 週 2 日で出生していることから正期産児であり，出生直後の身体諸計測値はすべて在胎週数別標準曲線の 10〜90 パーセンタイル内であること，外表所見からは成熟徴候がみられていることから，身体発育や発達は良好である．さらに原始反射がみられていることや姿勢が MW 型であること，活気良好であることから，中枢神経の異常はない．さらに外表奇形や分娩外傷はないこと，母体年齢，既往歴はないこと，妊娠・分娩経過に異常はないこと，適切な養護環境が提供されている（後述「2）養護」より）ことから，胎外生活の適応を阻害する因子はない．
総合アセスメント	以上のことから，胎外生活への適応は順調である．
2）養　護 〈児の情報〉 ・呼吸：46〜56 回/分，異常呼吸（−），胸腹式呼吸 ・心拍数：142〜154 回/分 ・心雑音（−），リズム整 ・体温：36.8〜37.2℃ ・四肢冷感（−），チアノーゼ（−）	・児のバイタルサインは正常に経過しており，健康状態は良好であること，哺乳意欲があること，外表奇形がないことから，児は哺乳ができる健康状態である．また，母乳育児確立には出生後早期からの頻回授乳が必要であるが，母乳育児希望であり，出生直後の早期母児接触時に初回授乳が実施され，母親の健康状態が良好で，

アセスメントの視点と対象者情報	アセスメントでの考え方
・哺乳意欲あり ・外表奇形なし ・出生体重 3,170 g，日齢 1 日目の体重 3,068 g（前日から－102 g，体重減少率－3.2％） ・排尿：5 回 ・排便：3 回（胎便） ・皮膚：発赤・発疹（－），淡紅色 ・出生後すぐの早期母児接触時に初回授乳実施 ・出生当日より母児同室開始 ・授乳回数：10 回 ・ドライテクニック，衣類の交換実施 〈母親の情報〉 ・母乳育児希望 ・母親の健康状態は良好 ・乳房：緊満（－） ・母乳分泌：初乳がにじむ程度 ・児が啼泣すると，「どうしたの？」と話しかけながら，育児行動をとっている ・抱っこやおむつの交換，授乳は不慣れでぎこちない ・児に触れる前に手洗いを実施 ・母親の病室は整理整頓ができている	母児同室により頻回授乳がされていることから，母乳育児は順調に開始している．これらのことから，現時点で児の栄養摂取を阻害する因子はないと考えられる．日齢 1 日目での出生体重からの減少率は3.2％と体重減少率は正常範囲内である．母親の進行性変化については，乳房に緊満はみられず，初乳がにじむ程度であることから，乳汁生成 I 期であり，日数相当の経過である．さらに頻回授乳が実施されており，排泄回数も正常であることから，児は必要な栄養を摂取できており，栄養状態は良好と考えられる． ・新生児は体温調節機能が未熟であり，環境によって体温異常が生じやすいが，温度や湿度，衣類の調整により，児の体温は正常範囲内で経過している．また児に接する前に手洗いを実施していることや，母親の病室は整理整頓されており，感染防止や事故防止に対する配慮もされており，適切な生活環境である．さらにドライテクニックや衣類の交換が実施されていることや，母児同室により母親が適宜おむつの交換を実施していること，皮膚の発赤や発疹は認められておらず，皮膚状態は良好であることから，清潔保持は適切に行われている． ・母親の健康状態は良好であることから，児の啼泣にすぐ反応し，不慣れではあるものの母親は児のニーズにあわせた育児行動がとれている．
総合アセスメント	以上より，児は適切な養護を受けている．
3）家族関係 ・母親の健康状態の回復は順調 ・児の健康状態良好（前述「1）胎外生活への適応状態」より）	・母児の相互作用は妊娠中からはじまるが，母親学級をすべて受講していることや，妊娠中から母乳育児希望であったこと，児との対面を喜んでいる様子から，児の

アセスメントの視点と対象者情報	アセスメントでの考え方
・出生後すぐに早期母児接触実施.「やっと会えたね.」と笑顔で児をみつめている ・出生当日より母児同室実施 ・母乳育児希望 ・児が啼泣すると,「どうしたの？」と話しかけながら,育児行動をとっている ・抱っこやおむつの交換,授乳は不慣れでぎこちない ・児をみつめながら,「かわいい.」という ・夫立ち会い分娩 ・分娩後,夫も「壊れそうで怖い.」といいながら,愛おしそうに児を抱いている ・夫は入院中毎日面会へ来る予定	受け入れは良好である.また出生直後の感受期に早期母児接触が実施されていることや,母児の健康状態が良好であり,出生当日より母児同室を実施されていることから,愛着形成を阻害する因子はない. ・児の啼泣に反応し,不慣れながらも育児行動をとっていることから,母親の役割を遂行しており,養育態度は良好である.また児をみつめながら「かわいい.」という児に対する肯定的発言もみられており,愛着形成は順調に進んでいると考えられる. ・夫は立ち会い分娩をしており,愛おしそうに児を抱く様子から,児との対面を喜んでいること,毎日面会に来る予定であることから,夫の児に対する受け入れは良好である. ・以上より,児の家族関係は良好である. ・退院後の環境については情報を得ていないため,今後情報収集をする必要がある.
総合アセスメント	以上のことから,家族関係は良好である.

② 関連図

Hくんの母親：
29歳，初産婦，既往歴なし，妊娠・分娩経過異常なし

児の受け入れ良好

健康状態良好

早期母児接触時に初回授乳実施

愛着形成阻害因子なし

出生当日からの母児同室

栄養摂取の阻害因子なし

児のニーズにあわせた育児行動

児に対する肯定的発言

愛着形成順調

養育態度良好

母乳分泌日数相当

母乳育児は順調に開始

頻回授乳

胎外生活への適応阻害因子なし

発育・発達良好

ビリルビン代謝順調

体外へのビリルビン排出順調

消化機能・腎機能の適応順調

栄養状態良好

#2　児は適切な養護を受けている

経皮ビリルビン値正常

排泄回数正常

体重減少率正常

適切な生活環境

適切な清潔保持

Hくん：
男児，在胎週数39週2日，日齢1日目

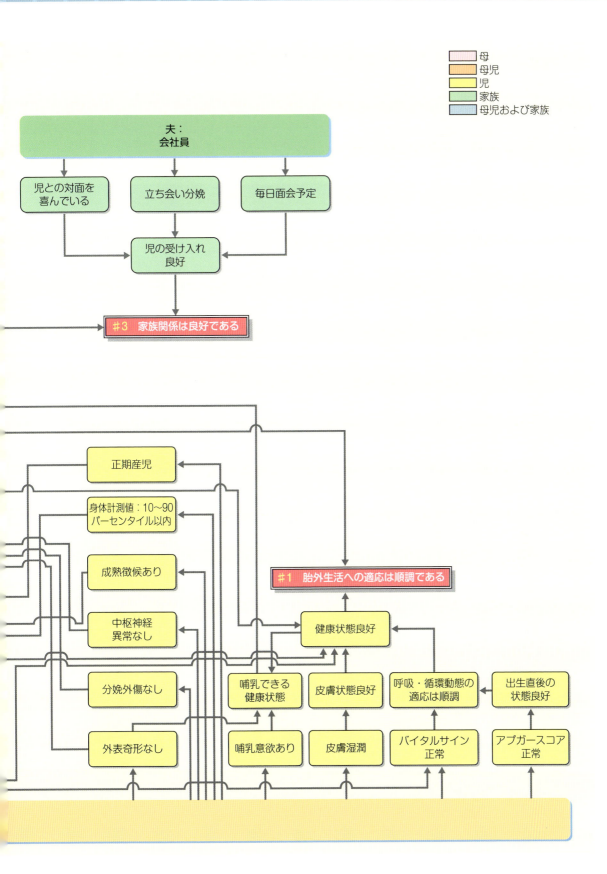

③ 看護課題（看護診断）

#1. 胎外生活への適応は順調である
#2. 児は適切な養護を受けている
#3. 家族関係は良好である

④ 目　標

#1. 胎外生活への適応は順調である

長期目標　1ヵ月健診までに
　　◆胎外生活への適応が生理的範囲から逸脱せず，順調に経過する．
短期目標　退院までに
　　◆生理的変化が生理的範囲から逸脱しない．
　　◆母親が児の生理的変化を観察できる．
　　◆母親が適切な養護を提供できる．

#2. 適切な養護を受けている

長期目標　1ヵ月健診までに
　　◆家族から適切な養護を受けることができる．
短期目標　退院までに
　　◆バイタルサインに異常がみられない．
　　◆体重が増加する．
　　◆皮膚トラブルが生じない．
　　◆母児同室時，母親が児に適切な養護を提供できる．

⑤ 具体的ケア

#1. 胎外生活への適応は順調である

OP　観察計画
　　◆バイタルサイン
　　　根拠　呼吸・循環動態を評価するため．
　　◆チアノーゼ，四肢冷感の有無
　　　根拠　呼吸・循環動態を評価するため．
　　◆黄疸（皮膚黄染の部位，経皮ビリルビン値，血中総ビリルビン値）
　　　根拠　ビリルビン代謝を評価するため．

◆体重（体重計測値，前日比，生理的体重減少率）

根拠 栄養摂取状況を評価するため.

◆排泄（回数，性状，量）

根拠 消化機能・腎機能を評価するため. また，黄疸の変化を予測する指標にもなる.

◆皮膚状態（発赤，発疹，乾燥の有無など）

根拠 皮膚トラブルの有無や日齢に応じた皮膚の変化が生じているかを評価するため.

◆臍部の状態（臍脱の有無，発赤，腫脹，浸出液，悪臭の有無）

根拠 臍部の感染徴候や日齢に応じた臍部の変化が生じているかを評価するため.

◆原始反射，姿勢（筋緊張），活気

根拠 中枢神経系の発達を評価するため.

◆母親の身体回復状態，母児同室の実施状況

根拠 養育態度や育児行動の遂行に影響するため.

◆哺乳回数，哺乳力，母親の乳房の状態，母乳分泌量

根拠 栄養摂取状況を評価するため.

◆母親の養育態度や育児知識・技術の習得状況

根拠 適切な養護が提供できているか評価するため.

TP 実施計画

◆必要時，衣類や掛物を調節

根拠 児は自分で体温調節ができないため.

◆異常所見が認められた場合には医師へ報告

◆室温を 24～26℃，湿度を 50～60% に保つ

根拠 正常新生児が 1 枚の着物を着て，1 枚のブランケットをかけた状態での至適温度環境（体温保持のために余計なエネルギーを消費しない環境）であるため.

◆生後 1 週間および 1 ヵ月にビタミン K_2 シロップを投与

根拠 頭蓋内出血や消化管出血を予防するため.

◆最低 1 日 1 回清潔ケア（沐浴やドライテクニック）と衣類の交換

根拠 皮膚の清潔を保つため.

◆排尿，排便がみられた場合にはこまめにおむつを交換

◆児の観察や看護ケアは母親のそばで行う

根拠 母親の知識・技術の獲得につながるため.

支援計画 サポートプラン

◆児の生理的変化と観察方法について母親に説明

根拠 児の異常に対する早期発見につながるため.

◆環境調整の必要性，方法を説明

　根拠 母親が適切な環境調整を行えるようにするため．

◆効果的な授乳ができるよう，適宜授乳指導を行う

　根拠 母親が効果的な授乳をすることで児が必要な栄養を摂取することができるため．

 # 2. 適切な養護を受けている

OP 観察計画

◆バイタルサイン

　根拠 保温が適切に実施されているか，栄養摂取が可能な状態かを評価するため．

◆哺乳意欲

　根拠 栄養摂取が可能な状態かを評価するため．

◆体重（体重計測値，前日比，生理的体重減少率）

　根拠 栄養摂取状態を評価するため．

◆脱水徴候の有無（大泉門の陥没，皮膚の乾燥やツルゴール低下の有無，口腔内の乾燥，活気の低下）

　根拠 栄養摂取状態を評価するため．

◆排泄（回数，性状，量）

　根拠 栄養摂取状態を評価するため．

◆皮膚の状態

　根拠 保清が適切に行われているかを評価するため．

◆哺乳回数，哺乳力，母親の乳房の状態，母乳分泌量

　根拠 栄養摂取状態を評価するため．

◆授乳時のポジショニングとラッチ・オン

　根拠 母乳を適切に飲み取れているか評価するため．

◆母親の身体回復状態，母児同室の実施状況

　根拠 児の養育態度や育児行動の遂行に影響するため．

◆母親の養育態度や育児知識・技術の習得状況

　根拠 母親としての役割遂行状況を評価するため．

◆保清実施状況

　根拠 適切に保清が行われているかを評価するため．

◆母親や面会者の手洗い実施状況

　根拠 感染予防の実施状況を評価するため．

◆母親の病室および児のコット内の環境整備状況

　根拠 母児同室実施中の事故防止に対する配慮がされているかを評価するため．

TP 実施計画

◆必要時，衣類や掛物を調節

根拠 児は自分で体温調節ができないため．

◆室温を 24～26℃，湿度を 50～60％に保つ

根拠 正常新生児が 1 枚の着物を着て，1 枚のブランケットをかけた状態での至適温度環境（体温保持のために余計なエネルギーを消費しない環境）であるため．

◆最低 1 日 1 回の清潔ケア（沐浴やドライテクニック）と衣類の交換

根拠 身体の清潔を保つため．

◆排尿，排便がみられた場合にはこまめにおむつを交換

根拠 身体の清潔を保つため．

◆児に触れる前後には必ず手洗いまたは手指を消毒

根拠 感染予防のため．

◆児へケアをする前には必ず母児標識を確認

根拠 児の取り違えが起こらないようにするため．

◆母親の病室の環境整備

根拠 母児同室実施中の感染予防や事故防止のため．

支援計画 サポートプラン

◆環境調整の必要性，方法を説明

根拠 母親が適切な環境調整を行えるようにするため．

◆効果的な授乳ができるよう，適宜授乳指導を行う

根拠 母親が効果的な授乳をすることで児が必要な栄養を摂取することができるため．

◆児に触れる前には手洗いを実施するよう母親および面会者に説明

根拠 感染予防につながるため．

◆コット内には不要なものは置かないように説明

根拠 窒息などの事故防止につながるため．

◆授乳後は排気をさせるか，排気が不十分だと思う場合には，顔を横に向けて寝かせるよう母親へ指導

根拠 誤飲・窒息を防止するため．

⑥ 結果（日齢2日目）

#1. 胎外生活への適応は順調である

呼吸42回/分，胸腹式呼吸．心拍数145回/分，心雑音なし，リズム整．体温36.8℃，四肢冷感なし，チアノーゼなし．顔面に軽度の黄染あり，経皮ビリルビン値9.5mg/dL．体重2,980g（前日より−88g，生理的体重減少率6.0%）．排尿6回，排便4回（移行便）．皮膚の発赤・発疹なし，軽度の乾燥がみられる．臍部からの出血はなく，乾燥しているため，臍クリップ除去．活気あり，筋緊張良好．哺乳意欲あり，授乳回数15回，母親の乳汁分泌は左右ともに5本程度の乳口から流れる程度みられ，乳房に軽度の熱感あり．母親の健康状態は良好であり，「おむつの交換や抱っこは慣れてきたけれど，授乳がむずかしいですね．」と児をみつめながら笑顔で話している．授乳に関しては時折浅くなるが，「もっと深く吸って．」といいながら一度児を離し，再度深い吸啜ができるよう試みている．ドライテクニックおよび衣類の交換を実施．母親から「皮膚が黄色くなってきた気がします．」との発言があり，黄疸の変化について説明したところ，「普通のことなんですね，安心しました．」との反応があった．

#2. 適切な養護を受けている

呼吸42回/分，胸腹式呼吸．心拍数145回/分，心雑音なし，リズム整．体温36.8℃，四肢冷感なし，チアノーゼなし．体重2,980g（前日より−88g，生理的体重減少率6.0%）．排尿6回，排便4回（移行便）．皮膚の発赤・発疹なし，軽度の乾燥がみられる．大泉門の陥没や口腔内の乾燥はみられない．哺乳意欲あり，授乳回数15回，母親の乳汁分泌は左右ともに5本程度の乳口から流れる程度みられ，乳房に軽度の熱感あり．乳頭に発赤がみられており，授乳に関しては時折浅くなるが，「もっと深く吸って．」といいながら一度児を離し，再度深い吸啜ができるよう試みている．母親の健康状態は良好．「おむつの交換や抱っこは慣れてきたけれど，授乳がむずかしいですね．」と児をみつめながら笑顔で話している．朝，新生児室にてドライクリニックおよび衣類の交換を実施．母親の病室内やコットのなかは整理されており，父親も面会時，手洗いをしている様子がみられる．

⑦ 評価

#1. 胎外生活への適応は順調である

児のバイタルサインは安定しており，チアノーゼや四肢冷感もないことから，呼吸・循環動態は順調に適応している．黄疸については，肉眼的黄疸が出

現しており，経皮ビリルビン値が上昇していることから，増強しているものの，生理的範囲内であり，排便回数も正常であることから経過観察でよいと評価する．また，生理的体重減少率は6.0％であり，体重減少が続いているが，頻回授乳ができており，母乳分泌量も増加していること，また排泄回数は正常であり，便の性状も胎便から移行便へ変化していることから必要な栄養は摂取できており，消化機能・腎機能の適応も順調であると考えられる．現在乳房に熱感がみられていることから，頻回授乳を継続することにより，さらに母乳分泌量が増加し，今後体重の増加が期待できる．皮膚に軽度の乾燥がみられているが，発赤や発疹は認められず，臍部の乾燥も進んでおり，皮膚や臍部の状態は日齢に応じた変化である．活気があり，筋緊張も良好であることから，中枢神経系にも異常はみられていない．母親の健康状態は良好であり，児の黄疸に気づき，助産師に質問していることから，児の生理的変化に関する知識や育児知識・技術を順調に獲得している．以上より，児の生理的変化は順調に経過しており，母親は適切な養護を提供するための知識や技術を習得していることから短期目標はおおむね達成できた．看護計画についてはこのまま継続とする．

#2. 適切な養護を受けている

　栄養について，体重は前日と比べて−88g減少しているが，生理的体重減少率は6.0％であり，生理的範囲内である．バイタルサインは正常に経過しており，脱水症状も認められておらず，哺乳意欲もあることから，児の健康状態は良好なこと，排泄回数は正常であり，便の性状が移行便に変化していることから，頻回授乳により必要な栄養は摂取できていると考えられる．乳頭に発赤がみられており，吸着が浅いことが原因と考えられるが，母親自身で修正しており，母乳育児に必要な知識と技術を順調に獲得している．母乳分泌量は前日に比べ増加しており，乳房に熱感が認められていることから，今後頻回授乳の継続でさらに母乳分泌量が増加し，体重の増加が期待できる．環境については，バイタルサインや皮膚状態に異常は認められず，適切な環境調整や保清が行われていると考えられる．また母親の健康状態は良好であり，育児技術の上達を母親自身が実感していることから，児の養育に必要な育児技術の習得も順調である．父親も面会時に手洗いを実施していることや，母親の病室やコット内は整理されていることから，感染予防や事故防止に対する配慮がなされており，適切な養護環境が提供されている．

　以上より，バイタルサインや皮膚状態に異常は認められず，適切な養護環境が提供されていることから，短期目標はおおむね達成できた．看護計画についてはこのまま継続とする．

事例 10　正常分娩で生まれた日齢4日目のHくん

プロフィール（日齢4日目）

　日齢4日目のHくん（男児）の全身に黄染がみられているが，活気・哺乳意欲あり．筋緊張良好．原始反射もみられている．

　母親の健康状態は良好．乳房は熱感があり，乳房緊満もみられるが，授乳により乳房は柔らかくなる．開口数は7～8本であり，射乳反射が一部みられている．「授乳はだいぶ慣れました．」と話しながら授乳も自立して行えている．また児の啼泣にあわせて自立して育児行動がとれており，児をみつめたり，笑顔で話しかけている様子がみられる．昨日に沐浴指導，本日は退院指導を実施．入院中は毎日ドライテクニック，衣類の交換が行われている．母親の病室は連日整理整頓されており，母親だけでなく，面会者も児との接触前に手洗いを実施できている．母児ともに明日退院診察をし，同日退院予定．退院後は自宅から車で40分程度の距離にある実家に1ヵ月健診まで帰省予定．「赤ちゃんの物は全部そろっています．夫は家に帰ったら自分が沐浴をやると張り切っていました．私の両親も初孫だから楽しみにしています．母は仕事をしていないですし，元気なので，いろいろ手伝ってくれると思います．」と話す．夫は毎日仕事帰りに面会時間終了まで面会しており，抱っこやおむつの交換をしている様子がみられた．

日齢2～4日目のHくんの情報（日齢0～1日目の情報はp214参照）

	日齢2日目	日齢3日目	日齢4日目
呼吸	42回/分，異常呼吸（−），胸腹式呼吸	51回/分，異常呼吸（−），胸腹式呼吸	47回/分，異常呼吸（−），胸腹式呼吸
心拍数	145回/分，心雑音（−），リズム整	150回/分，心雑音（−），リズム整	142回/分，心雑音（−），リズム整
体温	36.8℃（腋窩）	37.0℃（腋窩）	36.7℃（腋窩）
排尿/排便	6回/4回（移行便）	7回/5回（移行便）	9回/2回（母乳便）
体重	2,980g（−6.0%）	2,975g（−6.2%）	2,986g（−5.8%）
皮膚 ・皮膚黄染 ・経皮ビリルビン値 ・落屑 ・新生児中毒性紅斑 ・発赤・発疹 ・四肢冷感 ・チアノーゼ ・臍部	顔面に軽度 9.5mg/dL （−） 顔面にあり （−） （−） （−） 脱落未，発赤・浸出液（−）	全身 12.8mg/dL （+） 顔面にあり （−） （−） （−） 脱落未，発赤・浸出液（−）	全身 14.3mg/dL （+） （−） （−） （−） 脱落未，前日より乾燥，発赤・浸出液（−）
母乳分泌	左右5本開口 乳汁分泌：流れる程度 乳房：軽度の熱感あり	左右7～8本開口 乳汁分泌：流れる程度 乳房：乳房緊満軽度	左右7～8本 一部射乳みられる 乳房：乳房緊満がみられるが，授乳により軽減
授乳回数	15回	15回	15回
指導	—	沐浴指導	退院指導

アセスメント項目の整理

アセスメントの視点と対象者情報	アセスメントでの考え方
1）胎外生活への適応状態（日齢4日目） ・呼吸：47回/分，異常呼吸（－），胸腹式呼吸 ・心拍数：142回/分 ・心雑音（－），リズム整 ・体温：36.7℃ ・四肢冷感（－），チアノーゼ（－） ・排尿：9回 ・排便：2回（母乳便） ・体重：2,985g（前日から＋11g，体重減少率－5.8%） ・全身に皮膚黄染あり ・経皮ビリルビン値：14.3mg/dL ・皮膚：落屑（＋），発赤・発疹（－） ・臍部：未脱落，前日より乾燥，発赤・浸出液（－） ・原始反射あり，活気あり，筋緊張良好 ・母親の健康状態は良好	・呼吸・循環状態については，出生直後より適切な環温や湿度，衣類・掛物の調整によってバイタルサインが正常範囲内で安定した状態であり，順調に適応している． ・排泄については，排尿・排便回数ともに正常範囲で経過していることから，消化機能・腎機能の適応も順調に適応である． ・体重については，生理的体重減少がみられていたが，昨日より体重が＋11g増加しており，栄養状態も良好であることから［後述「2）養護（日齢4日目）」より］，排泄量に比べ，哺乳量が上回ったと考えられる． ・黄疸については，皮膚黄染は全身にみられており，経皮ビリルビン値も昨日から上昇しているが，14.3mg/dLと正常範囲内であり，排便回数は正常であることから，体内のビリルビンの排出は順調であり，ビリルビン代謝は正常な経過と考えられる．黄疸は通常，日齢4〜5日目をピークとするため，明日も増強がないか観察していく必要がある． ・皮膚に落屑がみられるが，生理的なものである．また発赤や発疹などはみられない．臍部は未脱落だが，乾燥は進んでおり，発赤や浸出液もなく，皮膚や臍部にトラブルはないことから，皮膚や臍部の状態は良好である． ・以上より，児の健康状態は良好である． ・また原始反射もみられており，筋緊張良好であることから，中枢神経系の異常はないこと，母親の健康状態は良好であり，

アセスメントの視点と対象者情報	アセスメントでの考え方
	適切な養護が行われていること［後述「2）養護（日齢 4 日目）」より］から，胎外生活への適応を阻害する因子はない．
総合アセスメント	以上のことから，胎外生活への適応は順調である．
2）養護（日齢 4 日目） ・呼吸：47 回/分，異常呼吸（−），胸腹式呼吸 ・心拍数：142 回/分 ・心雑音（−），リズム整 ・体温：36.7℃ ・四肢冷感（−），チアノーゼ（−） ・日齢 4 日目の体重：2,986 g（前日から＋11 g，体重減少率−5.8％） ・授乳回数：15 回 ・母乳分泌：一部射乳あり ・乳房：乳房緊満がみられるが，授乳により軽減 ・哺乳意欲：あり ・排尿：9 回 ・排便：2 回（母乳便） ・皮膚：発赤・発疹（−） ・出生当日より母児同室開始．児の啼泣に合わせ，自立して育児行動をとっている ・「授乳はだいぶ慣れました．」と笑顔で話し，授乳も自立して行えている ・母親の病室は連日整理整頓されている ・母親だけでなく，面会者も児との接触前に手洗いを実施できている ・ドライテクニックおよび衣類の交換は毎日実施 ・沐浴指導，退院指導を実施済	・健康状態は良好であること［前述「1）胎外生活への適応状態（日齢 4 日目）」より］や哺乳意欲もあることから，哺乳ができる状態である．体重は日齢 4 日目で生理的体重減少率が−5.8％と正常範囲内であり，昨日と比較して＋11 kg 増加している．頻回授乳によって，昨日に比べ母乳量が増加していることから，母乳分泌は良好な経過である．また，乳房緊満がみられているが，授乳により軽減することから，適切に授乳できていると考えられる．さらに児の排泄状況も正常であることから，児は成長に必要な栄養摂取ができていると考えられ，栄養状態は良好である．授乳回数は 15 回と児の欲求にあわせ，頻回授乳できており，今後も自律授乳によって体重増加が期待できる． ・環境については，適切な環境温や衣類などの環境調整ができており，バイタルサインは正常範囲内で安定している．また手洗いの施行が徹底されていることや，母親の病室は連日整理整頓されており，感染防止や事故防止に対する配慮もなされている．以上より，適切な生活環境にあると考えられる．さらにドライテクニックや衣類の交換が毎日実施されており，母児同室により母親が適宜おむつの交換を実施していること，皮膚に発赤や発疹は認められず，皮膚状態は良好であることから，清潔保持は適切に行われている．

アセスメントの視点と対象者情報	アセスメントでの考え方
	・また，母親の健康状態は良好であり，児の啼泣に合わせて育児行動がとれていることから，養育態度は良好である．抱っこやおむつの交換，授乳は自立して行えており，沐浴指導や退院指導などの集団指導も実施されていることから，母親は退院後の育児に向けた知識・技術を順調に獲得している．
総合アセスメント	以上より，適切な養護を受けている．
3）家族関係 ・日齢1日目より母児同室開始 ・児の啼泣に合わせて自立して育児行動をとっている ・児をみつめたり，笑顔で話しかけている様子がみられる ・夫は毎日仕事帰りに面会時間終了まで面会しており，抱っこやおむつの交換をしている ・「夫は家に帰ったら自分が沐浴をやると張り切っていました．私の両親も初孫だから楽しみにしています．」との発言あり ・退院後は実家（自宅から車で40分程度）で1ヵ月健診まで過ごす予定 ・「赤ちゃんの物はすべてそろっています．」との発言あり ・「母は仕事をしていないですし，元気なので，いろいろ手伝ってくれると思います．」との発言あり	・日齢1日目より母児同室を開始し，母親の養育態度は良好であること［前述「2）養護（日齢4日目）」より］や児をみつめたり，笑顔で話しかけている様子もみられ，肯定的反応がみられることから，愛着形成は順調に進んでいる．夫は毎日面会に来ていることや，面会時は抱っこをしたり，おむつの交換などの育児行動をとっていること，祖父母も退院を楽しみにしていることから，家族の児の受け入れは良好である． ・以上より，児の家族関係は良好である． ・退院後については1ヵ月程度里帰りをし，祖母が手伝ってくれる予定である．「赤ちゃんの物はすべてそろっています．」との発言から，退院後に必要な物品はすでに準備できていると考える．祖母の健康状態は良好であり，専業主婦をしているため，祖母が主な支援者となり，家事などのサポートを十分に得られると考えられる．また実家から自宅まで車で40分程度の距離であることから，母児は退院後，サポートが受けられる環境にあると考える．
総合アセスメント	以上より，退院後の生活環境は整っている．

2 関連図

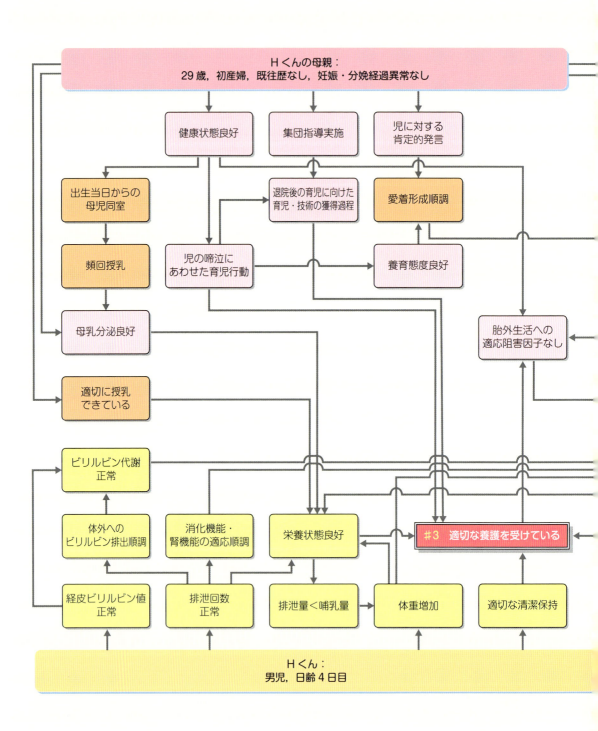

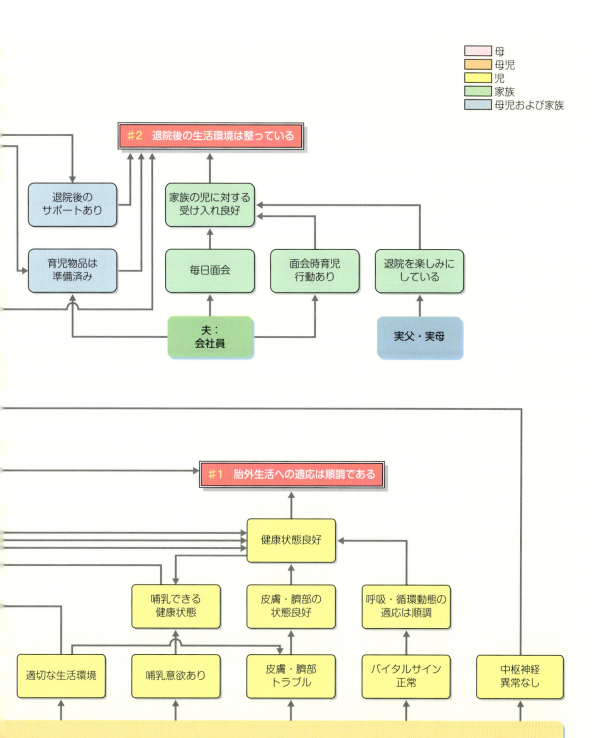

③ 看護課題（看護診断）

1. 胎外生活への適応は順調である
2. 退院後の生活環境は整っている
3. 適切な養護を受けている

④ 目 標

1. 胎外生活への適応は順調である

長期目標 1ヵ月健診までに
- ◆胎外生活への適応が順調に推移する.

短期目標 退院までに
- ◆生理的変化が順調に推移する.
- ◆体重が増加する.
- ◆母親が児の状態にあわせて適切な養護環境を提供できる.

2. 退院後の生活環境は整っている

長期目標 1ヵ月健診までに
- ◆退院後も適切な養護を受けることができる.

短期目標 退院までに
- ◆母親が児にとって適切な養護環境について理解できる.
- ◆母親が育児に必要な知識や技術を習得できる.
- ◆母親が退院後に受診が必要となる児の状態について理解できる.

⑤ 具体的ケア

1. 胎外生活への適応は順調である

OP 観察計画
- ◆バイタルサイン
  - **根拠** 呼吸・循環動態を評価するため.
- ◆チアノーゼ, 四肢冷感の有無
  - **根拠** 呼吸・循環動態を評価するため.
- ◆黄疸（皮膚黄染の部位, 経皮ビリルビン値, 血中総ビリルビン値）
  - **根拠** ビリルビン代謝を評価するため.
- ◆体重（体重計測値, 前日比, 生理的体重減少率）
  - **根拠** 栄養摂取状態を評価するため.

◆排泄（回数，性状，量）

根拠 消化機能・腎機能，栄養摂取状態を評価するため．

◆皮膚状態（発赤，発疹，乾燥の有無など）

根拠 皮膚トラブルの有無や日齢に応じた皮膚の変化が生じているかを評価するため．

◆臍部の状態（臍脱の有無，発赤，腫脹，浸出液，悪臭の有無）

根拠 臍部の感染徴候や日齢に応じた臍部の変化が生じているかを評価するため．

◆原始反射，姿勢（筋緊張），活気

根拠 中枢神経系の発達を評価するため．

◆母親の身体回復状態，母児同室の実施状況

根拠 養育態度や育児行動の遂行に影響するため．

◆哺乳回数，哺乳力，哺乳量，哺乳意欲，母親の乳房の状態

根拠 栄養摂取状態を評価するため．

◆母親の養育態度や育児知識・技術の習得状況

根拠 適切な養護が提供できているか評価するため．

◆退院後の生活環境やサポート状況

根拠 退院後も適切な養護環境にあるかを評価するため．

TP 実施計画

◆必要時，衣類や掛物を調節

根拠 児は自分で体温調節ができず，環境温度に左右されやすいため．

◆異常所見が認められた場合には医師へ報告

◆室温を 24〜26℃，湿度を 50〜60％に保つ

根拠 正常新生児が 1 枚の着物を着て，1 枚のブランケットをかけた状態での至適温度環境（体温保持のために余計なエネルギーを消費しない環境）であるため．

◆生後 1 週間および 1 ヵ月にビタミン K_2 シロップを投与

根拠 頭蓋内出血や消化管出血を予防するため．

◆最低 1 日 1 回衣類の交換や清潔ケア（沐浴）を実施

根拠 身体の清潔を保つため．

◆排尿，排便がみられた場合には適宜おむつを交換

根拠 皮膚の清潔を保つため．

◆児に対する観察や看護ケアは母親のそばで行う

根拠 母親の知識や技術の獲得につながるため．

支援計画 サポートプラン

◆児の生理的変化と観察方法について母親に説明

根拠 児の異常に対する早期発見につながるため．

◆退院後の生活環境にあわせた環境調整の必要性，方法を説明

根拠 母親が退院後も適切に環境調整を行えるようにするため.

◆効果的な授乳ができるよう，適宜授乳指導を行う

根拠 母親が効果的な授乳をすることで児が必要な栄養を摂取することができるため.

◆退院後に受診が必要となる症状について指導を行う

根拠 退院後は医療者がそばにいない. 母親が児の状態を観察し，異常所見発見時に迅速な受診行動につなげる必要があるため.

#2. 退院後の生活環境は整っている

OP 観察計画

◆母親の健康状態

根拠 退院後も主となる養育者は母親であるため.

◆児の胎外生活への適応状態

根拠 退院し，自宅での生活が可能な状態かを評価するため.

◆哺乳状況（体重，排泄状況，哺乳回数，哺乳力，哺乳量，授乳状況）

根拠 退院後も児が順調に成長できるかを評価するため.

◆母親および家族の児に対する反応，声掛け

根拠 母児の愛着形成や児の受け入れは順調に進んでいるかを評価するため.

◆退院後の生活環境やサポート状況

根拠 退院後も適切な養護環境にあるかを評価するため.

◆指導内容に関する母親の理解度

根拠 育児に必要な知識を獲得できているかを評価するため.

TP 実施計画

◆児に対する観察や看護ケアは母親のそばで行う

根拠 母親から児を離さないことが母児の愛着形成につながるだけでなく，母親の知識獲得につながるため.

支援計画 サポートプラン

◆児の生理的変化と観察方法について母親に説明

根拠 退院後，母親が児の異常を早期に発見することができるようにするため.

◆退院後の生活環境にあわせた環境調整の必要性，方法を説明

根拠 母親が退院後も適切な環境調整を行えるようにするため.

◆効果的な授乳ができるよう，適宜授乳指導を行う

根拠 退院後も適切な栄養摂取ができるようにするため.

◆児が十分に飲めているサインについて説明

根拠 自宅には児の体重計がないことが多い. 体重以外に飲めているサインを伝えることで，児の適切な成長が期待できる.

◆退院後に受診が必要となる症状について指導を行う

> 根拠 退院後は医療者がそばにいない．母親が児の状態を観察し，異常所見を発見したときに迅速な受診行動につなげる必要があるため．

◆退院後も必要時病院へ相談できることを伝える

> 根拠 退院後も専門職へ相談できる場があることは，母親の安心感につながるため．

6 結果（日齢5日目）

1. 胎外生活への適応は順調である

呼吸42回/分，胸腹式呼吸．心拍数145回/分，心雑音なし，リズム整．体温36.8℃，四肢冷感なし，チアノーゼなし．全身に黄染あり，経皮ビリルビン値14.5 mg/dL，血中総ビリルビン値13.8 mg/dL．体重3,010 g（前日より＋24 g，生理的体重減少率5.0％）．排尿6回，排便4回（母乳便）．活気あり，筋緊張良好．皮膚は落屑がみられるが，発赤・発疹なし．臍部は未脱落だが，前日より乾燥している．出血なし，発赤・腫脹なし．哺乳意欲あり，授乳回数15回．母親の乳汁分泌は左右7〜8本程度の乳口から射乳がみられる．ポジショニングやラッチ・オンは問題なく，自立して授乳を実施できている．母児ともに退院診察をし，退院可となる．訪室すると，「おうちに帰るよ〜．」と穏やかな表情で児に話かけながら，洋服に着替えさせている．「聞きたいことは聞けたので，いまのところは大丈夫そうです．昨日の退院指導でも赤ちゃんとの生活で注意しなければいけないことは聞けました．わからなかったことはとくにありません．育児頑張ります．」との発言あり．退院後の生活について，実家では和室にて母児ともに布団で過ごす予定であり，家事や買い物はすべて祖母がしてくれるとのこと．夫と祖母付き添いのもと，母児ともに退院．

2. 退院後の生活環境は整っている

母児ともに退院診察をし，退院可となる．訪室すると，「おうちに帰るよ〜．」と穏やかな表情で児に話かけながら，洋服に着替えさせている．体重3,010 g（前日より＋24 g，生理的体重減少率5.0％）．排尿6回，排便4回（母乳便）．活気あり，哺乳意欲あり，授乳回数15回，自律授乳．「いろいろとありがとうございました．助産師さんがそばにいないからちょっと心配もあるけれど，聞きたいことは聞けたので，いまのところは大丈夫そうです．昨日の退院指導でも赤ちゃんとの生活で注意しなければいけないことは聞けました．わからなかったことはとくにありません．もし退院して疑問が出てきたらそのときに電話で相談します．退院しても聞けるので心強いです．育児頑張ります．」との発言あり．退院後の生活について，実家では和室にて母児ともに布団で過ごす予

定であり，家事や買い物はすべて祖母がしてくれるとのこと．夫と祖父母の付き添いのもと，母児ともに退院．

⑦ 評 価

1. 胎外生活への適応は順調である

　児のバイタルサインは安定しており，呼吸・循環動態は順調に胎外生活に適応している．全身の皮膚に黄染がみられており，経皮ビリルビン値は昨日と比較してやや上昇したものの，正常範囲内であり，血中総ビリルビン値も正常範囲内である．日齢5日目で生理的黄疸はピーク時であること，十分な哺乳ができていること，排便回数も正常であることを考慮すると，今後黄疸は軽減していくと考えられる．また，頻回授乳ができており，母乳分泌も良好であること，体重増加もみられ，排泄回数も正常であることから，必要な栄養は摂取できていると考えられる．母親の授乳手技も良好であり，適切なポジショニングとラッチ・オンができていることから，退院後も自律授乳を継続することで適切な体重増加が期待できる．さらに入院中は児の欲求にあわせて育児行動がとれており，児への愛着形成も順調である．退院後の生活環境も整っており，家族関係も良好であることから，入院中だけでなく，退院後も児は適切な養護環境が提供されると考える．以上より，すべての短期目標が達成できた．長期目標については1ヵ月健診時に評価する．

2. 退院後の生活環境は整っている

　本日の退院診察にて，母児ともに退院可となり，母児の健康状態は良好である．母親は児の啼泣にあわせ，育児行動をとっており，おむつや衣類の交換などの育児技術も習得できている．授乳も自立して行えており，児の体重も増加していることから，退院後も自律授乳により体重は増加すると考えられる．母親および家族ともに児の受け入れは良好であり，今後も順調に関係性を構築できると考える．退院後は1ヵ月健診まで里帰りの予定であり，家事や買い物は祖母のサポートが受けられることから，児の世話を無理なくできる環境にある．また和室にて布団での生活となることから，家庭内での転落事故などの危険性も少ない．前日の退院指導にて，生活環境の留意点，退院後に受診が必要となる母児の状態について説明を受けており，理解も良好であることから，児への適切な環境を提供できると考えられる．以上より，すべての短期目標が達成した．長期目標については1ヵ月健診時に評価する．

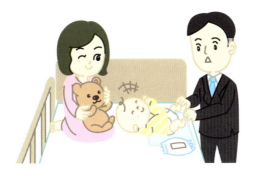

*¹シーソー呼吸：通常の呼吸では吸気時に横隔膜が引き下げられ，腹部が膨らむと同時に胸部も膨らむが，呼吸障害により肺がうまく拡張できないと，吸気時に腹部が膨らんでも胸郭が膨らむことができず，逆に腹部に引っぱられて胸部が下がる．また，呼気時には平坦に戻る腹部に引っぱられて胸郭が元に戻るので，胸部が膨らむ．このように呼吸時に胸部と腹部が交互に膨らむ状態をシーソー呼吸という．

*²胎便吸引症候群：成熟した胎児が胎内で低酸素状態にさらされると羊水中に胎便を排泄する．その後，子宮内で起こるあえぎ呼吸や，出生後の第1呼吸によって児が胎便を含む羊水を気道内に吸引することによって発症する呼吸障害のこと．

文献

1) 久保田まり：子どもの心の発達を考える　ボウルビィの愛着理論．チャイルドヘルス **9**：161-164，2006
2) 蛭田明子：新生児の看護．アセスメントスキルを修得し質の高い周産期ケアを追求する母性看護学Ⅱ周産期各論，有森直子（編），医歯薬出版，東京，2015
3) 横尾京子：新生児ベーシックケア—家族中心のケア理念をもとに，p54，医学書院，東京，2011
4) 仁志田博司：新生児学入門，第4版，医学書院，東京，2012
5) 平野慎也（編）：新生児の臨床検査・基準値ディクショナリー，p18，メディカ出版，東京，2012
6) 川中武司ほか：新生児の初回胎便排泄時間および初回排尿時間—2,471例についての調査．周産期医学 **15**：2147-2154，1985
7) 渡辺博：新生児の生理．系統看護学講座母性看護学各論，p267，医学書院，東京，2016
8) 川上理子：新生児の皮膚症状．小児科臨床 **60**：1232-1238，2007
9) 浅井宏美ほか：新生児のニーズとケア．助産師基礎教育テキスト2016年版産褥期のケア新生児期・乳幼児期のケア，横尾京子（編），日本看護協会出版会，東京，2016

付録

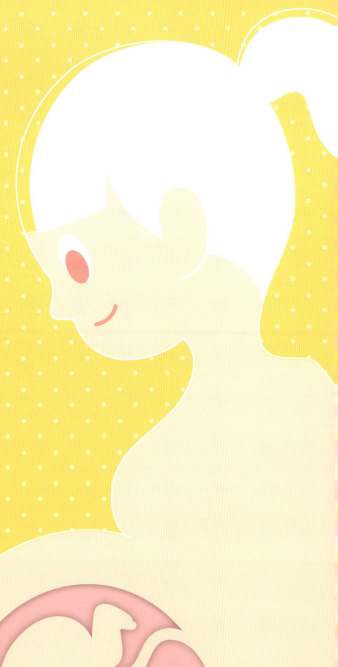
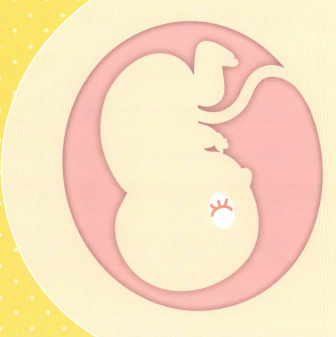

新生児の基準値

1 身体計測値の平均値

身長	平均（在胎週数 40 週）：約 50 cm
体重	平均（在胎週数 40 週）：3,000 g 前後 ※ 2,500 g 未満は低出生体重児である.
胸囲	平均（在胎週数 40 週）：約 32 cm
頭囲	平均（在胎週数 40 週）：約 33 cm

2 在胎期間別出生体重標準曲線

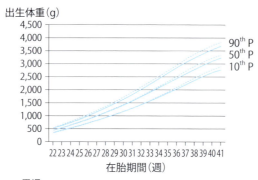

a．男児

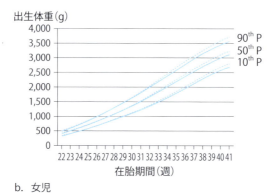

b．女児

実線：初産，破線：経産.
[「胎児推定体重」保健指導マニュアル作成グループ：「推定胎児体重と胎児発育曲線」保健指導マニュアル．p18, 2012 より引用]

3 フィジカルアセスメントに必要な基準値

呼吸数	基準：30～60回/分 ※60回/分以上は多呼吸で異常.
心拍数	基準：120～140回/分 ※啼泣時は160回/分以上，深睡眠では心拍数が100回/分以下になることもある.
体温	正常：36.5～37.5℃
排尿回数	5～25回/日 ※出生後最初の2日間は2～6回/日
排便回数	5～7回/日（個人差あり）

生理的体重減少率の計算式：生理的体重減少率＝（出生体重－その日の体重）÷出生体重×100
＊生理的体重減少率は10%未満が生理的範囲内.

4 光線療法の基準値

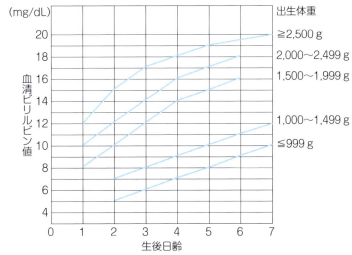

注1：日齢，出生体重から基準線を超えたときに光線療法を開始する.
注2：下記の核黄疸発症の危険因子がある場合には1段低い基準線を超えたときに光線療法を考慮する.
　　①周生期仮死（5分後アプガースコア＜3）
　　②呼吸窮迫（PaO_2≦40 mmHgが2時間以上持続）
　　③アシドーシス（pH≦7.15）
　　④低体温（直腸温＜35℃が1時間以上持続）
　　⑤低蛋白血症（血清蛋白≦4.0 g/dL または血清アルブミン≦2.5 g/dL）
　　⑥低血糖
　　⑦溶血
　　⑧敗血症を含む中枢神経系の異常徴候
注3：中止基準：その日齢における開始基準値よりも2～3 mg/dL低くなった場合に中止.
［井村総一：光療法―a．光線療法の適応基準と副作用の防止．日本臨牀 43：1741-1748, 1985 より引用］

新生児のフィジカルアセスメント項目

部位	項目
計測	身長，体重（出生体重や前日との比較），頭囲，胸囲
バイタルサイン	呼吸（数，深さ，異常呼吸の有無），心拍（数，リズム，強弱，心雑音の有無），体温
全体	全体のバランス，姿勢，筋緊張，四肢の動き，活気，意識状態，分娩時外傷の有無
皮膚	黄疸（部位，程度），チアノーゼ（部位，時期），冷感（部位），浮腫，胎脂（部位，量），うぶ毛（部位，程度），落屑，亀裂，紅斑（中毒疹，中心性紅斑など），発疹（脂漏性湿疹，汗疹），血管腫，母斑や色素異常，出血斑など
頭部	外傷の有無，産瘤，頭血腫の有無，骨重積や骨縫合離開の有無，大泉門・小泉門の大きさ，大泉門の陥没や膨隆の有無
顔面	顔貌，顔色
眼	位置，両目の間隔，左右の黒目の大きさや色，左右の眼球の様子（落陽現象など），眼脂の有無
鼻	鼻の形態，鼻腔開通の有無，面皰（鼻皮脂）
口腔	口唇，口腔内（口唇口蓋裂や舌小帯など），魔歯，真珠腫の有無，その他（鵞口瘡など）
耳	形態，位置，副耳の有無
頸部	皮膚のたるみや太さ，筋性斜頸（胸鎖乳突筋のしこり），鎖骨骨折
胸部	胸部の形状，乳房の肥大，魔乳の有無
腹部	腹部膨満・陥没，臍の状態（臍脱落，発赤，出血，異臭の有無，臍ヘルニアの有無）
背部・殿部	形態異常，鎖肛の有無
外陰部	外性器の形態，鼠径ヘルニア陰嚢水腫，停留睾丸，新生児月経，白色帯下など
股関節・四肢	股関節開排制限，左右の下肢の長さ，内反足，外反足，多指・趾，合指・趾，指の重なり，上腕神経麻痺，爪の長さ
原始反射	モロー反射，吸啜反射，把握反射，自動歩行，緊張性頸反射など
哺乳状態	吸啜力，嚥下力，哺乳時間，哺乳量，哺乳後の状態など
排泄	排尿・排便（回数，量，性状）

3 産褥期のアセスメント項目

基本情報

【背景】
・年齢
・婚姻状況（婚姻の有無，婚姻期間，関係性）
・就労の有無
・家族構成と役割分担
・住居環境（周囲の環境，家庭内の環境）
・性格（パーソナリティ）
・文化や宗教

【健康状態】
・体格（身長，体重，BMI）
・既往歴，現病歴（合併症の有無），家族歴
・生活習慣（嗜好品，喫煙，飲酒習慣）
・産科歴（不妊治療の有無，妊娠・分娩の回数と経過，母乳育児の経験）

【今回の妊娠・分娩経過】
・妊娠の心理的受容（望んだ妊娠かどうかなど）
・妊娠・分娩経過
・出生した児の状態（出生体重，アプガースコア，その他の健康状態）
・出産準備の状況（出産準備教育の受講の有無）

全身状態のアセスメントに必要な情報

【全身状態】
・バイタルサイン（体温，脈拍，呼吸数，血圧）
・血液検査所見（貧血の有無，炎症所見の有無）
・尿検査（尿蛋白，尿糖）
・体重（非妊時体重，妊娠中の体重増加量，妊娠期からの減少量）
・排尿：排尿回数，残尿感，排尿時痛，水分摂取量，浮腫の有無，尿量
・排便：排便回数，腹部膨満感の有無，排便を阻害する因子の有無（脱肛や痔核の有無，会陰裂傷の有無と程度）

【セルフケア行動】
・食事：食事摂取量，食欲の有無，間食の有無と内容，産褥期の栄養に関する情報の獲得状況，治療食の必要性
・活動：早期離床ができているか，産褥体操の実施状況，運動習慣の有無
・休息：分娩直後や日中の休息の獲得状況，睡眠状況，疲労の程度，睡眠に適した環境かどうか，睡眠がとれる工夫をしているか
・清潔：外陰部の清潔が保たれているか，シャワー浴の実施状況
・衣類：産褥期に適した服装を選択しているか

退行性変化のアセスメントに必要な情報

【子宮復古】
・子宮：子宮底の高さ，硬度
・悪露：色，量，性状，混入物の内容・量，悪臭の有無
・後陣痛の有無と程度，増強する因子の有無
・子宮復古のリスク因子の有無：子宮の形態学的異常，子宮筋の過伸展，子宮筋の疲労，分娩時の出血量，分娩後の子宮収縮状態，胎盤片・卵膜片の遺残の有無，感染，貧血，疲労状態など
・子宮復古の促進因子：排泄回数・量，活動状況，授乳状況（授乳回数，新生児の状態）
・前回の子宮復古状態に関する情報

【会陰部・肛門部の復古】
・縫合部：発赤，浮腫/腫脹，硬結（大きさ，硬さ，部位，疼痛），皮膚色，疼痛の程度，鎮痛薬の使用頻度，縫合状態（離開の有無）
・縫合部の治癒促進因子：清潔のセルフケアレベル
・肛門部：骨盤臓器脱の有無，痔核・脱肛の有無・大きさ・数・疼痛の有無，整復の可否

付録

次頁につづく

243

進行性変化のアセスメントに必要な情報
【褥婦側の情報】 ・乳房：大きさ，形，左右差，皮膚の色・張り，可動性，柔軟性，緊満，発赤，静脈の怒張，浮腫，腫瘤，硬結（授乳前後の変化も含む） ・乳頭・乳輪部：形態（陥没の有無），硬さ（柔軟性，伸展性），乳管開口数，色，浮腫，乳頭の損傷（発赤，亀裂，水疱，血泡，痂皮，びらん，白斑など） ・副乳の有無 ・乳汁（色，性状，量），乳汁分泌調整メカニズムの段階 ・ポジショニングとラッチ・オン ・授乳回数 ・授乳への影響因子：妊娠・分娩・産後の経過，早期母児接触の実施の有無，産後の全身状態，疲労感，心理的状態，母児相互作用，母乳育児に対する希望や計画，母乳育児に関する情報（利点や方法）の獲得状況，食事，嗜好品の摂取（薬物，喫煙，飲酒，カフェイン） 【新生児側の情報】 ・在胎週数・出生体重・全身状態・バイタルサイン ・体重の推移・黄疸・血糖値（必要時） ・口腔内の構造と機能（奇形の有無） ・睡眠覚醒状態 ・吸着・吸啜状態 ・哺乳意欲 ・排泄回数と性状

心理的・社会的状態のアセスメントに必要な情報
【心理的状態】 ・今回の妊娠・出産体験に対するとらえ方 ・児の受容：児に対する愛着が表現できているか（情緒面，行動面） ・愛着を阻害する因子の有無：健康状態，成育歴，性格，価値観，家庭環境，児の因子（健康状態，気質など），母児分離 ・自分自身に対する否定的言動や不安の有無 ・ボディイメージの変化に対する適応状況 ・マタニティーブルーズの有無 ・ストレス対処行動がとれるか 【育児の準備状況】 ・育児の基本的な知識・技術の習得状況，意欲 ・母親役割行動の発達過程に沿った適応ができているか ・養育行動がとれているか 【家族・役割関係】 ・父親役割の獲得状況：対児感情，父親の育児に関する知識や技術の獲得状況や積極性 ・妻に対する感情 ・出産体験や育児について共有できているか ・家族の児に対するとらえ方 ・役割分担の調整ができているか ・家族は新しい役割に適応できているか ・今後の家族計画について話し合いができているか 【生活環境・サポート資源】 ・退院後の住居環境 ・退院後のサポート資源はあるか ・相談相手や精神的に支えとなる存在がいるか ・医療機関や社会資源の活用方法を知っているか 【就労状況】 ・職場復帰や就労開始の予定 ・労働者保護（産後休暇，育児休暇など）に関する制度を知っているか

1 乳汁生成各期と特徴

乳汁生成各期	妊娠および授乳各期	特　徴
乳汁生成Ⅰ期	妊娠16週から産褥2日まで	・乳糖，総蛋白，免疫グロブリンが増加し，乳汁生成のための基質が集められる ・分娩後，血漿プロゲステロンが減少することやプロラクチンの影響を受けて乳汁生成が開始する ・生成された乳汁が排出されない場合，乳汁分泌量が減少する
乳汁生成Ⅱ期	産褥2～3日目	・乳汁分泌量が増加しはじめる ・乳房に熱感や緊満感を感じる
乳汁生成Ⅲ期	産褥10日以降	・乳汁生成が維持される ・乳汁が排出された量に関連して，次の授乳のための，乳汁が産生される

[Riordan J et al：Breastfeeding and human lactation, 3rd ed, p73, Jones & Bartlett Learning, Massachusetts, 2005 を参考に著者作成]

2 産褥期の子宮底の変化

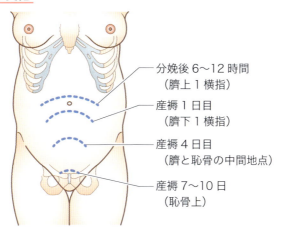

分娩後6～12時間（臍上1横指）
産褥1日目（臍下1横指）
産褥4日目（臍と恥骨の中間地点）
産褥7～10日（恥骨上）

3 悪露の性状

時　期	色　調	名　称	子宮創傷状態
1～6日目	純血性	赤色悪露	まだ止血は不完全
1週間	赤褐色，褐色	褐色悪露	子宮壁の血管絞扼が亢進し，血栓により子宮血管胎盤血管開口部が閉鎖する．悪露の量は減少し，血清，リンパ液や白血球が混在する
2週間	濁った黄色	黄色悪露	すべての種類の細胞成分が壊死，ほとんど液化により処理される
3週間	灰白色	白色悪露	創傷の上皮が亢進し悪露の量が著しく減少する
4～6週	悪露の分泌は停止する		創傷の治癒が終了する

[篠原康一ほか：産科疾患（看護のための最新医学講座），第2版，岡村州博（編），p295，中山書店，東京，2005 より引用]

4 不適切な吸着のサイン

- 口を開けなかったり，おちょぼ口をする
- 唇を巻き込んでいる
- 児の舌がみえない
- 頬がぴんと張っている，またはくぼみがある
- 早い吸啜しかしない
- 舌打ちをするような，舌を鳴らすような音が聞こえる
- 授乳終了直後の乳頭が，平らになったりすじができていたりする
- 授乳中や授乳後に痛みを感じる
- 乳房から母乳が十分飲み取られず，乳房が張りすぎることがある

［WHO/UNICEF：Breastfeeding counselling：a training course.Participants'manual．（http://www.who.int/maternal_child_adolescent/documents/pdfs/bc_participants_manual.pdf）（2018-2-1 参照）より引用］

5 不適切な吸着の原因

- 人工乳首を使用
- 母親が母乳育児に慣れていない
- 前回母乳育児が困難だった経験をもつ母親
- 児が小さいかもしくは病気
- 強度の乳房緊満
- 授乳開始の遅れ
- 支援者の支援するスキル不足

［WHO/UNICEF：Breastfeeding counselling：a training course.Participants'manual．（http://www.who.int/maternal_child_adolescent/documents/pdfs/bc_participants_manual.pdf）（2018-2-1 参照）より引用］

6 不適切な吸着がもたらす結果

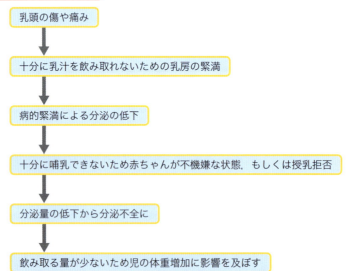

［WHO/UNICEF：Breastfeeding counselling：a training course.Participants'manual．（http://www.who.int/maternal_child_adolescent/documents/pdfs/bc_participants_manual.pdf）（2018-2-1 参照）より引用］

7 乳房緊満の進行過程

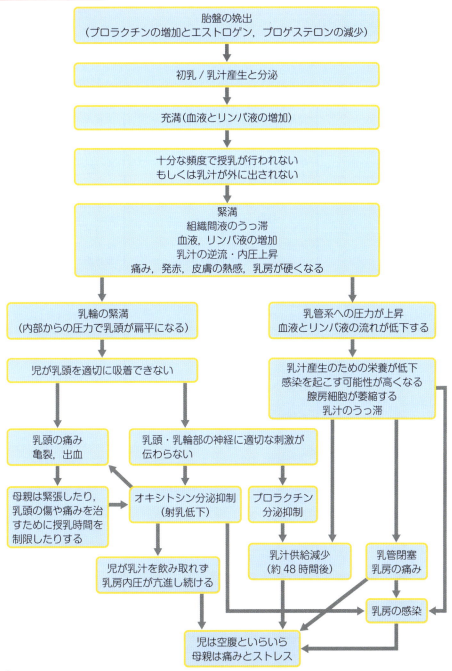

[Lauwers J et al：Counseling the Nursing Mother：A Lactation Consultant's Guide. Jones & Bartlett Learning, Massachusetts, 2010 より引用]

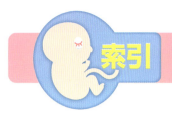

和文索引

あ
愛着　195
愛着理論　195
アセスメント　11, 18
アプガースコア　197
アルブミン　70
安静療法　50

い
育児能力　125
育児不安　114, 124
移行便　201
一過性徐脈　52
一過性頻脈　52
イレウス　160
飲酒　33

う
ウェルネス　3
　　──志向型看護診断　13, 16, 17
　　──視点　3
うぶ毛　208

え
栄養　33
エストロゲン　119
エプスタイン真珠　207
エントレイメント　156
エンパワメント　4
　　──アプローチ　4

お
横位　29
応形機能　90, 93, 96, 206
黄色便　201
黄疸　199
オレム看護論　5
悪露　115, 118, 172, 245

か
回旋　93, 96
過換気症候群　98
覚醒状態　121
鵞口瘡　207
下降度　96
過呼吸症候群　98
下肢脛骨稜　29

加重型妊娠高血圧腎症　67
褐色脂肪組織　199
活動期　96
カテコールアミン　84
眼華閃発　69
眼球結膜下血腫　206
看護介入　14, 19
看護過程　10
　　──展開　10
　　──特徴　10
看護計画　13, 19
看護システム　8
看護診断　12, 13, 16, 17, 19
感受期　212
汗疹　204
感染症　27
感染予防　211
寒冷刺激　199

き
器官形成期　33
喫煙　33
基本的ニーズ　161
客観的データ　11
ギャラン反射　209
休息　31
吸啜刺激　210
吸啜反射　209
巨大児　117
緊急帝王切開　154
筋性斜頸　207

く
クリステレル圧出法　117

け
継続的再評価　14
継続保育室（GCU）　180
経皮的動脈圧酸素飽和度　161
血腫　160, 206
血栓症　157, 161
健康逸脱に関するセルフケア要件　7
原始反射　209

こ
高血圧　68
後陣痛　118
光線療法　241
紅斑　204
硬膜穿刺後頭痛（PDPH）　160

肛門周囲皮膚炎　205
股関節脱臼　209
骨産道　93
骨重積　90, 93, 206
骨盤位　29

さ
在胎週数　196
ザイツ法　93
鎖肛　208
鎖骨骨折　207
サポートプラン（SP）　14
産褥期　113
　　──アセスメント項目　114, 243
　　──栄養　116
　　──外陰部　118
　　──抱えやすい問題　114
　　──かかわりのポイント　114
　　──看護過程　113
　　──休養　117
　　──血圧　115
　　──呼吸　115
　　──子宮　117
　　──食事　116
　　──睡眠　117
　　──清潔　117
　　──体温　114
　　──体重　116
　　──腟　118
　　──乳頭　119
　　──乳房　119
　　──尿量　115
　　──排尿　115
　　──排便　116
　　──脈拍　115
産褥経過　183
産褥血栓症　157
産褥体操　140
産痛　89, 95, 107
産道　93
産瘤　206

し
子癇　67
子癇前駆症状　83
色素性母斑　204
子宮筋　117
子宮筋腫合併妊娠　117
子宮頸管長　51
　　──熟化　29

子宮収縮　117
子宮収縮抑制薬　50
子宮底　28, 159, 245
子宮底長　28
子宮底輪状マッサージ　139
子宮復古　159
嗜好品　33
事故防止　211
支持的/教育的システム　8
姿勢　31
自然早産　179
シーソー呼吸　207
湿疹　204
児頭大横径（BPD）　52
自動歩行　209
斜位　29
射乳反射　119
羞明　69
絨毛膜羊膜炎（CAM）　49
主観的データ　11
出産・育児の準備　33
出産体験　123
　　──振り返り　157
出生前情報　196
授乳　120
授乳量　123
常位胎盤早期剥離　83
蒸散　199
小泉門　206
情報収集　11
食事療法　84
初乳　120
徐脈　52
脂漏性湿疹　204
進行性変化　113, 119
人工早産　179
新生児　195
　　──胃の容量　201
　　──基準値　240
　　──月経　208
　　──呼吸　198
　　──姿勢　206
　　──集中治療室（NICU）　50
　　──循環　198
　　──腎機能　202
　　──水分代謝　202
　　──全身の観察　206
　　──体温　199
　　──体重減少　202
　　──中毒性紅斑　204
　　──フィジカルアセスメント項目
242
　　──養護　210
新生児期　195
　　──アセスメント項目　196
　　──抱えやすい問題　195
　　──かかわりのポイント　196

　　──看護過程　195
身体的苦痛　91
身体のバランス　31
陣痛　94
　　──間欠　94
　　──周期　94
　　──発作　94
深部静脈血栓症　161

す

推奨体重増加量　28
睡眠　31, 122
睡眠状態　122
頭痛　160

せ

正期産児　195
性機能　118
清潔　32
成熟度　196
生殖補助医療　154
生理的体重減少　202
切迫早産　49
　　──アセスメント項目　51
　　──抱えやすい問題　50
　　──かかわりのポイント　50
　　──看護過程　49
セルフケア　5
　　──能力　25
　　──不足看護理論（SCDNT）　6
遷延分娩　117
全代償的システム　8
潜伏期　96
腺房細胞　119

そ

早期産　178
早期母児接触　212
早産　183
早産指数　51
早発型　68
創部痛　174
創部縫合不全　160
足浴　64
側彎反射　209

た

第1胎向　29
第2胎向　29
胎位　29, 95
胎外環境　195
胎芽期　33
胎向　29, 95
退行性変化　113
胎脂　203
胎児循環　198
胎児心音　29

胎児心拍数基線　52
胎児心拍数基線細変動　52
胎児体重　53
胎勢　96
大泉門　96, 206
大腿骨長　52
胎盤　114
胎便　201
対流　199
多胎　117
ターミネーション　68
短期目標　13, 19
探索反射　209
蛋白尿　68

ち

遅発型　68
中心性紅斑　204
超音波検査　29
長期目標　13, 19
腸閉塞　160

て

帝王切開　154
　　──アセスメント項目　159
　　──抱えやすい問題　155
　　──かかわりのポイント　157
　　──看護過程　154
帝王切開後再出血　160
低出生体重児　178, 195
低蛋白血症　70
テステープ　70
デュボヴィッツ法　197
点状出血斑　205
伝導　199

と

頭位　29
頭血腫　206
同調性　156
頭殿長（CRL）　26
糖負荷試験　28
ドライテクニック　210
トラウベ桿状聴診器　30

な

軟産道　89, 93

に

乳管　119
乳汁生成　245
乳汁分泌　120
乳頭痛　114
乳房　30
乳房緊満　114, 247
ニューバラード法　197
尿試験紙　70

尿失禁　116
妊娠期　24
　　──アセスメント項目　26
　　──アンチトロンビン活性　70
　　──抱えやすい問題　25
　　──かかわりのポイント　25
　　──看護過程　24
　　──血圧　28
　　──血液型　26
　　──血液検査　70
　　──血算　26
　　──血小板　70
　　──血清クレアチニン　71
　　──糸球体濾過値（GFR）　27
　　──食事　33
　　──食事摂取基準　33
　　──全血球計算　26
　　──総蛋白　70
　　──体重　28, 70
　　──蛋白/クレアチニン比　70
　　──蛋白尿　70
　　──尿検査　27, 70
　　──尿酸　70
　　──尿蛋白　27
　　──尿糖　27
　　──尿量　70
　　──不規則抗体　26
　　──浮腫　28, 70
　　──ヘマトクリット　70
妊娠高血圧（GH）　67
妊娠高血圧症候群（HDP）　67
　　──アセスメント項目　69
　　──抱えやすい問題　68
　　──かかわりのポイント　68
　　──看護過程　67
妊娠高血圧腎症（PE）　67, 70
妊娠週数　26
妊娠線　31
妊娠の受容　33

■ね
熱の喪失ルート　199

■の
ノンストレステスト（NST）　30, 52

■は
把握反射　209
バイオフィジカル・プロファイル・ス
　コア（BPS）　52, 71
肺水腫　83
肺塞栓症　161
排臨　97
破水　51, 97
バースプラン　35
バースレビュー　157
発達的セルフケア要件　6

発露　97
バビンスキー反射　209

■ひ
冷え症　32
非対称性緊張性頸反射　209
ビタミンK_2シロップ　221
ヒト絨毛性ゴナドトロピン（hCG）　26
ヒトT細胞白血病ウイルス（HTLV-1）
　27
ヒト免疫不全ウイルス（HIV）　27
ヒドララジン　73
鼻皮脂　205
病的黄疸　200
稗粒腫　204
ビリルビン代謝　199
頻脈　52

■ふ
ファミリーセンタード・ケア（FCC）
　4
ファミリーセンタード・マタニティ・
　ケア　4
フィブリノーゲン　157
風疹抗体　27
不快症状　31
腹圧　94, 95
腹囲　28, 52
輻射　199
副乳　120
服薬　33
不適切な吸着　246
部分代償的システム　8
普遍的セルフケア要件　6
フリードマン曲線　96
プロラクチン　119
分娩期　89
　　──アセスメント項目　91
　　──抱えやすい問題　90
　　──かかわりのポイント　90
　　──看護過程　89
　　──血圧　98
　　──呼吸　98
　　──体温　97
　　──胎児心拍数　98
　　──胎児付属物　99
　　──脈拍　98
分娩進行　89
分娩陣痛　94
分娩第1〜4期　96, 97
分娩の3要素　89

■へ
ヘモグロビン　120
ヘルスプロモーション　13
娩出力　94

■ほ
母児関係確立　181
母児感染　27
ポジショニング　119, 121
母児同室　212
母児分離　178
　　──アセスメント項目　183
　　──抱えやすい問題　181
　　──かかわりのポイント　181
　　──看護過程　178
　　──乳房　183
　　──母親の情緒的反応　184
　　──母児関係　184
母性　2
母性看護学　2
　　──看護過程　15
　　──情報収集　18
母性性　2
発疹　204
母乳育児確立　160, 181, 182, 210
母乳性黄疸　200
母斑　204
ホーマンズ徴候　161

■ま
マイナートラブル　31
マタニティサイクル　16
マタニティーブルーズ　114, 156
マッサージ　64
魔乳　207

■め
面疱　205

■も
蒙古斑　204
沐浴　210
モロー反射　209
問題焦点型看護診断　13, 17
モントゴメリー腺　30

■や
役割変化　33
矢状縫合　96

■よ
羊水インデックス（AFI）　52
羊水過多　117
羊水ポケット　52
予定帝王切開　154

■ら
落屑　203
ラッチ・オン　119, 121
卵膜　115

り

リクライニング授乳　121
リスク型看護診断　13, 17
リトドリン　54
リプロダクティブ・ヘルス　3
リプロダクティブ・ヘルス/ライツ　3
臨床的急性妊娠脂肪肝　70

れ

レオポルド触診法　93
レンガ尿　202

欧文索引

A

amniotic fluid index（AFI）　52
appropriate-for-dates 児　197

B

body mass index（BMI）　28
B 群溶連菌（GBS）　27

C

care plan（CP）　14
chorioamnionitis（CAM）　49
crown-rump length（CRL）　26
C 型肝炎ウイルス（HCV）　27

E

eclampsia　67
education plan（EP）　14
empowerment　4

F

family-centered care（FCC）　4
family-centered maternity care　4

G

gestational hypertension（GH）　67
glomerular filtration rate（GFR）　27
group B *Streptococcus*（GBS）　27
growing care unit（GCU）　180

H

heavy-for-dates 児　195
HELLP 症候群　67, 70, 83
hemagglutination inhibition test（HI 法）　27
hepatitis C virus（HCV）　27
human chorionic gonadotropin（hCG）　26
human immunodeficiency virus（HIV）　27
human T-cell leukemia virus type-1（HTLV-1）　27
hypertensive disorders of pregnancy（HDP）　67

L

light-for-dates 児　195

N

neonatal intensive care unit（NICU）　50
non-stress test（NST）　30

O

observation plan（OP）　14

P

postdural puncture headache（PDPH）　160
preeclampsia superimposed on chronic hypertension and/or renal disease　67
preeclampsia（PE）　67, 70

S

self-care deficit nursing theory（SCDNT）　6
support plan（SP）　14

T

tocolysis index　51
treatment plan（TP）　14

X

X 線骨盤計測　93

251

根拠がわかる母性看護過程—事例で学ぶウェルネス志向型ケア計画

2018 年 4 月 10 日　第 1 刷発行	編集者　中村幸代
2023 年 3 月 20 日　第 5 刷発行	発行者　小立健太

発行所　株式会社 南 江 堂
〒113-8410 東京都文京区本郷三丁目 42 番 6 号
☎ (出版) 03-3811-7189 (営業) 03-3811-7239
ホームページ https://www.nankodo.co.jp/
印刷 三報社印刷／製本 ブックアート
装丁 渡邊真介

Learning the Basics and Reasoning of the Maternal Nursing Process
© Nankodo Co., Ltd., 2018

定価はカバーに表示してあります．
落丁・乱丁の場合はお取り替えいたします．
ご意見・お問い合わせはホームページまでお寄せください．

Printed and Bound in Japan
ISBN978-4-524-25513-9

本書の無断複製を禁じます．

JCOPY 〈出版者著作権管理機構 委託出版物〉

本書の無断複製は，著作権法上での例外を除き禁じられています．複製される場合は，そのつど事前に，出版者著作権管理機構（TEL 03-5244-5088，FAX 03-5244-5089，e-mail: info@jcopy.or.jp）の許諾を得てください．

本書の複製（複写，スキャン，デジタルデータ化等）を無許諾で行う行為は，著作権法上での限られた例外（「私的使用のための複製」等）を除き禁じられています．大学，病院，企業等の内部において，業務上使用する目的で上記の行為を行うことは私的使用には該当せず違法です．また私的使用であっても，代行業者等の第三者に依頼して上記の行為を行うことは違法です．